老年中医保健
适宜技术

主　编◎杨佳敏

副主编◎杨帅　王敏　沈小雨　孙洁

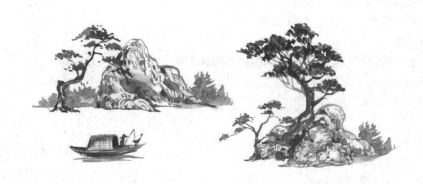

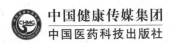中国健康传媒集团

中国医药科技出版社

内容提要

老年中医保健适宜技术是以老年病患者为康复人群，基于老年患者的生理病理特点，以中医基础理论为指导，以最大限度地提高老年患者的功能水平和生活质量为目的，在临床上采取的以中医康复治疗方法为主的各种临床治疗技术。全书包含五部分内容，即老年中医保健养生、中医健康评估、经络保健、中医保健技术、养生指导，重点介绍了中医保健技术在老年养生中的应用。本书适合从事老年康复中医治疗的教师、学生，中医外治临床医生，老年患者以及中医爱好者学习参考。

图书在版编目（CIP）数据

老年中医保健适宜技术 / 杨佳敏主编 . —北京：中国医药科技出版社，2024.5
ISBN 978-7-5214-4091-1

Ⅰ . ①老… Ⅱ . ①杨… Ⅲ . ①老年人—中医学—保健 Ⅳ . ① R212

中国国家版本馆 CIP 数据核字（2023）第 137588 号

美术编辑　陈君杞
版式设计　也　在

出版　**中国健康传媒集团** | 中国医药科技出版社
地址　北京市海淀区文慧园北路甲 22 号
邮编　100082
电话　发行：010-62227427　邮购：010-62236938
网址　www.cmstp.com
规格　787×1092mm $^1/_{16}$
印张　13 $^1/_4$
字数　312 千字
版次　2024 年 5 月第 1 版
印次　2024 年 5 月第 1 次印刷
印刷　北京京华铭诚工贸有限公司
经销　全国各地新华书店
书号　ISBN 978-7-5214-4091-1
定价　45.00 元

获取新书信息、投稿、为图书纠错，请扫码联系我们。

编 委 会

前　言

　　中医药学包含着中华民族几千年的健康养生理念及实践经验，是中华文明的瑰宝，凝聚着中国人民和中华民族的博大智慧。我国现有老年人口近 2.5 亿，结合《"健康中国 2030"规划纲要》，充分发挥中医药在健康养老中的优势和作用，培养中医药健康养老服务人才，培训中医药适宜技术，运用中医保健养生的理念、方法和技能，为老年人提供"未病先防""既病防变""愈后防复"的预防、保健、康复等服务，防止老年人过早衰老，预防老年病，维持老年人身心健康，使其尽终天年。

　　本书采用项目化编写体例，通过任务驱动将理论知识与实践技能连接起来，提供了大量的图片、动画等，丰富了图书内容，增强趣味性和可读性。本书共分为五个项目，项目一为老年中医保健养生，项目二为中医健康评估，项目三为经络保健，项目四为中医保健技术，项目五为养生指导。本书适合从事老年康复中医治疗的教师、学生，中医外治临床医生，老年患者以及中医爱好者学习参考。

　　本书的编写人员均来自教学与临床一线，有丰富的教学和临床实践经验。在本书编写过程中，参阅了大量资料，在此向原作者表示感谢！由于时间仓促，本书难免存在不当之处，恳请大家批评指正，并提出改进意见，以便修改和完善，使本书的质量不断提升。

编　者

2023 年 7 月

目　录

项目一 老年中医保健养生

学习目标

知识目标

1. 掌握中医的整体观念和辨证论治理论思维；中医阴阳学说的概念和内涵；中医五行学说在中医学中的应用，如五脏一体观。

2. 熟悉中医发展史，了解中医技术的传承和创新发展历程。

能力目标

1. 能以大医精诚的思想规范自己的行为。

2. 能运用阴阳学说、五行学说看待人体自身以及与自然环境、社会环境的关系。

素养目标

1. 学中医故事，树大医情怀，激发学生学习中医的兴趣，培养家国情怀、仁爱精神、工匠精神、奉献精神、严谨求实的实践精神。

2. 传承中华文化，增强历史自信、文化自信、中医自信。

任务一 老年中医保健技术应用现状

情境导入：张爷爷，男，75岁，平素感觉身体不舒服就会去中医院看病，特别信任中医药，认为中医药在慢病管理、养生保健中作用非常好，也经常向邻居们推荐一些中医相关的保健方法。

请问：1. 中医药在老年保健养生中的作用有哪些？

2. 你知道的中医保健技术有哪些？

一、老年中医保健

（一）老年中医保健概念

老年中医保健以老年病患者为保健群体，基于该群体的生理病理特点，以中医基础理论为指导，应用中医技术最大限度地提高老年病患者的功能水平和生活质量。

（二）老年病分类

老年病是指人在老年期所罹患的与衰老有关并具有自身特点的疾病。目前临床上主要将老年病分为3类：第一类是在机体老化的基础上发生的增龄性失能疾病，包括阿尔茨海默病、老年白内障等；第二类是发病与机体老化后抗病能力减低有关的疾病，包括冠状动脉粥样硬化性心脏病、慢性支气管炎、高血压、高血脂等；第三类是老年期与青中年期患病率基本相同，但具有不同于青中年期发病特点的疾病，甚至有可能是青中年期宿疾的延续，如慢性胃炎、糖尿病、骨关节疾病等。

老年人是老年病的主要发病人群，目前对于老年人的划分，没有统一的标准。《灵枢·卫气失常》记载："人年五十以上为老，二十以上为壮，十八以上为少，六岁以上为小。"中华医学会老年医学分会对我国老年人年龄的划分标准是：初老期（45~59 岁），老年期（60~89 岁），长寿期（90 岁以上）。世界卫生组织对老龄人群的年龄划分：年轻老年人（60~74 岁），老年人（75 岁以上），长寿老人（90 岁以上）。实际上，衰老是一个逐渐发生的过程，不仅与年龄的增长有关系，还与老年人的生理状态、心理状态及社会因素有密切关系。

（三）老年保健意义

老年保健旨在帮助老年人提高功能水平和生活能力，由于老年人年龄和身体的特殊性，其保健类型又分为预防性保健、治疗性保健和恢复性保健。老年保健是一个循序渐进的过程，在这个过程中存在着时间长、难度大、恢复慢、并发症多等临床特征。基于老年人的生理病理特点，制定满足个体所需的保健措施是老年保健的重要内容。

二、老年人生理病理特点

（一）老年人生理特点

中医学对老年人的生理特点有着独特的认识，认为以五脏为核心的脏腑功能衰退是人体衰老的根本原因。《灵枢·天年》记载："四十岁，五脏六腑十二经脉，皆大盛以平定，腠理始疏，荣华颓落，发鬓斑白，平盛不摇，故好坐。五十岁，肝气始衰，肝叶始薄，胆汁始灭，目始不明。六十岁，心气始衰，苦忧悲，血气懈惰，故好卧。七十岁，脾气虚，皮肤枯。八十岁，肺气衰，魄离，故言善误。九十岁，肾气焦，四脏经脉空虚。百岁，五脏皆虚，神气皆去，形骸独居而终矣。"

五脏气血逐渐亏虚，脏腑渐衰，精气匮乏，阴虚阳气不足，老年人易于感受外邪发病，且感邪深重。脏腑功能衰退是衰老的基本变化，情志变化则是伴随机体衰老的常见临床表现，如性情不稳定、喜怒无常、情志抑郁、多疑善虑等，故老年人易伤七情。七情所伤直接影响脏腑经络功能，造成气血阴阳失调而致病，临床上常见的老年疾病如高血压、卒中、失眠、抑郁症、糖尿病、痴呆等多因此而致。再者，老年人由于脾胃虚弱，受纳减少，饮食不节，起居怠惰等长期不良生活习惯又容易引发嗳气吞酸、腹痛便秘等脾虚积滞类疾病。可见，脏腑衰老，情志失调，正气不足，虚以致病是老年人的主要生理特点。

（二）老年人病理特点

病理特点上，老年人患病，正虚无力抗邪，容易导致阴阳气血耗损而寒湿火热羁留，临床常见心气虚兼胸阳闭阻、肺气虚兼痰浊阻肺、脾阳虚兼寒湿困脾、肝血虚兼肝风内动、肾阳虚兼寒湿夹杂等虚实兼夹表现。瘀血和痰饮是老年患病常见的致病因素和病理产物，多瘀多痰、痰瘀虚互结而为病是老年患病的重要病因病机。随着疾病的发生发展，老年患病容易逆传和转化，导致病情加深加重，阴阳衰竭而亡。概言之，老年患病的主要病理特点是以正虚为主，虚实夹杂，痰瘀互结，逆传脏腑，气血阴阳俱衰。

西医学总结老年病的临床特点主要有发病缓慢、多病共存、起病隐匿、临床症状不典型、病因复杂、并发症多、药物不良反应严重且心理社会因素影响明显。老年疾病与功能障碍互相影响，限制了老年患者机体功能的恢复。

三、中医保健技术在老年人中的应用

（一）老年保健现状

1. 人口老龄化加速老年保健发展

全球人口老龄化是世界各国均面临的重要国情。2021 年我国第七次全国人口普查，60 岁以上人口为 2.64 亿，占总人数的 18.70%，其中 65 岁以上人口为 1.90 亿，占总人数的 13.50%，中国人口老龄化进程快速加深。2015 年我国 60 岁以上的人口中有超过 4000 万名失能和半失能老人，预计 2050 年将达到 9750 万人（表 1-1-1）。"未富先老"的经济状况，高龄老人及失能、半失能老人数量的增加，给我国的公共卫生和社会经济带来了严峻的挑战。

表 1-1-1　中国人口老龄化现状（以 ≥ 60 岁为标准）

年份	≥ 60 岁老年人（亿）	全国总人口（亿）	老年人口系数（%）
2010 年	1.7	13.8	123
2020 年	2.5	14.7	17
2030 年	3.6	15.3	23.5
2050 年	4.4	15.2	28.9

2. 老年保健存在的主要问题

（1）中医保健资源短缺。我国老年中医保健资源在基层地区普及率很低，人口快速老龄化则加剧了老年中医保健资源匮乏的现状。

（2）老年中医保健专业人才短缺。我国老年中医保健人才培养机制不明确、总量不足、专业素质不高、人才分布不合理等诸多因素极大地制约了老年保健行业的发展。

（3）老年人缺乏主动保健意识和常规保健知识。一方面是由老年人自身的知识结构和学习能力所致，另一方面则由老年中医保健知识宣教不足所致。医务人员宣教不足导致老年患者及家属不能提前预防和早期干预，最终延误治疗，导致患者残损、残障和残疾。大多数家庭对老年常见疾病不甚了解，对于老年保健知识更是知之甚少，不能从身心层面认识老年患者的特殊性而延误治疗时机。

（二）中医技术在老年病中的应用

1. 中医技术发展

中医技术是中华民族在几千年的生产实践中产生的，随着中医学发展、临床的验证和补充，逐渐形成了具有中国特色的独特治疗方法。

（1）萌芽时期——春秋战国：在人类征服自然的过程中产生了熨法、灸法、砭石及骨针等早期的朴素的医疗手段和器具。夏商时期酒和汤液相继出现，使人类对疾病的治疗有了新的认识和方法。春秋战国时期问世的《黄帝内经》奠定了中医康复学的理论基础，书中记载了情志调摄、针灸、气功、导引、按摩等多种康复方法，总结出"杂合以治，各得其所宜"的康复治疗原则。

（2）形成时期——汉晋六朝：东汉名医张仲景开创辨证论治理论体系，促进了中医学的临床发展；华佗创编的五禽戏丰富了中医学预防保健的康复方法；晋代皇甫谧撰写的《针灸甲乙经》记录了大量的针灸治病方法，为后世针灸疗法的推广提供了真实的临床经验。

（3）成长时期——隋唐时期：隋代巢元方《诸病源候论》记载导引术势200余种，唐代孙思邈《备急千金要方》与王焘的《外台秘要》记录食疗、针灸、按摩、磁疗、光疗、冷疗、热疗、泥疗、泉水疗、心理疗法等千余种方法，包罗万象。特别是《备急千金要方》所载蔬菜瓜果的性味、主治功效，可谓是中国医学史上最早的营养食谱。

（4）充实时期——宋金元时期：宋金元时期是中医学蓬勃发展的时期，金元四大家的学术成就极大地推动了中医学的发展，医学著作层出不穷，《太平圣惠方》更是开创了融药食于一体的饮食疗法。

（5）成熟时期——明清时期：明清时期是中医学术鼎盛时期，百家齐放。张介宾提出"身心"概念，强调情志可以治病；李时珍《本草纲目》详细论述不同来源水的性能，阐明水疗方法；龚廷贤提倡嬉笑疗法养生保健；沈金鳌《杂病源流犀烛》推荐气功、导引、针灸诸法而不拘泥于汤药；俞根初《通俗伤寒论》强调瘥后食物调理、起居调理。

（6）飞速发展时期——中华人民共和国成立至今：中华人民共和国成立以来，中医学现代化得到飞速发展。中医学现代化是将传统中医药的优势、特色与现代科学技术相结合的过程，也是中医学适应社会发展需求的过程。中医技术现代化是在实践的过程中，在中医基础理论和临床经验的基础上，遵循"与时俱进"的原则，既传承中医的精华，又融合现代医学、生物学、信息科学等先进成果，多学科融合，多技术融合，最终形成的具有中医特色的先进中医保健体系。神经康复领域，卒中后肢体瘫痪、失语、抑郁等均是中医技术治疗的优势；心肺康复领域，传统的功法如太极拳、八段锦、五禽戏等对冠心病、慢性支气管炎、慢性阻塞性肺疾病、肺心病等均有良好临床效果。骨科康复领域，电针、耳针等特色针法以及推拿正骨等明显促进功能恢复。根据人群的特征性，儿童康复的小儿推拿、脐贴疗法，妇产康复的产后推拿手法、穴位埋线；老年康复的气功、导引、拔罐、刮痧等亦是临床常见中医治疗方法。此外，以中药熏蒸、坐浴、经络疏通法、磁疗、热敏灸、蜡疗等为代表的现代中医理疗技术也在临床上广为运用，是中医治疗技术的一个重要组成部分，并体现着中医技术的现代化发展。

2. 中医老年康复治疗原则

（1）治病求本：老年患者多以正虚为本，脏腑亏损，气血不足，病机为正虚邪实，虚实夹杂，易生突变。如遇老年患者阳气虚脱，应予回阳救逆之大补气血之方以"急则治标"；如若病情缓慢，则应以"缓则治本"为法。

（2）扶正祛邪：老年患病以正虚为本，虚实夹杂，治疗上多攻补兼施，补不留邪，攻不伤正，补中有泻，泻中寓补，从而实现扶正祛邪的目的。

（3）调和阴阳：老年患病具有周期长、并发症多等特点，容易导致阴阳失调，故在临床治疗中应该"阴中求阳，阳中求阴"，使"阴阳互根"则生化不息，"阴平阳秘"则"精神乃治"。

（4）补益气血：气血是脏腑活动的物质基础，气血各具功能又相互作用，气血冲和，万病不生。老年患者多见气虚不摄，血溢脉外，气血失和，故治疗时应遵循"有形之血不能速生，无形之气所当急固"的原则。

3.中医保健技术在老年人中的应用

中医保健技术主要有毫针针刺、头针、耳针、刮痧、拔罐、艾灸、推拿、理疗以及太极拳、八段锦、道家环形功等运动保健技术。

中医保健技术在老年人中应用应遵循"未病先防，既病防变，瘥后康复"的总原则。根据中医基础理论，结合老年人以正虚为主、气血亏虚、阴阳失调、痰瘀虚互结、情志不稳、脾胃虚弱等特点进行辨证论治。

任务二　中医基本理论

情境导入： 王老师，女，74岁，近日因腰腿痛来针灸科就诊，自诉周五突然出现膝关节痛，预测天气即将变冷，果不然，第2天，风雨交加，天气转凉。待天气温暖的时候，腰腿、关节的疼痛能得到改善。

请问： 1. 王老师的腰腿痛发作与天气有关，说明了什么？

2. 中医的基本特点是什么？

一、中医学

中医学是起源于中国古代的一门研究人体生命、健康、疾病的医学体系。中医学具有独特的理论体系、丰富的临床经验和系统的辩证思维，是以自然科学知识为主体，与人文社会知识相交融的综合知识体系。

中医学理论体系，是关于中医学的基本概念、基本原理和基本方法的科学知识体系。它是以整体观念为主导思想，以精气、阴阳、五行学说为哲学基础和思维方法，以脏腑经络及精气血津液为生理病理基础，以辨证论治为诊治特点的独特的医学理论体系。

中医学理论体系形成于战国至两汉时期，《黄帝内经》《难经》《伤寒杂病论》《神农本草经》等医学专著的成书，标志着中医学理论体系的初步形成。

中医学理论体系的主要特点，一是整体观念，二是辨证论治。

二、整体观念

整体观念，是中医学关于人体自身完整性及人体与自然、社会环境统一性的认识。

整体观念源于古代唯物论和辩证法思想，融入于中医学理论体系之中，对中医学生理、病理、诊法、辨证、治疗等各个方面知识体系的构成具有指导作用，并结合成为有机组成部分。

整体观念认为人体是一个有机整体，构成人体的各个部分之间，在结构上是不可分割的，在功能上是相互协调、相互为用的，在病理上是相互影响的。同时也认识到人体与自然环境、社会环境密切相关，人类在能动地适应自然和改造自然的斗争中，维持着机体的正常生命活动。这种内外环境的统一性和机体自身整体性的思想，就是中医学的整体观念，是中医学基础理论和临床实践的指导思想。

（一）人体是一个有机整体

人体由若干组织、器官所组成，各个组织、器官都有各自不同的功能，这些不同的功能又都是整体活动的重要组成部分，从而决定了机体的整体统一性。人体以五脏为中心，配以六腑，通过经络系统"内属于脏腑，外络于肢节"的联络作用，把五体、五官、九窍、四肢百骸等全身组织器官联结成一个有机的整体，并通过精、气、血、津液的作用，实现人体统一协调的功能活动。

中医学以五脏为中心，把人体划分为五大系统，形成了五脏一体观，反映出人体内部脏器是互相关联的有机整体，指导着中医临床辨证思维。人体生理系统简表见表 1-2-1。

表 1-2-1　人体生理系统简表

系统	五脏	六腑	五体	官窍	经脉
心系统	心	小肠	脉	舌	手少阴心经，手太阳小肠经
肝系统	肝	胆	筋	目	足厥阴肝经，足少阳胆经
脾系统	脾	胃	肉	口	足太阴脾经，足阳明胃经
肺系统	肺	大肠	皮	鼻	手太阴肺经，手阳明大肠经
肾系统	肾	膀胱	骨	耳及二阴	足少阴肾经，足太阳膀胱经

1. 生理上的整体性

人体自身在生理上的整体性，主要体现在两个方面：一是构成人体的各个组成部分在结构与功能上是完整统一的，即五脏一体观；二是人的形体与精神是相互依附、不可分割的，即形神一体观。

2. 病理上的整体性

中医学在分析病症的病理机制时，着眼于整体和局部病变引起的整体性病理反映，把局部病理变化与整体病理反映统一起来。人体是一个内外紧密联系的整体，内脏有病可反映于相应的形体官窍，即所谓"有诸内，必行诸外"。在分析形体官窍疾病的病理机制时，应处理好局部与整体的辨证关系。简言之，局部病变大都是整体生理功能失调在局部的反映，如目的病变，既可能是肝之精气的生理功能失调的反映，也可能是五脏精气功能失常的表现。

举例：目是主司视觉的，之所以能视万物，主要依靠肝血或肝之精气的濡养。肝血或肝之精气亏虚而不能养目时，就会出现两目干涩、视物昏花等现象。

3. 诊治上的整体性

诊察疾病时，可通过观察分析形体、官窍、色脉等外在的病理表现，推测内在脏腑的病理变化，从而做出正确诊断，为治疗提供可靠依据。《灵枢·本脏》："视其外应，以知其内脏，则知所病矣。"

如验舌诊病是一种由外察内的诊病方法。由于舌直接或间接地与五脏六腑相通，因而内在脏腑的功能状态可反映于舌。面部色泽是内在脏腑精气的外荣，诊察面部色泽可知脏腑精气的盛衰及病邪之所在。

（二）人与自然环境的统一性

人类生活在自然界之中，自然界存在着人类赖以生存的必要条件。自然界的变化可以直接或间接地影响人体进而产生相应的反应。属于生理范围内的，即是生理上的适应性调节；超越了生理范围的，即是病理性反应。《灵枢·岁露论》说："人与天地相参也，与日月相应也。"所谓"相应""相参"，即是指人体与自然界变化的相互适应，并形成一定的周期规律。

在一年四时气候变化中，春属木，其气温，夏属火，其气热，长夏（农历六月）属土，其气湿，秋属金，其气燥，冬属水，其气寒。春温、夏热、长夏湿、秋燥、冬寒，是一年之中气候变化的一般规律。生物在这种气候变化的影响下，就会有春生、夏长、长夏化、秋收、冬藏等相应的适应性变化。人体与之相同，也必然与季节相适应。夏季阳气发泄，气血容易趋向于体表，表现为皮肤松弛，疏泄多汗，机体通过出汗散热调节自身的阴阳平衡。秋冬季节，阳气收敛，气血趋向于里，表现为皮肤致密，少汗多尿，既保证了人体水液代谢的正常，又使人体阳气不过分地向外耗散。

地区方域也是直接影响人体生理功能的一个重要因素。如我国江南多湿热，人体腠理多疏松；北方多燥寒，人体腠理多致密。而一旦易地居处，自然生活环境突然改变，则初期多有不适，经过一定时间才能逐渐适应。

人与自然的统一还体现在一日的变化之中。昼夜晨昏的阴阳变化，对于疾病发生发展的影响大多是白天病情较轻，夜晚较重，故《灵枢·顺气一日分为四时》说："夫百病者，多以旦慧昼安，夕加夜甚"，"朝则人气始生，病气衰，故旦慧；日中人气长，长则胜邪，故安；夕则人气始衰，邪气始生，故加；夜半人气入脏，邪气独居于身，故甚也。"所谓"人气"，即指阳气而言。正因为早晨、中午、黄昏、夜半人体的阳气存在着生、长、收、藏的周期规律，因而其病情亦随之有"旦慧昼安，夕加夜甚"的变化。

人与自然界存在着统一的整体关系，人体的生理病理受到自然界的制约和影响，所以对待疾病要因时、因地、因人制宜，这也是中医治疗学上的重要原则。

（三）人与社会环境的统一性

人类是社会劳动的产物，除了有确切的自然属性之外，还因存在精神意识、思维活动而具有人文社会属性。中医学在一开始就注意到人的社会属性，观察到社会环境的变化会影响人的身心功能和体质。良好的社会环境使人精神振奋，勇于进取，有利身心健康；不良的社会环境损害人的身心健康，容易引发诸如冠心病、糖尿病、肿瘤等疾病，甚至导致死亡。中医学在辨证论治过程中，充分考虑社会因素对人体身心功能的影响，避免不利社会因素的刺激，创造良好的社会环境和社会支持，通过身心调摄提高人对社会环境的适应能力，促进人体形神一体，抵御外邪。《素问·上古天真论篇》说："虚邪贼风，避之有时，恬淡虚无，真气从之，精神内守，病安从来。"即指自然环境和社会环境对人体健康的影响。

三、辨证论治

辨证论治，是中医学认识疾病和治疗疾病的基本原则，也是中医学对疾病进行辨析判断和处理的一种特殊方法，是中医学的基本特点之一。辨证论治，主要在于分析和辨别证候，讨论和确定治疗原则和方法，具体关系到疾病、体征、症状和证候的相互关系。

（一）证的概念

证，即证候，是机体在疾病发展过程中的某一阶段的病理概括，包括病变的原因、部位、性质、病势、邪正关系，以及机体的抗病反应能力等，亦标示着机体对病因作用的整体反应状态，反映了疾病发展过程中某一阶段病理变化的本质。它比症状能更全面、更深刻、更正确地揭示疾病的本质。

（二）证候与症状、疾病的关系

任何疾病的发生和发展，总是要通过一定的症状和体征等临床现象表现出来，中医学认为症状和体征是疾病表现在外的基本要素，是反映疾病或证候的组成部分。

症状是疾病过程中的个别表象，是患者主观感觉到的自身的不适、异常反应和临床表现，或某些病态改变，如头痛、发热、恶心呕吐等；体征则是客观的临床表现，是医生在诊察疾病时所发现的异常征象，如舌苔、脉象等。

疾病是指在病因作用下机体邪正交争、阴阳失调所出现的导致生活和劳动能力失常的具有一定规律的病理全过程。具体表现为若干特定的症状、体征，以及疾病某阶段的相应证候。

症、证、病三者既有联系，又有区别。其区别在于症状仅仅是疾病的个别表象，而证则能反映疾病某阶段的病理本质变化，能将症状与疾病联系起来，从而揭示症状与疾病之间的某些内在联系，有益于对疾病过程的深入认识。

（三）辨证论治的含义

所谓辨证，就是将四诊（望、闻、问、切）所收集的资料、症状和体征，通过分析、综合，辨清疾病的原因、疾病的性质、疾病的部位，以及邪正之间的关系，概括、判断为某种性质的证，以探求疾病的本质。

所谓论治，又称施治，其目的是根据辨证的结果，确定相应的治疗原则和方法。

辨证和论治是诊治疾病过程中相互联系、不可分割的两个方面，是理论和实践相结合的体现。辨证是决定治疗的前提和依据，论治则是治疗疾病的手段和方法，也是对辨证是否正确的实际检验。所以，辨证论治的过程，实质上就是中医学认识疾病和治疗疾病的过程，是指导中医临床理法方药具体运用的基本原则。

（四）辨证与辨病的关系

中医学认为，临床分析病症首先应着眼于"证"的辨别，然后才能对疾病确立治则治法，进行正确的施治。例如感冒，症见发热，恶寒，头身疼痛，病属在表，但由于致病因素和机体反应性的不同，临床又常表现为风寒表证和风热表证两种不同的证。只有把感冒所表现的"证"是属于风寒还是属于风热辨别清楚，才能确定是选用辛温解表方法，还是选用辛凉解表方法，给予恰当的治疗。由此可见，辨证论治既区别于见痰治痰、见血治血、见热退热、头痛医头、脚痛医脚的局部对症疗法，又区别于不分主次、不分阶段、一方一药对一病的治病方法。也就是在辨证论治中，必须要掌握疾病与证候的关系，既辨病又辨证，并通过治疗"证"而达到治愈疾病的目的。

（五）病治异同

辨证论治作为指导临床诊治疾病的基本法则，由于它能辩证地看待病和证的关系，既看到一种病可以包括几种不同的证，又看到不同的病在其发展过程中可以出现同一种证，因此在临床进行治疗时，可以在辨证论治的原则指导下，采取"同病异治"或"异病同治"的方法来处理。

1. 同病异治

同病异治即是指同一种疾病，由于其发病的时间、地区，以及患者机体的反应不同，或其病情处于不同的发展阶段，所表现的证不同，因而治法亦不一样。

以感冒为例，由于其发病的季节不同，其治法也不完全相同。夏季感冒，多由感受暑湿邪气所致，故其治疗常须应用芳香化浊药物，以祛除暑湿。这与其他季节的感冒治法，诸如辛凉解表、辛温解表等不相同。又如在麻疹病情发展的不同阶段，其治疗方法也各有不同，发病初期，麻疹未透，治宜发表透疹；疾病中期，肺热蕴盛，则常须清解肺热；疾病后期，则多为余热未尽，肺胃阴伤，则又须以养阴清热为主。

2. 异病同治

异病同治即是指不同的疾病，在其发展过程中，由于出现了相同的病机和相同的证，因而可采用相同的方法治疗。

例如久痢脱肛、子宫下垂是不同的病，但如果均表现为中气下陷证候，就都可以用补气升提的方法进行治疗。

四、阴阳学说

阴阳学说，属于唯物辩证、对立统一的古代哲学理论，是中华民族在长期的生产生活实践中逐步形成的独特思想。阴阳学说认为，宇宙的万事万物，是由阴阳二气的相互作用而产生，也是由阴阳二气的相互作用而不断发展、变化的。

（一）阴阳的概念

1. 阴阳的含义

阴阳是中国古代哲学的一对范畴。阴阳的最初含义是很朴素的，是指日光的向背，向日为阳，背日为阴，后来引申为气候的寒暖，方位的上下、左右、内外，运动状态的动和静等。古代思想家认为阴阳是对自然界相互关联的某些事物和现象对立双方属性的概括。

2. 阴阳的特性

阴阳作为解释自然界一切事物和现象的理论，具有以下特性。

（1）普遍性：阴阳的属性并不局限于某一特定的事物，而是普遍存在于自然界各种事物或现象之中，代表着相互对立而又联系的两个方面。

（2）关联性：所谓关联，是指这些事物或现象是相互关联的，而不是毫不相关的。如水与火，是相互关联而又相互对立的两种不同事物或现象。

（3）相对性：所谓相对，是指阴阳属性并不是绝对的、不变的，而是相对的、可变的。

3.事物、现象阴阳属性的划分

一般而言，凡是静止的、内守的、下降的、寒冷的、有形的、晦暗的、抑制的都属于阴；凡是运动的、外向的、上升的、温热的、无形的、明亮的、兴奋的都属于阳。

（二）阴阳学说的基本内容

1.阴阳互藏、交感

阴阳互藏，是指相互对立的阴阳双方中的任何一方都涵有另一方，即阴中藏阳，阳中藏阴。

阴阳交感，是指阴阳二气在运动中处于相互感应，即不断地相互影响、相互作用的过程之中。

2.阴阳对立、制约

阴阳对立，即阴阳相反。阴阳学说认为自然界一切事物或现象都存在着相互对立、相反相成的阴阳两个方面，如上与下、左与右、天与地、动与静、出与入、升与降、昼与夜、明与暗、寒与热、水与火等。

阴阳制约，即阴阳相互抑制、相互约束，主要体现于阴阳相互消长的过程中。机体之所以能进行正常的生命活动，就是阴与阳相互制约、相互消长取得统一（动态平衡）的结果。只有阴与阳之间相互制约、相互消长，事物才能发展变化，自然界才能生生不息。

3.阴阳互根、互用

阴阳互根，是指阴阳双方互为基础，其中一方的存在是以另一方的存在为前提，且双方有着相互依存、相互资生的关系，又称阴阳相成。

阴阳互用，是指阴阳在相互依存的基础上，某些范畴的阴阳关系还体现为相互资生、相互促进的过程。

4.阴阳消长平衡

阴阳消长平衡，是指阴和阳之间的对立制约、互根互用，并不是处于静止不变的状态，而是始终处于不断的运动变化之中。

5.阴阳相互转化

阴阳转化，是指阴阳作为对立的矛盾双方，在一定的条件下可以各自向其相反的方向转化，即阴可以转化为阳，阳也可以转化为阴。

总之，阴阳是事物的相对属性，存在着无限可分性，阴阳的对立制约、互根互用、消长平衡和相互转化，说明阴和阳之间的相互关系不是孤立的、静止不变的，而是相互联系、相互调控的。

（三）阴阳学说的应用

1.说明人体的组织结构

人的形体是一个内外上下相互联系的整体，但可划分为阴阳两个部分，《素问·宝命全形论篇》指出："人生有形，不离阴阳。"

（1）部位的阴阳：人体的部位，总体而言，外属阳，内属阴，上属阳，下属阴，后属阳，前属阴。具体而言，体内属阴，体表属阳，肢体外侧属阳，肢体内侧属阴，脐以上属阳，脐以下属阴，背部属阳，胸腹属阴。

（2）脏腑的阴阳：六腑属阳，五脏属阴。五脏之中又可分阴阳，心、肺属阳，肝、脾、肾属阴。每个脏腑之内又可分阴阳，如心阴、心阳，肾阴、肾阳，胃阴、胃阳等。

（3）气血津液精的阴阳：气、血、津、液、精是构成人体和维持人体生命活动的基本物质。其阴阳的划分，无形之气属阳，有形之血、津、液、精属阴。气具有温阳、推动等生理作用，血、津、液、精具有滋养、濡润等作用。但津、液又可分阴阳，质清稀而薄的津属阳；质稠厚而浊的液属阴。

（4）经络的阴阳：属于五脏而络于六腑的经脉为阴经；属于六腑而络于五脏的经脉为阳经。阳经多循行于人体的头面、背部和肢体的外侧；阴经多循行于人体的胸腔和肢体的内侧。根据阴阳的多少，经脉又可分为太阳经脉、少阳经脉、阳明经脉、太阴经脉、少阴经脉、厥阴经脉。

2. 说明人体的生理功能

中医学用阴阳学说来概括说明人体的生理功能，认为人体的正常生命活动，是阴阳双方保持对立统一协调关系的结果。如以功能活动与脏器组织相对而言，则功能活动属于阳，脏器组织属于阴，脏器组织与功能活动之间的关系，即是阴阳矛盾对立统一关系的体现。故《素问·生气通天论篇》曰："阴平阳秘，精神乃治，阴阳离决，精气乃绝。"

3. 说明人体的病理变化

阴阳学说用来说明病理变化，认为疾病的发生是阴阳失去相对平衡，出现偏盛或偏衰的结果。疾病的发生发展关系到正邪两个方面。人体的正气与致病之邪气相互作用，互相斗争。疾病的病理变化可以用"阴阳失调""阴胜则寒，阳胜则热，阳虚则寒，阴虚则热"等来概括，这是中医病理学的总纲。

4. 指导疾病的诊断

由于疾病的发生、发展和变化的内在原因是阴阳失调，所以任何疾病，尽管其临床表现错综复杂，千变万化，但都可用阴或阳来加以概括辨析。故《素问·阴阳应象大论篇》说："善诊者，察色按脉，先别阴阳。"

在辨证方面，有阴、阳、表、里、寒、热、虚、实八纲之分，但八纲中又以阴阳作为总纲，表、实、热属阳，里、虚、寒属阴。在临床辨证过程中，首先要分清阴阳，才能抓住疾病的本质，如下。

色泽分阴阳：从色泽的明暗，可以辨别病情的阴阳属性。色泽鲜明为病在阳分，色泽晦暗为病在阴分。

声息分阴阳：观察呼吸气息的动态，听其发出的声音，可以区别病情的阴阳属性。语声高亢洪亮，多言而躁动者，多属实、属热，多为阳证；语声低微无力，少言而沉静者，多属虚、属寒，多为阴证。呼吸微弱，多属于阴证；呼吸有力，声高气粗，多属于阳证。

脉象分阴阳：以部位分，则寸为阳，尺为阴；以至数分，则数者为阳，迟者为阴；以形态分，则浮大洪滑为阳，沉小细涩为阴。

5. 指导疾病的防治

由于疾病发生、发展的根本原因是阴阳失调，因此，调整阴阳，补其不足，泻其有余，恢复阴阳的相对平衡，就是治疗的基本原则。故《素问·至真要大论篇》曰："谨察阴阳所在而调之，以平为期。"阴阳平衡，阴阳偏盛、偏衰，阴阳两虚示意图如下（图1-2-1，图1-2-2，图1-2-3，图1-2-4）。

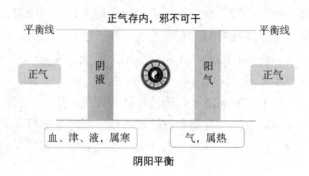

图 1-2-1　阴阳平衡

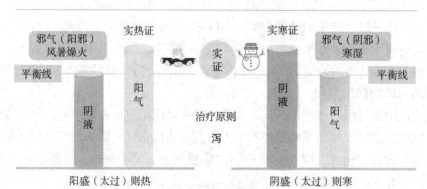

图 1-2-2　阴阳偏盛

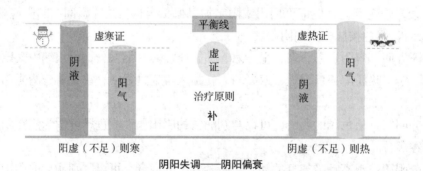

图 1-2-3　阴阳偏衰

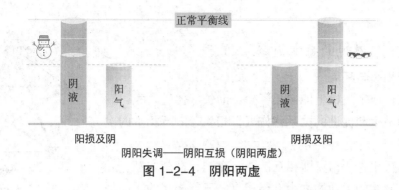

图 1-2-4　阴阳两虚

五、五行学说

五行学说是中国古代的一种朴素的唯物主义哲学思想，五行学说认为，宇宙间的一切事物都是由木、火、土、金、水五种物质元素所组成，自然界各种事物和现象的发展变化，都是这五种物质不断运动和相互作用的结果。

（一）五行学说的概念

1. 五行的哲学含义

五行是中国古代哲学的基本范畴之一，是中国上古原始的科学思想。"五"，是木、火、土、金、水五种物质；"行"，四通八达、流行和行用之谓，是行动、运动的古义，即运动变化、运行不息的意思。五行，是指木、火、土、金、水五种物质的运动变化，是自然界客观事物内部阴阳运动变化过程中五种状态的抽象，属于抽象的概念，也是中国古代朴素唯物主义哲学的重要范畴。

2. 五行的医学含义

中医学的五行，是中国古代哲学五行范畴与中医学相结合的产物，是中医学认识世界和生命运动的世界观和方法论。

3. 对事物属性的五行分类

五行的特性是古人在长期生活和生产实践中，对木、火、土、金、水五种物质的朴素认识基础之上，进行抽象而逐渐形成的理论概念。五行的特性如下。

（1）"木曰曲直"：曲，屈也；直，伸也。曲直，即能曲能伸之义。木具有生长、能曲能伸、升发的特性。凡具有生发特性的事物或现象，都可归属于"木"。

（2）"火曰炎上"：炎，热也；上，向上。火具有发热、温暖、向上的特性。凡具有温热、升腾、茂盛性能的事物或现象，均可归属于"火"。

（3）"土爰稼穑"：春种曰稼，秋收曰穑，指农作物的播种和收获。凡具有生化、承载、受纳性能的事物或现象，皆归属于"土"。

（4）"金曰从革"：从，顺从、服从；革，革除、改革、变革。金具有能柔、能刚、变革、肃杀的特性。凡具有肃杀、潜能、收敛、清洁性能的事物或现象，均可归属于"金"。

（5）"水曰润下"：润，湿润；下，向下。凡具有寒凉、滋润、就下、闭藏性能的事物或现象，都可归属于"水"。

中医学上的五行，不是指木、火、土、金、水这五种具体物质本身，而是五种物质不同属性的抽象概括。

（二）五行学说的基本内容

1.五行相生与相克

（1）五行相生：相生即递相资生、助长、促进之意。五行之间互相滋生和促进的关系称作五行相生。五行相生的次序是木生火，火生土，土生金，金生水，水生木。

（2）五行相克：相克即相互制约、克制、抑制之意。五行之间相互制约的关系称之为五行相克。五行相克的次序是木克土，土克水，水克火，火克金，金克木，木克土。

这种生克关系也是往复无穷的（图1-2-5）。

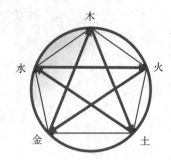

图1-2-5　五行相生相克图

2.五行制化与胜复

（1）五行制化：制化即五行之间既相互资生，又相互制约，维持平衡协调，推动事物间稳定有序地变化与发展。

五行制化的规律是，五行中一行亢盛时，必然随之有制约，以防止亢而为害。即木克土，土生金，金克木；火克金，金生水，水克火；土克水，水生木，木克土；金克木，木生火，火克金；水克火，火生土，土克水。即相生与相克是不可分割的两个方面，没有生，就没有事物的发生和成长，没有克，就不能维持正常协调关系下的变化与发展。因此，必须生中有克，化中有制，克中有生，制中有化，相反相成，才能维持和促进事物相对平衡协调和发展变化。

（2）五行胜复：胜复即五行中某一行亢盛（胜气），则引起其所不胜（复气）一行的报复性制约，从而使五行之间复归于协调和稳定。

五行胜复，属五行之间按相克规律的自我调节。胜气的出现，一是由于五行中一行的太过，即绝对亢盛；一是由于五行中一行的不足而致其所不胜的相对偏盛。

五行胜复的规律是，有胜则复，如以木行亢盛为例，木旺克土引起土衰，土衰则制水不及而致水盛，水盛克火而使火衰，火衰则制约金不及则金旺，金旺则克木，使木行亢盛得以平复。通过胜复调节，五行系统在局部出现不平衡的情况下，自行调节以维持其整体的协调平衡。

3.五行相乘与相侮

（1）五行相乘：指五行中某一行对其所胜一行的过度制约或克制。相乘即相克太过，超过正常制约的程度，使事物之间失去了正常的协调关系。五行之间相乘的次序与相克同，但被克者更加虚弱。

相乘现象可分两个方面：其一，五行中任何一行本身不足（衰弱），使原来克它的一行乘虚侵袭（乘），而使它更加不足，即乘其虚而袭之。其二，五行中任何一行本身过度亢盛，而原来受它克制的那一行仍处于正常水平，在这种情况下，虽然"被克"一方正常，但由于"克"的一方超过了正常水平，所以也同样会打破两者之间的正常制约关系，出现过度相克的现象。以木克土为例，正常情况下，木能制约土，若土气不足，木虽然处于正常水平，土仍难以承受木的克制，因而造成木乘虚侵袭，使土更加虚弱，称为"土虚木乘"。正常情况下，木能克土，若木气过于亢盛，对土克制太过，可致土的不足，称为"木旺乘土"（图1-2-6）。

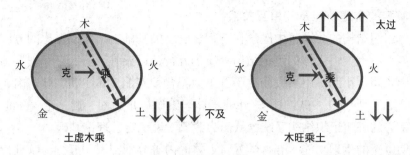

土虚木乘 木旺乘土

图1-2-6 五行相乘

（2）五行相侮：侮，即欺侮，有恃强凌弱之意。相侮是指五行中的任何一行本身太过，使原来克它的一行，不仅不能去制约它，反而被它所克制，即反克，又称反侮。

相侮现象也表现为两个方面，如以木为例：其一，当木过度亢盛时，金原是克木的，但由于木过度亢盛，则金不仅不能去克木，反而被木所克制，使金受损，这叫"木亢侮金"。其二，当金过度衰弱时，金不仅不能克木，反被木所克制，使金更加衰弱，称之为"金虚木侮"（图1-2-7）。

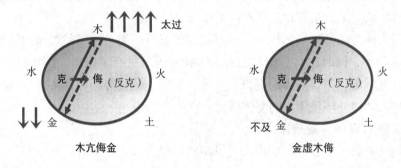

木亢侮金 金虚木侮

图1-2-7 五行相侮

4.五行母子相及

（1）母病及子：指五行中的某一行异常，累及其子行，导致母子两行皆异常。

一般规律为，母行虚弱，引起子行亦不足，终致母子两行皆不足。如，水生木，水为母，木为子，若水不足，不能生木，导致木亦虚弱，终致水竭木枯，母子俱衰。

（2）子病及母：指五行中某一行异常，影响其母行，终致子母两行皆异常。

一般规律有三种：一是子行亢盛，引起母行亦亢盛，结果子母两行皆亢盛；二是子行虚弱，上累母行，引起母行亦不足，终致子母俱不足；三是子行亢盛，损伤母行，以致子盛母衰，称为"子盗母气"。

（三）五行学说在中医学中的应用

五行学说在中医学领域中的应用，主要是运用五行的特性来分析和归纳人体的形态结构及功能，以及外界环境各种要素的五行属性；运用五行的生克制化规律来阐述人体五脏系统之间的局部与局部、局部与整体，以及人与外界环境的相互关系；用五行乘侮胜复规律来说明疾病发生发展的规律和自然界五运六气的变化规律，还有指导临床诊断、治疗和养生康复的意义。五行学说的应用，加强了中医学关于人体以及人与外界环境是一个统一整体的论证，使中医学所采用的整体系统方法更进一步系统化。

1. 说明脏腑的生理功能及其相互关系

（1）人体组织结构的分属：中医学在五行配五脏的基础上，又以类比的方法，根据脏腑组织的性能、特点，将人体的组织结构分属于五行，以五脏（肝、心、脾、肺、肾）为中心，以六腑（胆、小肠、胃、大肠、膀胱）为配合，支配五体（筋、脉、肉、皮、骨），开窍于五官（目、舌、口、鼻、耳），外荣于体表组织（爪、面、唇、毛、发）等，形成了以五脏为中心的脏腑组织结构系统，从而为藏象学说奠定了理论基础。

（2）说明脏腑的生理功能：五行学说将人体的内脏分别归属于五行，以五行的特性来说明五脏的部分生理功能。如，木性可曲可直，条顺畅达，有生发的特性，故肝喜条达而恶抑郁，有疏泄的功能；火性温热，其性炎上，心属火，故心阳有温煦之功；土性敦厚，有生化万物的特性，脾属土，脾有消化水谷，运送精微，营养五脏、六腑、四肢百骸之功，为气血生化之源；金性清肃，收敛，肺属金，故肺具清肃之性，肺气有肃降之能；水性润下，有寒润、下行、闭藏的特性，肾属水，故肾主闭藏，有藏精、主水等功能。

（3）说明脏腑之间的相互关系：中医五行学说对五脏五行的分属，不仅阐明了五脏的功能和特性，而且还运用五行生克制化的理论，来说明脏腑生理功能的内在联系。五脏之间既有相互滋生的关系，又有相互制约的关系。

（4）说明人体与内外环境的统一：事物属性的五行归类，除了将人体的脏腑组织结构分别归属于五行外，同时也将自然界的有关事物和现象进行了归属。例如，人体的五脏、六腑、五体、五官等，与自然界的五方、五季、五味、五色等相应，将人与自然环境统一起来，反映出人体内外环境统一的整体观念。

2. 说明五脏病变的传变规律

（1）发病：五脏外应五时，所以六气发病的规律，一般是主时之脏受邪发病。由于五脏各以所主之时而受病，当其时者，必先受之。所以，春天的时候，肝先受邪；夏天的时候，心先受邪；长夏的时候，脾先受邪；秋天的时候，肺先受邪；冬天的时候，肾先受邪。

（2）传变：由于人体是一个有机整体，内脏之间又是相互滋生、相互制约的，因而在病理上必然相互影响。本脏之病可以传至他脏，他脏之病也可以传至本脏，这种病理上的相互影响称之为传变。从五行学说来说明五脏病变的传变，可以分为相生关系传变和相克关系传变。

相生关系传变包括"母病及子"和"子病犯母"两个方面。

①母病及子：又称"母虚累子"。母病及子系病邪从母脏传来，侵入属子之脏，即先有母脏的病变，后有子脏的病变。如水不涵木，即肾阴虚不能滋养肝木，其临床表现在肾，则为肾阴不足，多见耳鸣、腰膝酸软、遗精等，在肝，则为肝之阴血不足，多见眩晕、消瘦、乏力、肢体麻木，或手足蠕动，甚则震颤抽掣等。

②子病犯母：又称"子盗母气"。子病犯母系病邪从子脏传来，侵入属母之脏，即先有子脏的病变，后有母脏的病变。如心火亢盛而致肝火炽盛，有升无降，最终导致心肝火旺。心火亢盛，则出现心烦或狂躁谵语、口舌生疮、舌尖红赤疼痛等症状；肝火偏旺，则

出现烦躁易怒、头痛眩晕、面红目赤等症状。

相克关系传变包括"相乘"和"相侮"两个方面。

①相乘：是相克太过为病，如木旺乘土，又称木横克土。木旺乘土，即肝木克伐脾胃，先有肝的病变，后有脾胃的病变。由于肝气横逆，疏泄太过，影响脾胃，导致消化功能紊乱，肝气横逆，则出现眩晕头痛、烦躁易怒、胸闷胁痛等症状；及脾则表现为脘腹胀痛、厌食、大便溏泄或不调等脾虚之候；及胃则表现为纳呆、嗳气、吞酸、呕吐等胃失和降之证。

②相侮：又称反侮，是反克为害，如木火刑金，由于肝火偏旺，影响肺气清肃，临床表现既有胸胁疼痛、口苦、烦躁易怒、脉弦数等肝火过旺之证，又有咳嗽、咳痰，甚或痰中带血等肺失清肃之候。肝病在先，肺病在后。

3. 用于指导疾病的诊断

人体是一个有机整体，当内脏有病时，人体内脏功能活动及其相互关系的异常变化，可以反映到体表相应的组织器官，出现色泽、声音、形态、脉象等诸方面的异常变化。由于五脏与五色、五音、五味等都以五行分类归属形成了一定的联系，这种五脏系统的层次结构，为诊断和治疗奠定了理论基础。

4. 确定治则治法

五行学说不仅用以说明人体的生理活动和病理现象，综合四诊，推断病情，而且也可以确定治疗原则和治疗方法，如"虚者补其母，实者泻其子"。

5. 指导脏腑用药

中药以色味为基础，以归经和性能为依据，按五行学说加以归类：如青色、酸味入肝；赤色、苦味入心；黄色、甘味入脾；白色、辛味入肺；黑色、咸味入肾。这种归类是脏腑选择用药的参考依据。

6. 指导针灸取穴

在针灸疗法上，针灸医学将手足十二经四肢末端的穴位分属于五行，即井、荥、俞、经、合，五种穴位属于木、火、土、金、水。临床根据不同的病情以五行生克乘侮规律进行选穴治疗。

7. 指导情志疾病的治疗

精神疗法主要用于治疗情志疾病。情志生于五脏，五脏之间有生克关系，所以情志之间也存在这种关系。如《素问·阴阳应象大论篇》说："怒伤肝，悲胜怒……喜伤心，恐胜喜……思伤脾，怒胜思……忧伤肺，喜胜忧……恐伤肾，思胜恐。"

六、中医经络

(一)经络的概念

经络是经脉和络脉的总称，是人体内运行气血、联络脏腑、沟通内外、贯穿上下的通路。经，有路径的含义，经脉贯通上下，沟通内外，是经络系统中的主干，深而在里。络，有网络的含义，络脉是经脉别出的分支，较经脉细小，纵横交错，遍布全身；络脉又包括浮络、孙络，浮而在表，难以计数。如《灵枢·脉度》记载："经脉为里，支而横者为络，络之别者为孙。"《灵枢·经别》记载："经脉者，常不可见也"，"诸脉之浮而常见者，皆络脉也。"

（二）经络的分类

1. 经络系统的分类

经络系统由经脉和络脉组成，其中经脉包括十二经脉、奇经八脉，以及附属于十二经脉的十二经别、十二经筋、十二皮部；络脉包括十五络脉和难以计数的浮络、孙络等。

十二经脉是经络系统的主体，是手三阴经（肺、心包、心）、手三阳经（大肠、三焦、小肠）、足三阳经（胃、胆、膀胱）、足三阴经（脾、肝、肾）的总称，又称为"正经"。十二经脉属络脏腑见表1-2-2。

表 1-2-2　十二经脉属络脏腑表

阴经	属脏	络腑	阳经	属腑	络脏
手太阴	肺	大肠	手阳明	大肠	肺
手少阴	心	小肠	手太阳	小肠	心
手厥阴	心包	三焦	手少阳	三焦	心包
足太阴	脾	胃	足阳明	胃	脾
足少阴	肾	膀胱	足太阳	膀胱	肾
足厥阴	肝	胆	足少阳	胆	肝

2. 十二经脉的名称

十二经脉的名称是根据手足、阴阳、脏腑来命名的。首先用手、足将十二经脉分为手六经和足六经。根据中医理论，内属阴，外属阳，脏属阴，腑属阳，分布于四肢内侧的经脉称为阴经，分布于四肢外侧的经脉称为阳经。根据阴阳消长的规律，阴阳又分为三阴（太阴、少阴、厥阴）、三阳（阳明、太阳、少阳）。十二经脉与脏腑有联属的关系，根据经脉联属的脏腑进一步命名，如联属于肺脏的为肺经，联属于大肠腑的为大肠经。根据上述命名规律，十二经脉的名称即为手太阴肺经、手阳明大肠经、足阳明胃经、足太阴脾经、手少阴心经、手太阳小肠经、足太阳膀胱经、足少阴肾经、手厥阴心包经、手少阳三焦经、足少阳胆经、足厥阴肝经。

3. 十二经脉在体表的分布规律

十二经脉左右对称地分布于人体体表的头面、躯干和四肢。正立姿势、两臂自然下垂、掌心向内、拇指向前为标准体位。十二经脉中六条阳经分布于四肢外侧和头面、躯干，其中上肢外侧的是手三阳经，下肢外侧的是足三阳经，其分布规律是阳明在前，少阳在中，太阳在后。六条阴经分布于四肢内侧和胸腹，其中上肢内侧是手三阴经，下肢内侧是足三阴经。手三阴经的分布规律是太阴在前，厥阴在中，少阴在后；足三阴在内踝上8寸以下分布规律是厥阴在前，太阴在中，少阴在后，在内踝上8寸以上，太阴交出厥阴之前，分布规律为太阴在前，厥阴在中，少阴在后。

4.奇经八脉的名称和作用

奇经八脉，是指别道奇行的经脉，有督脉、任脉、冲脉、带脉、阴维脉、阳维脉、阴跷脉、阳跷脉共 8 条。奇经八脉中的任脉和督脉，各有其所属的腧穴，故与十二经合称"十四经"。奇经八脉沟通了十二经脉之间的联系，对十二经脉气血有着蓄积和渗灌的调节作用。

（三）经络的作用

《灵枢·经脉》记载："经脉者，所以能决死生，处百病，调虚实，不可不通。"说明了经络在生理、病理和疾病的防治等方面的作用。其所以能决死生，是因为经络具有联系人体内外、运行气血的作用；处百病，是因为经络具有抗御病邪、反映证候的作用；调虚实，是因为刺激经络，有传导感应的作用。

1.联系脏腑，沟通内外

经络具有联络和沟通作用。人体的五脏六腑、四肢百骸、五官九窍、皮肉筋骨等组织器官通过经络的联系而构成一个有机的整体，完成正常的生理活动。正如《灵枢·海论》说："夫十二经脉者，内属于腑脏，外络于肢节。"

2.运行气血，营养全身

《灵枢·本脏》说："经脉者，所以行血气而营阴阳，濡筋骨，利关节者也。"气血必须通过经络的传注，才能输布全身，以濡润全身各脏腑组织器官，维持机体的正常功能。

3.抗御病邪，反映病候

《素问·气穴论篇》说"孙络"能"以溢奇邪，以通营卫"，这是因为孙络的分布范围很广，最先接触到病邪。当疾病侵犯时，孙络和卫气发挥了重要的抗御作用。

经络又是传注病邪的途径，当体表受到病邪侵犯时，可通过经络由表及里、由浅入深。《素问·缪刺论篇》载："夫邪之客于形也，必先舍于皮毛，留而不去，入舍于孙脉，留而不去，入舍于络脉，留而不去，入舍于经脉，内连五脏，散于肠胃。"说明经络是外邪内传的渠道，外邪从皮毛腠理内传于脏腑。

经络也是病变相互传变的渠道，是脏腑之间、脏腑与体表组织器官之间相互影响的途径。如心热移于小肠、肝病影响胆、胃病影响脾等，是脏腑病变通过经络传注而相互影响的结果。此外，内脏病变可通过经络反映到体表组织器官，如《灵枢·邪客》说："肺心有邪，其气留于两肘；肝有邪，其气留于两腋；脾有邪，其气留于两髀；肾有邪，其气留于两腘。"

4.传导感应，调和阴阳

针刺中的得气和气行现象都是经络传导感应的功能表现。人身经络之气发于周身腧穴，《灵枢·九针十二原》说："节之交，三百六十五会……所言节者，神气之所游行出入也。"所以针刺操作的关键在于调气，所谓"刺之要，气至而有效"。当经络或内脏功能失调时，通过针灸等刺激体表的一定穴位，经络可以将其治疗性刺激传导到有关的部位和脏腑，从而发挥其调节人体脏腑气血的功能，使阴阳平复，达到治疗疾病的目的。

七、中医腧穴

（一）腧穴的概念

腧穴，又称为穴位，是人体脏腑经络之气血输注于体表的特殊部位。腧，亦作"输"，或从简作"俞"，有转输、输注的含义，言经气转输之义；穴，即孔隙，言经气所居之处。腧穴在《黄帝内经》中又称作"节""会""气穴""气府""骨空"等。

（二）腧穴的分类

人体的腧穴很多，大体上可以分为经穴、奇穴和阿是穴三类。

1. 经穴

凡归属于十四经脉系统（十二经脉及任督二脉）的腧穴，称为"十四经穴"，简称"经穴"。这些腧穴，因其分布在十四经循行路线上，与经络、脏腑关系最为密切。经穴不仅能主治本经病症，还能治疗本经循行所联系的脏腑、器官的病症，而且能反映十四经及其所属脏腑的病症。经穴是腧穴体系中的主体。

2. 奇穴

凡未归属于十四经脉的腧穴，有具体的名称和固定的部位，因其有奇效，称之为"奇穴"。又因其在十四经以外，故又称为"经外奇穴"。这类腧穴的主治范围比较单纯，多数对某些病症有特殊疗效，如百劳穴治瘰疬、四缝穴治小儿疳积等。

3. 阿是穴

既无具体名称，也无固定部位，而是以痛处为穴，称"阿是穴"。"阿是"之称见于唐代《备急千金要方》："有阿是之法，言人有病痛，即令捏（掐）其上，若里（果）当其处，不问孔穴，即得便快成（或）痛处，即云阿是，灸刺皆验，故曰阿是穴也。"直接在阿是穴进行针刺或艾灸，有的往往比固定位置的腧穴治疗效果更显著。

（三）腧穴的作用

1. 近治作用

近治作用，是指腧穴具有治疗其所在部位局部及邻近组织、器官病症的作用。这是一切腧穴主治作用所具有的共同的和最基本的特点，是"腧穴所在，主治所在"规律的体现。如眼区周围的睛明、承泣、攒竹等经穴均能治疗眼疾；胃脘部周围的中脘、建里、梁门等经穴均能治疗胃痛；膝关节周围的鹤顶、膝眼等奇穴均能治疗膝关节疼痛；阿是穴均可治疗所在部位局部的病痛等。

2. 远治作用

远治作用，是指腧穴具有治疗其远隔部位的脏腑、组织器官病症的作用。腧穴不仅能治疗局部病症，而且还有远治作用。十四经穴，尤其是十二经脉中位于四肢肘膝关节以下的经穴，远治作用尤为突出，如合谷穴不仅能治疗手部的局部病症，还能治疗本经所过处的颈部和头面部病症，这是"经脉所过，主治所及"规律的反映。

3. 特殊作用

特殊作用，是指有些腧穴具有双向良性调整作用和相对特异的治疗作用。所谓双向良性调整作用，是指同一腧穴对机体不同的病理状态，可以起到两种相反而有效的治疗作用。如腹泻时针天枢穴可止泻，便秘时针天枢穴可以通便；内关可治心动过缓，又可治心动过速。又如实验证明，针刺足三里穴既可使原来处于弛缓状态或处于较低兴奋状态的胃运动加强，又可使原来处于紧张或收缩亢进状态的胃运动减弱。此外，腧穴的治疗作用还具有相对的特异性，如大椎穴退热、至阴穴矫正胎位、阑尾穴治疗阑尾炎等。特定穴更是腧穴相对特异治疗作用的集中体现。

（四）腧穴的主治规律

腧穴（主要指十四经穴）的主治呈现出一定的规律性，主要有分经主治和分部主治两大规律。大体上，四肢部经穴以分经主治为主，头身部经穴以分部主治为主。

1.分经主治规律

分经主治，是指某一经脉所属的经穴均可治疗该经循行部位及其相应脏腑的病症。古代医家在论述针灸治疗时，往往只选取有关经脉而不列举具体穴名，即所谓"定经不定穴"。实践表明，同一经脉的不同经穴，可以治疗本经相同病症。如手太阴肺经的尺泽、孔最、列缺、鱼际，均可治疗咳嗽、气喘等肺系疾患，说明腧穴有分经主治规律。根据腧穴的分经主治规律，后世医家在针灸治疗上有"宁失其穴，勿失其经"之说。另外，手三阳、手三阴、足三阳、足三阴、任脉和督脉经穴既具有各自的分经主治规律，同时又在某些主治上有共同点。如任脉穴有回阳、固脱及强壮作用，督脉穴可治中风、昏迷、热病、头面病，且两经腧穴均可治疗神志病、脏腑病、妇科病。

2.分部主治规律

分部主治，是指处于身体某一部位的腧穴均可治疗该部位及某类病症。腧穴的分部主治与腧穴的位置特点关系密切，如位于头面、颈项部的腧穴，以治疗头面五官及颈项部病症为主，后头区及项区腧穴又可治疗神志病，躯干部腧穴均可治疗相应、邻近脏腑疾病等。

（五）腧穴的定位方法

取穴是否准确，直接影响针灸的疗效。因此，针灸治疗，强调准确取穴。《灵枢·邪气脏腑病形》指出："刺此者，必中气穴，无中肉节。"《备急千金要方》亦载："灸时孔穴不正，无益于事，徒破好肉耳。"为了准确取穴，必须掌握好腧穴的定位方法。

腧穴定位的描述采用标准解剖学体位，即身体直立，两眼平视前方，两足并拢，足尖向前，上肢下垂于躯干两侧，掌心向前。腧穴的定位方法可分为骨度分寸法、体表解剖标志定位法、手指比量法和简便取穴法四种。

1.骨度分寸法

骨度分寸法，古称"骨度法"，即以骨节为主要标志测量周身各部的大小、长短，并依其尺寸按比例折算作为定穴标准。各部常用骨度分寸列表及图示如下（表1-2-3，图1-2-8）。

表 1-2-3　常用骨度分寸表

部 位	起止点	折量分寸	度量法	说明
头面部	前发际至后发际	12寸	直	如前后发际不明，从眉心至大椎穴作18寸，眉心至前发际3寸，大椎穴至后发际3寸
	眉间（印堂）至前发际正中	3寸	直	
	两额角发际（头维）之间	9寸	直	
	耳后两乳突（完骨）之间	9寸	直	
胸腹部	天突至歧骨（胸剑联合）	9寸	直	胸腹部取穴横寸，可根据两乳头间的距离折算，女性可用锁骨中线代替
	歧骨至脐中	8寸	直	
	脐中至横骨上廉（耻骨联合上缘）	5寸	直	
	两乳头之间	8寸	横	
背腰部	大椎以下至尾骶	21椎	直	背腰部腧穴以脊椎棘突作为标志作定位的依据
上肢部	腋前纹头（腋前皱襞）至肘横纹	9寸	直	用于手三阴经、手三阳经的骨度分寸
	肘横纹至腕横纹	12寸	直	
下肢部	耻骨联合上缘至髌底	18寸	直	用于确定大腿部腧穴的纵向距离
	胫骨内侧髁下方阴陵泉至内踝尖	13寸	直	用于确定小腿内侧部腧穴的纵向距离
	股骨大转子至腘横纹（平髌尖）	19寸	直	用于确定大腿前外侧部腧穴的纵向距离
	臀沟至腘横纹	14寸	直	用于确定大腿后部腧穴的纵向距离
	腘横纹（平髌尖）至外踝尖	16寸	直	用于确定小腿外侧部腧穴的纵向距离
	内踝尖至足底	3寸	直	用于确定足内侧部腧穴的纵向距离

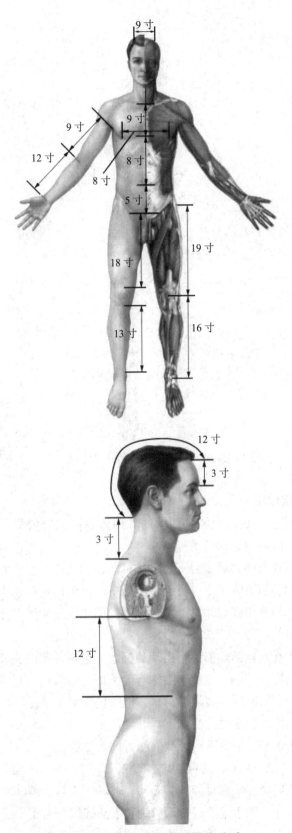

图 1-2-8 全身主要骨度分寸

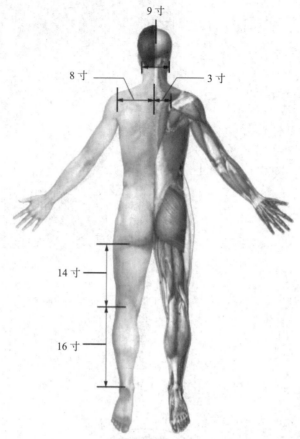

图 1-2-8　全身主要骨度分寸（续）

2. 体表解剖标志定位法

体表解剖标志定位法，是以人体解剖学的各种体表标志为依据来确定腧穴定位的方法。体表标志法可分为固定标志和活动标志两类。

（1）固定标志：指在人体自然姿势下可见的标志，包括由骨节和肌肉所形成的突起或凹陷、五官轮廓、发际、指（趾）甲、乳头、肚脐等。借助固定标志来定位取穴是常用的方法，如鼻尖取素髎、两眉中间取印堂、两乳中间取膻中、脐中旁2寸取天枢、腓骨小头前下方凹陷处取阳陵泉等。

（2）活动标志：指在人体活动姿势下出现的标志，包括各部的关节、肌肉、肌腱，皮肤随着活动而出现的空隙、凹陷、皱纹、尖端等。例如，微张口，耳屏正中前缘凹陷中取听宫，闭口取下关，屈肘取曲池，展臂取肩髃，拇指上翘取阳溪，掌心向胸取养老等。

常用定穴解剖标志的体表定位方法如下。

第2肋：平胸骨角水平，锁骨下可触及的肋骨即第2肋。

第4肋间隙：男性乳头平第4肋间隙。

第7颈椎棘突：颈后隆起最高且能随头旋转而转动者为第7颈椎棘突。

第2胸椎棘突：直立，两手下垂时，两肩胛骨上角连线与后正中线的交点。

第3胸椎棘突：直立，两手下垂时，两肩胛冈内侧端连线与后正中线的交点。

第 7 胸椎棘突：直立，两手下垂时，两肩胛骨下角的水平线与后正中线的交点。

第 12 胸椎棘突：直立，两手下垂时，横平两肩胛骨下角与两髂嵴最高点连线的中点。

第 4 腰椎棘突：两髂嵴最高点连线与后正中线的交点。

肘横纹：与肱骨内上髁、外上髁连线相平。

腕掌侧远端横纹：在腕掌部，与豌豆骨上缘、桡骨茎突尖下连线相平。

腕背侧远端横纹：在腕背部，与豌豆骨上缘、桡骨茎突尖下连线相平。

3. 手指比量法

手指比量法是在骨度的基础上，医者用手指比量取穴的方法，又称"指寸法"（图 1-2-9）。

（1）中指同身寸：以患者的中指屈曲时，中节内侧两横纹头之间作为 1 寸。此法适用于四肢及脊背作横寸折算。

（2）拇指同身寸：取大拇指第 1 节横度为 1 寸。

（3）横指同身寸：又称"一夫法"。是将食指、中指、无名指、小指，四横指相并为一夫，以中指第 2 节横纹为准，四指之横度作为 3 寸，本法多用于下肢、下腹部和背部的横寸。

手指比量法必须在骨度规定的基础上运用，不能以指寸悉量全身各部，否则长短失度。在临床应用中应将骨度分寸与指寸相互结合。

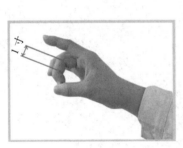
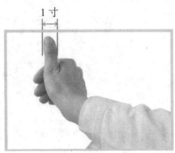
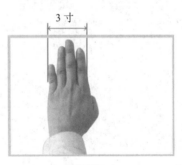

中指同身寸　　　　拇指同身寸　　　　横指同身寸

图 1-2-9　手指同身寸定位法

4. 简便取穴法

简便取穴法是临床上常用的一种简便易行的取穴方法。如取列缺穴，以患者左右两手之虎口交叉，一手食指压在另一手腕后高骨的正中上方，当食指尖处的小凹陷就是此穴。这些取穴方法都是在长期临床实践中总结出来的。简便方法不是普适的，能简便时，方可简便（图 1-2-10，图 1-2-11，图 1-2-12）。

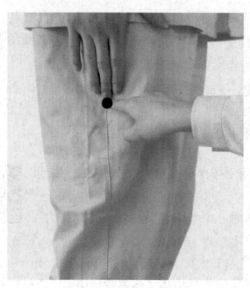

图 1-2-10　简便取穴取风市穴

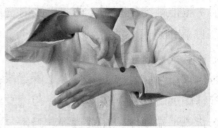

图 1-2-11　简便取穴取列缺穴

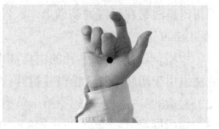

图 1-2-12　简便取穴取劳宫穴

项目二　中医健康评估

学习目标

知识目标

1. 掌握望诊方法和问诊的基本内容。

2. 熟悉闻诊和切诊的评估方法。

3. 掌握得神、少神、失神与假神的临床表现。

4. 熟悉正常舌象与异常舌象特征。

5. 熟悉体质辨识的方法。

能力目标

1. 具有识别临床常见舌象的能力。

2. 能说出脉象形成的原理、切脉方法、正常脉象的特点。

3. 能够初步运用四诊的知识与方法评估一般疾病。

4. 能运用体质辨识仪对老人进行体质辨识。

素养目标

1. 激发学生学习中医的兴趣，培养一丝不苟的做事态度。

2. 培养学生人际沟通能力，精确规范操作的工匠精神，以及助人为乐精神。

任务一　用心动眼望——望

情境导入： 张奶奶，女，70岁，近日因失眠来中医科就诊，表现为面色㿠白，入睡困难，眠差，多梦，易醒，醒后难以入睡，心烦，易惊，口苦，手脚凉，舌暗红，有齿痕，苔白略腻，脉弦滑。

请问： 1. 在描述患者的症状和体征时用了哪些中医的评估手段？

　　　　2. 哪些是望诊的内容？

望诊是操作者运用视觉观察患者的神、色、形态、舌象以及分泌物和排泄物等的变化，来了解被评估者的一种评估方法。机体的各种外在表现与内在脏腑有着极为密切的关系，脏腑气血、阴阳的变化，必然反映到体表。因此，通过观察外在的现象，可以了解机体内部的病变。望诊包括望全身和望局部。

望诊时要注意，光线要充足、自然、柔和。诊室温度要适宜，有利于被评估者皮肤、肌肉自然放松，只有气血运行畅通，才能真实显露出疾病的征象。要充分暴露受检查部位，以便完整、清楚地观察病变部位。

（一）望全身

1. 望神

神有广义和狭义之分，广义的神指人体生命活动的外在表现，狭义的神指人的精神、意识、思维活动。望神是通过对人体的精神、神志、动作等的观察，以判断病情及预后。神一般可分为有神、少神、失神、假神等。

（1）有神：有神又称得神，指在疾病过程中，患者表现出目光明亮，顾盼灵活，鉴识精明，反应灵敏，神志清楚，语言清晰，面色荣润，动作自如，肌肉不消。神以精气为基础，精气充盛则神旺，表明正气未伤，脏腑功能未衰，即使病情较重，预后亦多良好。

（2）少神：少神即神气不足，介于有神与失神之间，是精气不足、神气不旺的表现。临床表现为精神不振，两目无神，面色少华，倦怠乏力，肌肉松软，少气懒言，动作迟缓等。少神表明正气不足，精气轻度损伤，脏腑功能减弱，常见于素体虚弱，或病情较轻，或病后恢复期。

（3）失神：失神又称无神，患者表现为精神萎靡，目光晦暗，瞳仁呆滞，面色无华，呼吸微弱，反应迟钝，形体羸瘦，甚至神志昏迷，循衣摸床，撮空理线，或猝倒而目闭口开、手撒尿遗等。表明正气已伤，病情严重，多见于慢性久病虚证，预后不良。

（4）假神：假神是指原来失神的患者，突然出现暂时"好转"的假象，常见于久病、重病、精神极度衰弱的患者。如患者原来神志模糊，或精神极度衰弱，目无光彩，突然转为神志清醒，精神转佳，原来面色晦暗，突然两颧泛红，如涂油彩，或原来语声低微，时断时续或不欲言语，突然转为语声响亮，言语不休，原来不欲饮食，突然食欲增强，或出现暴食，都属于假神。多提示病情恶化，是阴阳格拒，阴不敛阳，虚阳外越，欲将离决的现象，俗称"回光返照"，见于久病、重病、精气衰竭已极的患者，预后不良（表2-1-1）。

表 2-1-1　有神、少神、失神、假神的特征及表现

		有神	少神 （精亏神衰）	失神 （邪盛扰神）	假神
临床表现	目光	两目灵活， 明亮有神	两目晦滞， 目光乏神	两目晦暗， 瞳神呆滞	原本目光晦暗， 突然浮光暴露
	神情	神志清楚， 表情自然	精神不振， 思维迟钝	精神萎靡，意识模糊或 神昏谵语，昏聩不语	本已神昏， 突然神识似清
	面色	面色红润， 含蓄不露	面色少华， 色淡不荣	面色无华， 晦暗暴露	本为面色晦暗， 突然颧红如妆

2. 望色

望色，是指通过观察患者皮肤颜色与光泽变化，来诊察病情的方法。面部色泽是脏腑气血外荣，望色重点观察面部色泽变化。面部气血充盛，皮肤薄嫩，色泽变化易显露。面部颜色变化可反映脏腑病变的性质，光泽变化可反映脏腑精气的盛衰。面色分为"常色"和"病色"，常色是人在生理状态下的面部色泽，病色是人在疾病状态下的面部色泽。

（1）常色：主要特征为红黄隐隐，明亮润泽，隐然含蓄。其有主色、客色之分。中国

人的正常面色为微黄红润，有光泽，但由于体质差异、所处地理环境不同，以及季节、气候不一，面色可以出现偏青、偏红、偏白等差异。只要是明润光泽，都属于正常面色。

（2）病色：主要有白、黄、赤、青、黑五种颜色的变化。色、泽两方面的异常变化，是人体不同病理反映的表现。颜色的变化反映不同的病症，白、黄、赤、青、黑，分别提示不同脏腑、不同性质的疾病，如《灵枢·五色》说："以五色命脏，青为肝，赤为心，白为肺，黄为脾，黑为肾。"泽反映机体精气的盛衰，如患者气色鲜明、荣润，则病变轻浅，气血未衰，预后良好；面色晦暗、枯槁，则病变深重，精气已伤，预后欠佳。临床中要色和泽综合考虑。

①白色：主虚证、寒证、失血证。气血不荣，阳气虚衰，气血运行无力，或耗气失血，气血不充，俱呈白色。若白而虚浮，多属阳虚水泛；淡白而消瘦，多为营血亏损。若急性病突见面色苍白，伴冷汗淋漓，常为阳气暴脱。

②黄色：主虚证、湿证、黄疸。黄色为脾虚、湿蕴的征象。若面色淡黄，枯槁无泽，为萎黄，多属脾胃气虚；面色黄而虚浮，为黄胖，多为脾气虚弱，湿邪内蕴。如面、目、一身俱黄，为黄疸，黄而鲜明如橘子色者，为阳黄，证属湿热熏蒸；黄而晦暗如烟熏者，为阴黄，证属寒湿郁阻。

③赤色：主热证。赤色为火热内盛，鼓动气血，脉络充盈所致，故面赤多见于热证。若满面通红，为外感发热，或脏腑阳盛的实热证；午后两颧部潮红娇嫩，多属阴虚而阳亢之虚热证。久病、重病面色苍白却时而泛红如妆，多为虚阳浮越，是阳气虚衰，阴寒内盛，阴盛格阳于外的戴阳证，病情危重。

④青色：主寒证、痛证、瘀血及惊风证。青色为寒凝气滞，经脉瘀阻所致。寒盛而留于经脉，经脉拘急不舒，气血运行不畅，或血阻而瘀，都可出现面色发青，甚或出现青紫色。如阴寒内盛，可见苍白而青的面色；心气不足，血行不畅，可见面色、口唇青紫，多为气虚血瘀所致。小儿高热，面部鼻柱、两眉间及口唇四周青紫，多是惊风先兆。

⑤黑色：主肾虚、水饮、寒证、血瘀证。黑色为阴寒水盛的病色，常见于面部、口唇、眼眶。面见黑色暗淡者，为阳虚火衰，水寒内盛，血失温养，血行不畅；面黑而干焦，则多为肾精虚衰；目眶周围见黑色，多属肾虚水泛，妇人多为寒湿下注。

3. 望形态

望形态是通过观察患者形体的强弱胖瘦、体质形态和异常表现等来诊察病情的方法。

（1）望形体：望形体指观察患者形体的强、弱、胖、瘦及体质形态。发育良好，形体壮实，表示正气充盛；发育不良，形体消瘦，多为气血虚弱；形体肥胖，气短乏力，精神不振，为形盛气虚之痰湿体质；形瘦肌削，面色苍黄，皮肤干焦，胸廓狭窄，多为阴血不足或虚劳。若瘦削已至大肉脱失的程度，为精气衰竭。

（2）望姿态：望姿态指观察患者的动静姿态、异常动作及与疾病有关的体位变化。"阳主动，阴主静"，喜动者属阳证，喜静者属阴证。如患者卧位，面常向外，去衣被者，多属阳、热、实证；身重难以转侧，面常向里，精神萎靡，蜷卧而喜加衣被者，多属阴、寒、虚证。咳喘，坐而仰首，多为痰涎壅盛；坐而俯首，气短不足以息，多是肺虚或肾不纳气。一侧手足举动不遂，或口眼歪斜，多为风痰阻络；手足拘挛，屈伸不利，多属于肝病之筋急，或为筋膜失养。颈项强直，角弓反张，四肢抽搐，多为动风之象；关节肿胀，屈伸困难，行动不便，多属痹证；四肢痿弱无力，不能握物或行动，多属痿证。

（二）望局部

1. 望目、齿、龈、咽喉

（1）望目：观察眼神、眼的外形、颜色及动态等方面的变化。目赤红肿多属热证；眼睑浮肿为水肿；眼窝凹陷，为伤津耗液。白睛发黄为黄疸；目眦淡白，为血虚或失血。两目上视、斜视、直视，均为肝风内动；瞳孔散大，为精气衰竭；瞳孔缩小，多为肝胆火炽或中毒。

（2）望齿、龈：观察齿、龈的色泽、润燥及形态的变化，从而了解肾阴和胃津的存亡。牙齿光燥如石，多是胃热炽盛，津液大伤；牙齿燥如枯骨，多是肾阴枯竭，不能上荣于齿；牙齿稀疏松动，多为肾虚；牙齿有洞、腐臭，多为龋齿，又称"虫牙"。如齿龈淡白，多属血虚或失血；齿龈红肿，多为胃火上炎；牙龈出血，多为胃火，脾不统血，或虚火上炎。

（3）望咽喉：咽喉部主要反映肺胃和肾的情况。如咽喉红肿而痛，多为肺胃积热；如红肿、溃烂，有黄白腐点，是热毒深极；如鲜红娇嫩，肿痛不甚者，为阴虚火旺。乳蛾红肿突起，疼痛，多为肺胃热盛或外感风热。咽喉部有灰白色假膜，擦之不去，剥之出血，为白喉，其有传染性，又称"疫喉"。

2. 望皮肤

望皮肤主要观察皮肤的色泽、形态改变以及斑疹的颜色、外形。

（1）望形色：皮肤虚浮肿胀，按之有凹痕者，多为水湿泛滥；皮肤干瘪枯槁者，多为津液耗伤或精血亏损；皮肤干燥粗糙，状如鳞甲，按之涩手者，称为肌肤甲错，多为瘀血阻滞，肌肤失养；皮肤、面目俱黄，为黄疸。

（2）望斑疹：斑和疹都是皮肤上的病变，是疾病过程中的一个症状，主要观察斑、疹的颜色和外形变化。斑色红或紫，平摊于肌肤，抚之不碍手；疹则色红，形如米粟，稍高出皮肤，扪之有碍手感，由于病因不同可分为麻疹、风疹等。斑、疹为温热病邪郁于肺胃，内迫营血所致，斑重于疹。斑和疹均有顺、逆之分，色红润泽，分布均匀，疏密适中为顺证，预后良好；色紫红稠密，紧束有根，压之不易褪色，或色深红如鸡冠，为逆证，预后不良。

（三）望舌

望舌是观察患者舌质和舌苔的变化以诊察疾病的方法。望舌主要包括望舌质和舌苔。舌质是舌的肌肉和脉络组织，舌苔是附着于舌面的一层苔状物，由胃气上蒸而成。正常舌象是舌质淡红明润，舌体大小适中，柔软灵活，舌苔均匀薄白，简称"淡红舌，薄白苔"。

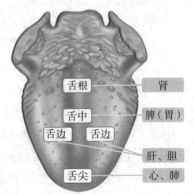

图 2-1-1　望舌

人体五脏六腑主要通过经络经筋的循行与舌联系起来。舌不仅为心之苗窍，脾之外候，而且是五脏六腑的外候。在生理上，脏腑的精气通过经脉上达于舌，营养舌体，维持舌的正常功能活动；在病理上，脏腑病变也影响精气的变化而上映于舌。舌体应内脏部位的基本规律是上以候上，中以候右，下以候下。以脏腑分属诊舌部位，舌尖反映心、肺的病变，舌边反映肝、胆的病变，舌中反映脾（胃）的病变，舌根反映肾的病变（图2-1-1）。

注意事项：①望舌时要求患者把舌伸出口外，口要尽量张开，伸舌要自然放松，舌面平展，舌尖自然下垂。②望舌应循一定顺序进行，先看舌苔，后看舌质，按舌尖、舌中、舌边、舌根的顺序进行。③望舌应注意光线充足，以自然光线为好。④饮食对舌象影响也很大，常使舌苔形色、舌色发生变化。咀嚼食物可使厚苔转薄，刚刚饮水则使舌面湿润，过冷、过热或辛辣等刺激性食物，常使舌色改变。某些食物或药物会使舌苔染色，称为"染苔"。因此，临床遇到舌色与病情不符，或舌苔突然发生变化时，应注意饮食、服药等情况，加以辨别。

1. 望舌质

主要观察舌体的颜色，舌体颜色有淡白、红、绛、青紫四种。

①淡白舌：舌色比正常舌色浅淡，甚至全无血色，为淡白舌，主虚证、寒证。由于阳虚生化阴血的功能减退，推动乏力，血液不能营运于舌中，故舌色浅淡而白。舌色淡白不泽或舌体瘦薄，为气血两虚；舌淡白湿润，舌体胖嫩，为虚寒。

②红舌：舌色鲜红，较正常舌色红，为红舌，主热证。为热盛致气血沸涌、舌体脉络充盈所致，可见于实热证或虚热证。实热证，舌色鲜红，起芒刺或兼黄厚苔；虚热证，舌色鲜红，少苔或有裂纹。

③绛舌：舌色较红舌颜色更深浓者，称为绛舌。主病有外感与内伤之分。外感病为热入营血，舌绛红有红点或芒刺，为实热证。内伤杂病，舌绛红，少苔或无苔，为虚热证，多由热病后期阴液受损，胃、肾阴伤，或久病阴虚火旺所致。

④青紫舌：全舌呈均匀青紫或局部出现青紫色斑点，均为青紫舌。舌淡而青紫，多为寒凝，由于阴寒邪盛，阳气不宣，血液凝滞，故舌色发青紫；舌绛紫干枯少津，为热盛伤津，气血壅滞。舌面或舌边见紫色斑点、斑块，称瘀点或瘀斑，属血瘀证，由血液运行不畅，瘀阻脉络所致。

2. 望舌形

望舌形是指观察舌体的形状，包括老嫩、胖瘦、胀瘪、裂纹、齿痕、芒刺等异常变化。

（1）胖大舌：舌体较正常舌大而厚，甚至伸舌满口，为胖大舌。若舌体胖嫩、色淡，多属脾肾阳虚，水饮痰湿阻滞所致；舌体肿胀满口，色深红，多为心脾热盛；舌体肿胀，色青紫而暗，多见于中毒。

（2）瘦薄舌：舌体比正常舌瘦小、枯薄者，称为瘦薄舌，由气血阴液不足，不能充盈舌体所致。舌瘦薄且色淡，属气血两虚；舌瘦薄且色红绛而干，多为阴虚火旺。

（3）裂纹舌：舌面上有各种形态的裂纹、裂沟，深浅不一，裂沟中无舌苔覆盖者，称裂纹舌。多因精血亏损，津液耗伤，舌体失养所致。若舌色红绛而裂者，多属热盛伤津，阴津耗损；舌色浅淡而有裂纹，多属气血不足。此外，健康人在舌面上有纵横向深沟，为先天性舌裂，裂纹中多有舌苔覆盖，身体无其他不适，与裂纹舌不同。

（4）齿痕舌：舌体边缘有牙齿压印的痕迹为齿痕舌。多由脾虚不能运化水湿，湿阻于舌，舌体胖大，受齿列挤压而形成。舌质淡白而湿润，边有齿痕，多为寒湿内蕴；舌质淡白、胖嫩而有齿痕，多属脾虚湿盛。

（5）芒刺舌：舌乳头增生和肥大，高起如刺，摸之刺手，称为芒刺舌，多因邪热亢盛所致。根据芒刺所生部位，可分辨热之所在，如舌尖生芒刺，多为心火亢盛；舌中生芒刺，多属胃火炽盛；舌边有芒刺，多属肝胆火盛。

3. 望舌苔

望舌苔要注意苔色和苔质两方面的变化。舌苔的变化可反映病邪的深浅、疾病的性质、病势的趋向。正常舌苔是由胃气上蒸所生，胃气的盛衰能从舌苔的变化上反映出来。

（1）望苔色

①白苔：主表证、寒证。苔薄白而润，为正常舌象，也可见于外感表证，因外感邪气尚未传里，舌苔尚无明显变化，仍为正常之薄白苔。苔白厚而湿润，多见于里寒证或寒湿证；苔白厚腻，多为湿浊内停或食积；如舌上满布白苔，厚如积粉，是由外感秽浊之气，毒热内盛所致，常见于瘟疫或内痈。

②黄苔：主里证、热证。由于热邪熏灼，所以苔现黄色，黄色越深，热邪越重。淡黄为热轻，深黄为热重，焦黄为热极。如果舌苔薄而淡黄，为外感风热表证；苔黄腻为湿热或食滞；若外感病舌苔由白转黄，为表邪入里化热。

③灰苔：即浅黑苔，常由白苔晦暗转化而来，也可与黄苔同时并见。主里证、寒湿证、热证。舌质淡紫，苔灰而湿润，属痰饮内停或寒湿内阻；苔灰而干燥乏津，多属燥热伤津或阴虚内热。

④黑苔：黑苔多由焦黄苔或灰苔发展而来，一般来讲，所主病症多属重证，为里热极证、寒盛证。如苔黑而燥裂，甚生芒刺，为热极津枯；苔黑而滑润，舌质淡白，为阴寒内盛，水湿不化之证。

（2）望苔质：望苔质指观察舌苔的形质，包括舌苔的厚薄、润燥、腐腻、剥脱等变化。

①厚薄：主要反映病邪的浅深和轻重。透过舌苔能隐约见到舌体为薄苔，属正常舌苔，有病见之，表示邪气在表，病轻邪浅。不能透过舌苔见到舌体为厚苔，表示病邪入里，或胃肠积滞，病情较重。舌苔由薄而变厚，多为病邪由表传里，病情由轻转重，为病势进展的表现；舌苔由厚变薄，多为正气渐复，邪气消散外达，病情由重转轻的表现。

②润燥：主要反映机体津液盈亏。舌面润泽，干湿适中，是润苔，如水液过多，甚至伸舌涎流欲滴，扪之湿而滑利，为滑苔，皆为体内津液未伤，如寒湿、食滞、瘀血等均可见之。若舌苔干燥乏津，甚则干裂，为燥苔，为津液不能上承所致，多见于热盛伤津或阴液亏耗的病症。

③腐腻：主要反映中焦湿浊及胃气的盛衰情况。苔质颗粒细小，致密，不易刮去，为腻苔，多为湿浊内蕴，阳气被遏所致，多见于痰饮、湿浊内停等证。若苔质颗粒粗大，疏松而厚，形如豆腐渣堆积舌面，揩之可去，称为腐苔，多为体内阳热有余，实热蒸化脾胃湿浊所致，常见于痰浊、食积，且有胃肠郁热之证。

④剥脱：舌苔忽然全部或部分剥脱，剥脱处舌面光滑无苔，称剥落苔，表示胃气或胃阴亏耗。舌苔剥落不全，剥脱处光滑无苔，余处残存舌苔，界限明显，为花剥苔，多为

胃之气阴两伤所致；若全部剥脱，不生新苔，舌面光洁如镜，为光剥苔，又叫镜面舌，为胃阴枯竭，胃气大伤，毫无生发之气所致，无论舌色如何，皆属胃气将绝之危候。小儿苔剥，状如地图，多为虫积。

任务二　调动耳鼻闻——闻

闻诊是通过听声音和嗅气味来诊察疾病的方法。听声音是指听患者语声、呼吸、咳嗽、喘哮、呃逆、嗳气等各种声响的变化，以分辨病情的寒热虚实。嗅气味是指嗅患者发出的各种气味，以及分泌物、排泄物等的异常气味，以鉴别疾病。

（一）听声音

声音响亮有力，多言而躁动，属实证、热证；语声低微无力，寡言而沉静，属虚证、寒证。声音重浊，常见于外感风寒，或湿浊阻滞。声音暴哑，属实证，多由外邪袭肺，肺气不宣所致；声音逐渐嘶哑，属虚证，多为肺肾阴虚。

（二）嗅气味

嗅气味指嗅患者病体、排出物、病室等的异常气味，以了解病情，判断疾病的寒热、虚实。

1. 口气

口气是指患者张口时，口中发出臭秽之气，常见于口腔本身的病变或胃肠积热之人。口腔疾病致口臭的，多为牙疳、龋齿或口腔不洁等。胃肠有热致口臭的，多见于胃火上炎；口气腐臭，是内有溃腐脓疡；口气酸馊，多是胃有宿食。

2. 排泄物与分泌物

排泄物与分泌物的气味，患者也能自觉，对于排出物的异常气味，通过问诊，可以得知。排泄物和分泌物有恶臭者多属实热证；略带腥味，多属虚寒证；如咳吐浊痰脓血，伴腥臭气者，多属肺痈；大便臭秽，多为大肠湿热；大便有腥气者，多为寒证；矢气奇臭，多属宿食停滞；小便清长，微有腥臊或无特殊气味，多属虚证、寒证。白带黄稠，有恶臭，多是湿热下注；白带清稀，气腥者，多属虚寒证。

任务三　随时开口问——问

问一问，是操作者通过对被评估者或家属进行有目的的询问，了解疾病的起始、发展及治疗经过、现在症状和其他与疾病有关的情况，以了解身体情况的方法。明代张景岳的《十问篇》，经后世医家补充修改，可作为问诊参考。其内容为："一问寒热二问汗，三问头身四问便，五问饮食六胸腹，七聋八渴俱当辨，九问旧病十问因，再兼服药参机变，妇女经带迟速崩，量色质皆可见，儿科要问发育史，免疫疹痘全占验。"

（一）问寒热

问寒热是询问患者有无怕冷或发热的感觉。寒热是疾病过程中的常见症状，是辨别病邪性质和机体阴阳偏盛、偏衰的重要依据，是问诊的重点内容。寒有恶寒和畏寒之分，患者自觉怕冷，多加衣被或近火取暖，仍不缓解的，为恶寒；若久病体弱怕冷，加衣被或近火而寒冷得以缓解的，为畏寒。发热，包括体温高于正常的发热和体温正常而患者自觉发热两种情况。

问寒热，首先要问患者有无恶寒发热的症状，问清寒热的轻重、时间、特点及兼症等。常见的有恶寒发热、寒热往来、但热不寒、但寒不热四种类型。

1. 恶寒发热

恶寒发热是指患者自觉寒冷，同时伴有体温升高。多见于外感病初期，是表证的特征。根据恶寒轻重不同，分为以下几种类型：恶寒重，发热轻，为风寒表证；发热重，恶寒轻，为风热表证；发热轻而恶风自汗，是太阳中风证。

2. 寒热往来

寒热往来是指恶寒与发热交替发作，见于少阳病和疟疾。若患者时冷时热，一日发作多次，无时间规律，兼见口苦、咽干、目眩、胸胁苦满、默默不欲饮食、脉弦等，为少阳病；若寒战与壮热交替发作，发有定时，兼见头痛、多汗、口渴等症，常见于疟疾。

3. 但热不寒

但热不寒是指患者只发热而不恶寒，或反恶热的症状，多属里热证。

4. 但寒不热

但寒不热指患者只感怕冷而不觉发热的症状。久病体虚畏寒或肢冷，脉沉迟无力者，为虚寒证；新病出现冷痛剧烈，脉沉迟有力者，为实寒证。

（二）问汗

汗是阳气蒸化津液出于腠理而成。问汗主要询问有汗或无汗、出汗时间、出汗部位、汗量的多少及兼症等。

1. 表证辨汗

表证有汗，多为中风表虚证，或表热证。兼见发热恶风、脉浮缓者，为表虚证；兼见发热重、恶寒轻、咽红、头痛、脉浮数，为表热证。无汗兼见恶寒重，发热轻，头项强痛，脉浮紧，多属表实证。

2. 里证辨汗

（1）大汗：大量出汗，兼见发热、口渴喜饮、尿赤便秘、舌红苔黄燥、脉洪数者，属里实热证。若冷汗淋漓，兼见面色苍白，四肢厥冷，脉微欲绝，称为绝汗，属亡阳证。

（2）自汗：时时汗出不止，活动后更甚者，为自汗，多见于气虚证或阳虚证。因阳气亏虚，不能固护肌表，津液外泄所致。

（3）盗汗：入睡后汗出，醒则汗止，称为盗汗，多属阴虚证。

（4）头汗：指患者仅见头部或头颈部汗出较多者，多为上焦热盛或中焦湿热郁蒸所致。兼见面赤、烦渴、舌红、苔黄、脉数者，为上焦热盛；兼见肢体困重、身热不扬、脘腹满闷、舌红、苔黄腻者，为湿热蕴结。头额冷汗不止，面色苍白，四肢厥冷，脉微欲绝，是亡阳的危证。

（5）半身汗：半身汗指身体半侧出汗（左侧或右侧，或上侧或下侧），而另一侧无汗，多因风痰或痰瘀、风湿阻闭经络，营卫不调，或气血不和所致。

（6）手足心汗：手足心汗出过多，伴口咽干燥、五心烦热、脉细数者，多为阴经郁热；手足心汗，兼烦渴饮冷、尿赤、便秘、脉洪数者，多属阳明热盛；若汗出过多，伴头身困重、苔黄腻者，多为湿热郁蒸。

（三）问疼痛

问疼痛，应注意询问了解疼痛的部位、性质、程度、时间、喜恶等。疼痛伴有胀的感觉，是气滞作痛的特征。疼痛如针刺，固定不移，拒按，为瘀血致病的特征之一。疼痛剧烈如刀绞，为实证的疼痛特征。疼痛不甚剧烈，尚可忍耐，但绵绵不休，为虚证的疼痛特征。疼痛伴有沉重感，多因湿邪困阻气机所致。疼痛伴有冷感并喜暖，多因寒邪阻络或阳气不足。疼痛有灼热之感，而且喜冷恶热，多为火邪窜络或阴虚火旺。

1. 问头痛

根据头痛部位，可确定病在何经、何脏。头痛连及颈项者，属太阳经；两侧头痛者，属少阳经；前额连眉棱骨痛者，属阳明经；头顶痛者，属厥阴经。

2. 问身痛

背部中央为脊骨，督脉行于脊内，脊背两侧为足太阳膀胱经循行部位，两肩背部又有手二阳经分布。根据疼痛部位及性质不同，辨别其由督脉损伤、邪客于太阳经或风湿阻滞经气所致。腰为肾之府，腰痛多属肾的病变，多由风、寒、湿、瘀血阻滞经络，或肾精不足或阴阳虚损所致。四肢部位疼痛，痛在肌肉、关节或经络、筋脉等，多由风寒湿邪侵袭，或因湿热蕴结，阻滞气机引起，亦有脾胃虚弱，水谷精微不能充养四肢而痛者。若独见足跟痛者，多属肾虚。

3. 问胸胁、脘腹疼痛

（1）胸痛：胸部内藏心肺，故心肺的病变可致胸痛。首先应注意分辨胸痛的确切部位，如胸前"虚里"部位作痛，或痛彻臂内，病多在心；前胸作痛，病多在肺。其病机多为痰饮内停、气滞血瘀、心阳不振等。

（2）胁痛：胁痛指胁的一侧或两侧疼痛。因肝胆二经循行于胁部，故胁痛多与肝胆病关系密切。肝气郁结、肝胆湿热、瘀血阻滞、肝阴不足等为胁痛的病机关键。

（3）胃脘痛：胃脘是指上腹部，胃脘痛也称胃痛，多因寒、热、食积、气滞等所致。

（4）腹痛：腹部的范围较广，分为大腹、小腹和少腹。横膈以下，脐以上为大腹，属脾胃；脐以下，耻骨毛际以上为小腹，包括肾、膀胱、大小肠及胞宫；小腹两侧为少腹，是肝经循行之处。首先明确疼痛的部位，判断病变所属脏腑，然后结合疼痛性质，辨别病症虚实。

（四）问睡眠

临床上常见的睡眠异常主要有不寐与嗜睡两种。询问睡眠，可了解机体阴阳盛衰的情况。

1. 不寐

不寐是以经常不易入睡，或睡后易醒，不能再睡或睡而易惊醒，甚至彻夜不眠为特征的证候。不寐是阳不入阴、心神不安、神不守舍的病理表现，常见于营血亏虚或邪气扰动心神。

2. 嗜睡

嗜睡以神疲乏力，睡意很浓，经常不自主入睡为特征。实证多见于痰湿内盛，瘀阻清阳；虚证多见于阳虚阴盛或气血不足。

（五）问饮食口味

脾主运化水谷，饮食口味能反映脾胃功能。问饮食口味是询问病理情况下的进食、饮水、口味、呕吐与否、口中有无异常味觉和气味等，以判断胃气有无及脏腑虚实寒热。

1. 口渴与饮水

口渴与饮水是体内津液盛衰和输布情况的反映。在病变过程中口不渴，为津液未伤，多见于寒证或没有明显热邪；口渴，多为津液损伤或水湿内停；渴不多饮，或水入即吐，是营阴耗损或津液输布障碍。若渴喜热饮，饮水不多，多为痰饮内停，或阳气虚弱；口干，但欲漱水不欲咽者，多为瘀血之象；多饮多尿，多食易饥者，可见于消渴证。

2. 食欲与食量

食欲是指进食的要求和对进食的欣快感觉，食量是指实际的进食量。询问患者的食欲与食量，对判断脾胃功能的盛衰以及疾病的预后、转归有重要意义。如食欲减退，甚则恶食，为脾失健运；食少纳呆，伴有头身困重，多属湿盛困脾；若久病食欲减退，兼有神疲倦怠，多属脾胃虚弱；厌食脘胀，嗳腐吞酸，多为食停胃脘；消谷善饥，多属胃火炽盛；厌食油腻，胁胀，呕恶，可见于肝胆湿热；饥不欲食，是胃阴不足；喜食异物，多是虫积之证；久病重病，厌食日久，突然思食、多食，多为脾胃之气将绝，称"除中"。

3. 口味

口味指患者口中有异常味觉或气味。口淡乏味，多为脾胃气虚或寒证；口甜，多属脾胃湿热或外感湿热；口苦，多见于热证；口酸，多为肝胃不和；口咸，多与肾虚及寒水上泛有关；口腻，见于湿浊、痰饮或食积；口臭，多见于胃火炽盛，或肠胃积滞。

（六）问二便

问二便主要是询问大小便的性状、颜色、气味、时间、量的多少、排便次数、排便时的感觉以及兼有症状等。

1. 大便

（1）便秘：若大便秘结不通，排出困难，便次减少，或排便时间延长，欲便而艰涩不畅者，为便秘，多因热结肠道，或津液亏少，阴血不足所致，亦有气虚运化无力，或阳虚寒凝者。

（2）泄泻：大便次数增多，间隔时间相对缩短，便质稀薄不成形，甚至便稀如水样者，为泄泻，多因内伤饮食、感受外邪、阳气不足、情志失调等，致脾失健运而引起。如水粪夹杂，下利清谷或五更泄泻者，多为脾肾阳虚，寒湿内盛。

2. 小便

小便为津液所化，问小便的变化，可了解津液的盈亏和有关内脏的气化功能。尿量过多，畏寒喜暖者，其病在肾，多属虚寒证。尿量增多，伴口渴、多饮、多食，而且消瘦，属消渴。小便短少、色赤，多属实热证，由热盛津伤或汗下伤津所致。尿少浮肿，多因肺、脾、肾功能失常，水湿内停所致。尿频、尿急、尿痛或淋漓不畅，多属下焦湿热。小便频数，量多色清，夜间尤甚，多为肾阳不足。尿失禁，多属肾气不固；遗尿，多属肾气不足。小便不畅，点滴而出者为癃，小便不通，点滴不出者为闭，二者合称"癃闭"，癃闭多由湿热下注，或瘀血、结石阻塞，或肾阳不足、肾阴亏损所致。

任务四 遇到问题切——切

切诊，就是操作者运用手指或手掌的触觉，对被评估者体表的一定部位进行触、摸、按、压，以了解病情的方法，包括切脉和按肌肤、手足、脘腹两部分。

（一）切脉

1. 脉诊

脉诊是操作者用手指切按患者的脉搏，根据脉动应指的形象，以了解病情，评估病症的一种诊察方法。心主血脉，脉为血之府，心与脉相连，心有规律地搏动，推动血在脉管中运行，脉也随之产生有节律的搏动。血的循行除由心主导外，还必须有各脏腑的协调配合。肺朝百脉，周身的血脉汇聚于肺，通过肺的宣发肃降，布散全身；脾为气血生化之源，脾主统血；肝主疏泄，藏血；肾藏精，精化血。因此，脉象的形成是心、气血、脏腑共同作用的结果。

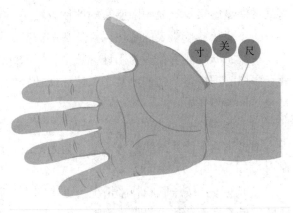

图 2-4-1 脉诊

2. 诊脉的部位

现在临床普遍运用"寸口诊法"，即切按患者桡骨茎突内侧桡动脉搏动明显处。通常以腕后高骨（桡骨茎突）为标记，其内侧部位为关部，关之前（腕侧）为寸部，关之后（肘侧）为尺部（图 2-4-1）。

两手各有寸、关、尺三部，寸部候上焦，关部候中焦，尺部候下焦。它们分候的脏腑是：左寸候心，右寸候肺；左关候肝胆，右关候脾胃；左尺部候肾，右尺部候肾（命门）。

3. 诊脉的方法

诊脉时以环境安静、气血平和为佳。切脉时患者取坐位或仰卧位，前臂平伸，掌心向上，与心脏同高，在腕部下面垫一脉枕，医者先用中指按在腕后高骨（桡骨茎突）内侧动脉处,再用食指按在寸部,环指按在尺部。三指呈弓形,指端平齐,以指目触按脉体,三指在诊脉中举按一致,力度均匀。切脉时以轻、中、重三种不同的指力体察脉象,又称之为"举、寻、按"或浮取、中取、沉取,即用较轻的指力按在皮肤上为"举",称浮取,用中等指力按在肌肉上为"寻",称中取,用重力按至筋骨为"按",称沉取。根据临床需要,可三指平齐同时用力诊脉,也可用一个手指诊察一部脉象,用举、寻、按反复触按体察脉象。寸、关、尺三部,每部有浮、中、沉三候,合称三部九候。一般由轻逐渐加重,细心体会脉搏的状态。

4. 正常脉象

正常人在生理条件下出现的脉象称为正常脉象,又称"平脉""常脉"。其基本脉象表现为寸、关、尺三部均有脉,尺脉沉取有一定力量,一息四到五至,节律一致,不浮不沉,不大不小,从容和缓有力。正常脉象要有三个特点:一是"有神",即脉象和缓有力;二是"有胃"(胃气),即脉来去从容,节律一致;三是"有根",即尺部沉取,仍应指有力。

(二)按肌肤、手足、脘腹

1. 按肌肤

按肌肤是指触按某些部位的肌肤,了解肌肤的寒热、润燥及肿胀等不同情况,来分析疾病的寒热虚实及气血阴阳盛衰的评估方法。

(1)寒热:按肌表的寒热以及从热的微甚、浅深,以辨别病邪性质、病位及邪正的盛衰。一般肌肤灼热者,多为阳证、热证;肌肤寒凉者,多见于阴证、寒证;若手足心灼热者,多属阴虚内热。初按热甚,久按热反转轻的,为热在表;久按其热更甚,热自内向外蒸发的,为热在里。

(2)润燥:触皮肤的润燥,从而诊察患者有汗、无汗和津液损伤与否。若皮肤润滑,多属津液未伤;皮肤枯槁干燥,为无汗或津液已伤;肌肤甲错者,多属血虚失荣或有瘀血。

(3)肿胀:按压肌肤肿胀情况,可辨别水肿和气肿。若肌肤肿而发亮,按之凹陷,不能即起者,多为水肿;若肌肤绷紧,按之凹陷,举手即起无痕者,多为气肿。

(4)疮疡:触按疮疡局部的寒热、软硬,判断证之阴阳寒热。若肿硬不热者,属寒证;肿处灼手而伴压痛者,为热证。患处坚硬,多无脓;边硬顶软,已成脓。

2. 按手足

按手足是通过触摸被评估者手足部位的冷热,以评估疾病的寒热虚实。凡手足俱冷者,为阳虚寒盛证;手足俱热者,多为阳热炽盛证。

3. 按脘腹

按脘腹是通过触按胃脘部及腹部,了解寒热、软硬、胀满、肿块、压痛等情况,以辨别不同脏腑的病变及其寒热虚实的诊察方法。脘部指胸骨以下部位,又称"心下"。心下按之硬而痛的是结胸,属实证;心下满,按之濡软而不痛的,为痞证;心下坚硬,大如盘,边如旋杯,为水饮。

腹部疼痛,喜按,局部柔软者,多属虚证;按压后疼痛加剧,并且局部坚硬者,多属实证。腹部胀大，绷急如鼓状者，称为臌胀，是一种严重疾病。腹内有肿块，如果包块按之有形，痛有定处，则为癥或积，病在血分；若包块按之可散，痛无定处，聚散不定，为瘕或聚，病属气分。腹内有块，按之硬，且可移动聚散者，多为虫积。若右下腹按之疼痛，尤以重按后，突然放手而疼痛剧烈者，多为肠痈初起。

任务五　中医体质辨识

情境导入： 今天社区驿站为社区老人提供体质监测服务，70岁的刘爷爷前来咨询。刘爷爷经常听《养生堂》讲阳虚体质、阴虚体质、痰湿体质……非常好奇自己是什么体质，驿站工作人员指导刘爷爷在体质监测仪上输入自己身体状况的信息，如体胖，喜欢吃甜食和肉，痰多，腿肿，舌胖大有齿痕，苔白腻。

请问： 1. 刘爷爷是什么样的体质呢？

　　　　2. 这样的体质，应该给刘爷爷提供什么样的健康指导呢？

一、平和质

（1）基本特征

①常见表现：面色、肤色润泽，头发稠密有光泽，目光有神，鼻色明润，嗅觉通利，唇色红润，不易疲劳，精力充沛，耐受寒热，睡眠良好，胃纳佳，二便正常，舌色淡红，苔薄白，脉和缓有力。

②心理特征：性格随和开朗。

③对外界环境适应能力：对自然环境和社会环境适应能力较强。

注意：平和体质若不注意后天调养，亦可变为偏颇体质。

（2）调养方法：平和体质日常养生应采取中庸之道，吃得不要过饱，也不能过饥，不吃冷也不吃地过热。多吃五谷杂粮、蔬菜瓜果，少食过于油腻及辛辣之物。运动上，年轻人可选择一些强度大的运动，比如跑步、打球，老年人则适当散步、打太极拳。

二、气虚质

（1）基本特征

①形体特征：肌肉松软不实。

②常见表现：倦怠乏力，喜静懒动，语声低，言语少，多汗气短，面色白而无华，目光少泽，唇淡缺乏光泽，舌淡红，舌边有齿痕，脉弱。

③心理特征：精神不振，性格内向，情绪不稳定。

④发病倾向：易患感冒，病后康复缓慢。

⑤对外界环境适应能力：不耐受风、寒、暑、湿邪。

（2）调养方法——益气培元

①饮食调养：加强饮食营养，多食黄豆、白扁豆、瘦肉、香菇等食用菌、大枣、桂圆、蜂蜜等。少食耗气的食物，如槟榔、空心菜、生萝卜等。

②药膳：食温热补气之品，如山药粥（将山药 30g 和粳米 180g 一起入锅加清水适量煮粥，煮熟即成，每日晚饭时食用），还有大枣粥、黄芪粥、黄精粥等以补气扶正，增强体质。适用于较轻症。忌寒凉伤气之品。

③药物调理：宜选用补中益气丸（人参、甘草、白术、当归、陈皮、黄芪、升麻、柴胡）、四君子汤（人参、白术、茯苓、甘草）等补气之品。适用于较重症。

④起居运动调养："久卧伤气"，应劳逸结合，促进阳气生发。积极参加适合自身特点的体育锻炼，气功宜习内养功、强壮功，太极拳最适宜。

三、阳虚质

（1）基本特征

①形体特征：肌肉松软不实。

②常见表现：平素畏冷，手足不温，喜热饮食，大便多溏稀，夜尿较多且清长，舌淡胖嫩，脉沉迟。

③心理特征：精神不振，性格多沉静、内向，对外界事物缺乏兴趣。

④发病倾向：易患痰饮、肿胀（水肿、心衰）、泄泻等病；感邪易从寒化。

⑤对外界环境适应能力：耐夏不耐冬，易感风、寒、湿邪。

（2）调养方法——温养益气

①饮食调养：忌食生冷，多食温热壮阳之品，温养补气。可常食牛羊肉、狗肉、鹿肉、核桃、韭菜、葱、生姜、胡萝卜、黄豆、花椒、鳝鱼、辣椒、胡椒等温热性食品。可适量饮酒，白酒、红酒、黄酒均可选择。

②药膳：生姜红枣汤，适用于较轻症。

③药物调理：金匮肾气丸（熟地黄、山萸肉、山药、茯苓、牡丹皮、泽泻、肉桂、附子），适用于较重症。

④起居运动调养：避寒就温，尤其要注意背部、足部和下腹丹田部位的保健防寒。多晒太阳，坚持体育锻炼，促进机体新陈代谢及气化功能，但要注意运动后避风寒。还可经常按摩肾区，以促进阳气的生发。

四、阴虚质

（1）基本特征

①形体特征：消谷善饥，形体瘦长，皮肤较薄，色枯少华，面颊潮红。

②常见表现：五心烦热，盗汗，双目干涩，失眠，健忘，多梦，唇色偏红且干，舌质偏红，舌苔少，脉细数；喜凉恶热，易出现"上火"之象；口燥咽干，鼻微干，饮水偏多，大便偏干，小便偏黄。

③心理特征：急躁喜动，情绪波动大，容易心烦，或压抑而又敏感。

④发病倾向：易患虚劳（如结核）、失精、不寐（失眠）等病；感邪易从热化。

⑤对外界环境适应能力：耐冬不耐夏；不耐受暑、热、燥邪。

女性一生中要经历经、带、胎、产、乳等几个生理阶段，因此，阴虚体质多见于女性。

（2）调养方法——滋阴降火

①饮食调养：多食水果蔬菜，如石榴、葡萄、苹果、梨、柑橘、杨桃、香蕉等水果；冬瓜、丝瓜、菠菜、百合、莲藕等蔬菜；瘦猪肉、鸭肉、兔肉、深海鱼等；绿豆、黑芝麻等甘凉滋润之品。少食羊肉、狗肉、韭菜、辣椒、荔枝、桂圆等香燥辛辣刺激之品。

②药膳：莲子百合煲瘦肉（去心莲子 20g，百合 20g，瘦猪肉，加水适量同煲，肉熟烂后用盐调味食用，每日 1 次）。此外，百合粥、枸杞粥、藕粥等均可使用。

注意："荔枝一个三把火"，应特别注意避食。

③药物调理：六味地黄丸（熟地黄、山萸肉、山药、茯苓、牡丹皮、泽泻），适用于手足心热、腰酸、失眠症状比较突出者。

④起居运动调养：可选择太极拳、内养气功等，锻炼时控制出汗量，及时补充水分，不宜洗桑拿。

五、痰湿质

（1）基本特征

①形体特征：体形肥胖，腹部肥满松软。

②常见表现：面部皮肤油脂较多，多汗且黏，胸闷，痰多，常感身体沉重，肢体不爽，神倦嗜卧，口中常有黏腻而甜之感，喜食肥甘，舌体胖大，苔白腻，脉滑。

③心理特征：性格偏温和、稳重，多善于忍耐。

④发病倾向：易患消渴（糖尿病）、中风、胸痹（冠心病）、高血脂等病。

⑤对外界环境适应能力：对梅雨季节及湿重环境适应能力差。

（2）调养方法——化痰祛湿

①饮食调养：饮食以清淡为原则，少食肥肉及甜、黏、油腻的食物，可多食海藻、海带、冬瓜、怀山药、赤小豆、萝卜、金橘、葱、蒜、芥末等食物。痰湿体质的人应避免进补（如人参、鹿茸、动物内脏、阿胶等）。

②药膳：山药冬瓜汤（山药 50g，冬瓜 150g，至锅中慢火煲 30 分钟，调味后即可饮用）。适用于较轻症。

③药物调理：参苓白术散（莲子肉、薏苡仁、砂仁、桔梗、扁豆、茯苓、党参、甘草、白术、山药），适用于较重症。

④起居运动调养：坚持体育锻炼，温通阳气以利祛湿；坚持按摩足三里，食后摩腹。

六、湿热质

（1）基本特征

①形体特征：形体中等或偏瘦。

②常见表现：面垢油光，易生痤疮，口苦、口干、口臭或有异味，身重困倦，大便黏滞不畅或燥结，小便短黄，有灼热感，男性易阴囊潮湿发痒，女性易带下色黄，舌质偏红，苔黄腻，脉滑数。

③心理特征：容易心烦急躁。

④发病倾向：易患疮疖、黄疸、热淋（反复尿路感染等）等病。

⑤对外界环境适应能力：对夏末秋初湿热气候，湿重或气温偏高环境较难适应。

（2）调养方法——清热利湿

①饮食调养：饮食清淡，多食水果蔬菜。夏季尤当多食西瓜，以清热利湿。还可以绿豆粥、荷叶粥、扁豆粥、薏仁粥等为主食。少食肥甘厚腻生痰之物，牛羊肉、狗肉之类应慎食。可适量饮茶（绿茶、苦丁茶），戒烟酒。

②药膳：凉拌马齿苋（采新鲜马齿苋100g，清水洗净，切断，用少许酱油、麻油拌匀食用）。适用于较轻症。

③药物调理：甘露消毒饮（滑石、连翘、茵陈、黄芩、石菖蒲、川贝母、木通、土藿香、射干、薄荷、白蔻仁），适用于较重症。

④起居运动调养：适合做高强度、大运动量的锻炼，并且运动的效果远远高于其他调养方法。

七、血瘀质（冠心病、中风）

（1）基本特征

①形体特征：胖瘦均见。

②常见表现：面色晦暗发青，色素沉着，容易出现瘀斑，口唇暗淡，舌暗或有瘀点，舌下络脉紫暗或增粗，皮肤粗糙，干燥瘙痒，时有皮肤紫青，胸闷胸痛，口眼歪斜，半身不遂，脉涩。

③心理特征：烦躁易怒，健忘。

④发病倾向：易患癥瘕（如肿瘤类）及痛证（如痛经类）、血证等。

⑤对外界环境适应能力：不耐受寒邪。

（2）调养方法——活血化瘀

①饮食调养：可多食山楂、金橘、玫瑰花、茉莉花醋、洋葱、生姜、桂皮、黑木耳、紫皮茄子、生藕、魔芋、黑豆、海藻、海带、紫菜、萝卜、胡萝卜、橙、柚、桃、李子、绿茶等具有活血散结、疏肝行气的食物，少食肥肉等滋腻之品，忌食寒凉。红糖、糯米甜酒、红葡萄酒等也是很好的活血之品。

②药膳：黑豆川芎粥（川芎10g，用纱布包裹，与生山楂15g、黑豆25g、粳米50g一起水煎煮熟，加适量红糖，分次温服，可活血化瘀，行气止痛）。适用于较轻症。

③药物调理：大黄䗪虫丸（熟大黄、土鳖虫、水蛭、桃仁、蛴螬、虻虫、干漆、杏仁、黄芩、生地黄、白芍、甘草）。适用于较重症。

④起居运动调养：保持充足的睡眠，加强锻炼。可进行一些有助于促进气血运行的运动项目，如太极拳、太极剑、舞蹈、步行等。保健按摩可使经络畅通，达到缓解疼痛、稳定情绪、增强人体功能的作用。

注：血瘀体质的人在运动时如出现胸闷、呼吸困难、脉搏显著加快等不适症状，应去医院检查。可服用桂枝茯苓丸等。

八、气郁质

（1）基本特征

①形体特征：形体偏瘦者为多。

②常见表现：乳房和两胁部胀痛，时常叹气，咽喉部常有堵塞感或者异物感，容易失眠，舌淡红，苔薄白，脉弦。

③心理特征：性格内向、不稳定，神情抑郁，情感脆弱，烦闷不乐，紧张焦虑，多愁善感。

④发病倾向：易患脏躁、梅核气、百合病及郁证、失眠、抑郁症、神经官能症等。

⑤对外界环境适应能力：对精神刺激适应能力较差；不适应阴雨天气。

（2）调养方法

①饮食调养：多吃黄花菜、海带、山楂、玫瑰花、小麦、茴蒿、葱、蒜、海藻、萝卜、金橘等行气解郁、消食的食物。睡前避免饮茶、咖啡等提神醒脑的饮料。

②药膳：菊花鸡肝汤（银耳15g，洗净，撕成小片，清水浸泡待用；菊花10g，茉莉花24朵，温水洗净；鸡肝100g，洗净，切薄片，备用。将水烧沸，先入料酒、姜汁、食盐，随即下入银耳及鸡肝，烧沸，打去浮沫，待鸡肝熟，调味。再入菊花、茉莉花稍沸即可。佐餐食用，可疏肝清热，健脾宁心）。适用于较轻症。

③药物调理：可以服用逍遥散、舒肝和胃丸、开胸顺气丸、柴胡疏肝散、越鞠丸等调理。

④起居运动调养：起居有常，宜动不宜静。增加户外活动，可坚持较大量的运动锻炼，如跑步、登山、游泳、武术等。另外，要多参加集体性运动，解除自我封闭状态。

九、特禀质

（1）基本特征

①形体特征：过敏体质者一般无特殊表现；先天禀赋异常者或有畸形，或有生理缺陷。

②常见表现：过敏体质者常见哮喘、咽痒、鼻塞、喷嚏、流鼻涕等；容易对药物、食物、气味、花粉、季节过敏。有的皮肤容易起荨麻疹，皮肤常因过敏而出现紫红色瘀点、瘀斑，皮肤常一抓就红，并出现抓痕。

③心理特征：随禀质不同，情况各异。

④发病倾向：过敏体质者易患哮喘、荨麻疹、花粉症及药物过敏等；遗传性疾病如血友病、先天愚型等；胎传性疾病如五迟（立迟、行迟、发迟、齿迟和语迟）、五软（头软、项软、手足软、肌肉软、口软）、解颅、胎惊、胎痫等。

⑤对外界环境适应能力：适应能力差，过敏季节易引发宿疾。

（2）调养方法——益气固表，养血消风

①饮食调养：饮食宜清淡、均衡，粗细搭配适当，荤素配伍合理。多食益气固表的食物，少食荞麦（含致敏物质荞麦荧光素）、蚕豆、白扁豆、牛肉、鹅肉、鲤鱼、虾、蟹、茄子、酒、辣椒、浓茶、咖啡等辛辣之品，更应避免腥膻发物及含致敏物质的食物。

②药膳：固表粥（乌梅15g，黄芪20g，防风10g，冬瓜皮30g，当归12g，放砂锅中加水煎开，再用小火慢煎成浓汁，取出药汁后，再加水煎开后取汁，用汁煮粳米100g成粥，加冰糖趁热食用），可养血消风，扶正固表。适用于较轻症。

③药物调理：玉屏风丸（黄芪、白术、防风）或消风散（黄柏、白芷、天花粉、赤芍、大黄、桂枝、羌活、独活、防风、五加皮、生天南星、陈皮、甘草）。适用于较重症。

④起居运动调养：居室宜通风良好，保持室内清洁，被褥、床单要经常洗晒。春季减少室外活动时间，可防止对花粉过敏。起居应有规律，保持充足睡眠；积极参加各种体育锻炼，增强体质。天气寒冷时锻炼要注意防寒保暖，防止感冒。

项目三　经络保健

学习目标

知识目标

1. 了解中医对心和小肠的认识。

2. 熟悉心经和小肠经的循行路线。

3. 掌握心经和小肠经上常用保健腧穴的定位方法。

4. 熟悉心经和小肠经上常用保健腧穴的功能主治。

能力目标

1. 能进行经络拍打，并为老人提供运动保健指导。

2. 能够说出经络和腧穴的定位和作用。

素养目标

1. 激发学生学习中医的兴趣，培养一丝不苟的做事态度。

2. 培养学生绘画的美学素质，精确规范操作的工匠精神，以及助人为乐精神。

任务一　心系统的经络保健

情境导入：徐奶奶，75岁，经常失眠，晚上需服安眠药方能入睡，睡眠浅，醒后不易入睡，因为睡眠障碍，每日很焦虑，烦躁，害怕到晚上睡不着觉，面色发白，精神不佳。

请问：1. 徐奶奶的失眠与哪个脏腑有关呢？

　　　　2. 可以采用哪些保健的方法帮助徐奶奶？

一、中医对心的认识

（一）心的解剖形态

心为五脏之一，位于胸腔偏左，横膈之上，肺之下，外有心包络裹护，内有孔窍相通。心与六腑中的小肠互为表里。

（二）心的生理功能

1. 主血脉

心主血脉是指心有主管血脉和推动血液循行于脉中的作用，包括主血和主脉两个方面。血即血液，脉指脉道。

（1）心主血：即心能推动和调控血液的运行和生成，以输送营养物质于全身脏腑、形体官窍。

（2）心主脉：即心能推动和调控心脏的搏动和脉道的运行，使脉道通利，血流通畅，营养物质输送于全身脏腑、形体官窍。

心主血脉主要有两方面的生理作用：一是输送精微以营养周身。心气推动血液在脉内循环运行，而血液是营养物质的载体，可以供养五脏六腑、四肢百骸、肌肉皮毛，使全身都获得充足营养，从而维持其正常的生理功能。二是生血，使血液得到源源不断的补充。脾胃运化的水谷精微，上输至心肺，在肺部吐故纳新之后，贯注心脉变化而赤成为血液，故有"心生血"之说。

心主血脉的功能正常，心脏才能正常波动，脉象和缓有力，节律调匀，面色红润光泽。反之，若心发生病变，则可通过心脏搏动、脉搏、面色等方面得以反映。如心气不足，血液亏虚，脉道不利，则血液不畅，或脉道空虚，而见面色无华、脉象细弱无力等，甚则发生气血瘀滞，血脉受阻，而见面色灰暗，唇舌青紫，心前区憋闷和刺痛，脉象结、代、促、涩等。

2. 主神志

心主神志即心主神明，又称心藏神。神主要指人们的精神、意识、思维活动。

（1）神的概念：在中医学中，神的基本含义有二，即广义的神和狭义的神。广义的神是指人体生命活动的外在表现，是对人体生命活动的高度概括。它可以通过人的眼神、表情、语言、动作等反映于外，又称为"神气"，是中医望诊的重要内容。狭义的神是指人的精神、意识和思维活动。心主神志之"神"，即指狭义的神。

（2）心主神志的理论依据：西医学认为，人的精神、意识和思维活动，是大脑的生理功能，即大脑对外界客观事物的反映，而中医学把神志活动归属于心，其理论依据有如下几个方面。

① 整体观念。中医学认为，人体的各种生理功能包括神志活动，统属于五脏，是脏腑功能的重要组成部分。如《素问·宣明五气篇》说："心藏神，肺藏魄，肝藏魂，脾藏意，肾藏志。"并认为人的情志活动以五脏精气作为物质基础，如《素问·阴阳应象大论篇》说："人有五脏化五气，以生喜怒悲忧恐。"

② 心为神志活动产生的场所。中医学认为，人的神志活动虽然归属于五脏，但与心的关系最为密切，这是因为心为君主之官，神明之府，是精神活动产生和依附的脏器。

③ 血液为神志活动的物质基础。人的神志活动以气血为物质基础，故《素问·八正神明论篇》说："血气者，人之神。"心主血脉，血液在脉管中循环运行，输送营养而达于周身，正因为心具有主血脉的生理功能，所以才具有主神志的功能，这亦是心主神志的重要理论依据。

人的精神意识思维活动，虽可分属于五脏，但主要归属于心，因此，心主神志的生理功能正常，则精神振作，神志清晰，思维敏捷，对外界信息的反应灵敏。反之，如果心主神志的生理功能异常，即可出现精神意识、思维活动的异常。如心血虚，血不养心，可见心悸，健忘，失眠，多梦；痰迷心窍，可见神昏，痴呆，举止失常；痰火扰心，则可见躁狂。

（三）心的生理特性

1. 心主通明

心属火，火见光明，烛照万物，通是相通、相应，明是光明。心主通明，其特性主要体现在：一是显明可见。心之华见于面，不仅心主血脉上荣于面而面色红润光泽，而且心神外露于面，使人表情丰富，仪态万方。二是心生智慧，明察宇宙万物。心藏神，神生智慧，便产生了认识客观事物的能力，人之眼、耳、鼻、舌、身，皆内通于心，而能感知万物，《灵枢·本神》谓："所以任物者，谓之心。"心不仅通过五官感知万物，而且心神生智慧，又具有一种超常的观察能力，可以直接认知事物的内在本质，心之所以具有这种明照能力，正是基于心主通明的特性。三是心明则为"五脏六腑之大主"。人体各个器官之所以能相互协调，维持人体的各种生理功能，主要由神明之心来调控。《素问·灵兰秘典论篇》谓："心者，君主之官也。"又说："主明则下安，以此养生则寿，殁世不殆，以为天下则大昌。主不明则十二官危，使道闭塞而不通，形乃大伤，以此养生则殃。"

2. 心为阳脏而主阳气

心为阳中之太阳，以阳气为用。心的阳气能推动血液循环，维持人的生命活动，使之生生不息。心脏阳热之气，不仅维持心本身的生理功能，而且对全身有温养作用。《血证论·脏腑病机论》曰："心为火脏，烛照万物。"故凡脾胃之腐熟运化，肾阳之温煦蒸腾，以及全身的水液代谢、汗液的调节等生理功能皆与心阳有密切关系。

3. 心气与夏气相通应

人与自然是一个统一整体，自然界的四时阴阳消长变化可对人体脏腑的生理功能产生影响。心为阳脏而主阳气，自然界中在夏季以火热为主，在人体则与阳中之太阳的心相通应，了解心的这一特性，对推测疾病的发展变化有一定的意义。一般来说，心脏疾患，特别是心阳虚衰的患者，其病情往往在夏季缓解。

（四）心的生理联系

1. 在志为喜

心在志为喜，是指心的生理功能与精神情志活动的"喜"有关。喜乐愉悦，对人体属于良性刺激，有益于心主血脉等生理功能，但是，喜乐过度，则又可使心神受伤，神志涣散而不能集中或内守。

2. 在液为汗

汗液，是人体津液经过阳气的蒸化，从汗孔排出之液体。由于汗为津液所化生，血与津液又同出一源，均为水谷精气所化生，因此又有"血汗同源"之说。如心气虚损，则可见自汗；心的阳气暴脱，即可见大汗淋漓等。反之，汗出过多，也可损伤心脏阳气。

3. 在窍为舌

心开窍于舌，是指舌为心之外候，又称"舌为心之苗"。舌的主要功能是主司味觉，表达语言。舌的功能要靠心之精气充养才能维持。一般来说，心的功能正常，则舌体红活荣润，柔软灵活，味觉灵敏，语言流利。若心有病变，则可导致味觉的改变和语言表达的障碍。由于舌面无表皮覆盖，血管又极其丰富，因此，从舌质的色泽即可直接察知气血的运行情况，并判断心主血脉的生理功能。如心的阳气不足，则可见舌质淡白胖嫩；心的阴血不足，则舌质红浅瘦瘪；心火上炎则可见舌红，甚则生疮；若心血瘀阻，则可见舌质暗紫，或有瘀斑。舌又主发声，而言为心声，心主神志的功能异常，则可见舌卷、舌强、语謇或失语等症。

4. 在体合脉

脉，即经脉、血脉。在体合脉，是指全身的血脉统属于心，心脏不停地搏动，推动血液在经脉内循行，维持人体的生命活动。

5. 其华在面

其华在面，是说心的生理功能正常与否，可以反映于面部的色泽变化。华，是荣华、光彩之意。中医学认为，五脏精气的盛衰，均可以显现于与之相通应的某些体表组织器官上，称为五华。观察五华的改变，对诊察内脏疾患具有一定意义。心主血脉，人体面部的血脉分布比较丰富，故《灵枢·邪气脏腑病形》说："十二经脉，三百六十五络，其血气皆上于面而走空窍。"因此，心脏气血的盛衰可从面部的颜色与光泽上反映于外。

二、中医对小肠的认识

（一）小肠的解剖形态

1. 小肠的解剖位置

小肠位于腹中，上端与胃相接处为幽门，与胃相通，下端与大肠相接处为阑门，与大肠相连，是进一步消化饮食的器官。

2. 小肠的形态结构

小肠呈纡曲回环迭积之状，是一个中空的管状器官。

（二）小肠的生理功能

1. 主受盛化物

小肠主受盛化物是小肠主受盛和主化物的合称。受盛，即接受以器盛物之意。化物，变化、消化、化生之谓。

小肠的受盛化物功能主要表现在两个方面：一方面，小肠盛受了由胃腑下移而来的初步消化的饮食物，起到容器的作用，即受盛作用；另一方面，经胃初步消化的饮食物，在小肠内必须停留一定的时间，由小肠对其进一步消化和吸收，将水谷化为可以被机体利用的营养物质，精微由此而出，糟粕由此下输于大肠，即"化物"作用。

在病理上，小肠受盛功能失调，传化停止，则气机失于通调，滞而为痛，表现为腹部疼痛等。如化物功能失常，可以导致消化、吸收障碍，表现为腹胀、腹泻、便溏等症。

2. 主泌别清浊

泌，即分泌。别，即分别。清，即精微物质。浊，即代谢产物。所谓泌别清浊，是指小肠对承受胃初步消化的饮食物，在进一步消化的同时，并随之进行分别水谷精微和代谢产物的过程。

分清，就是将饮食物中的精华部分，包括饮水化生的津液和食物化生的精微，进行吸收，再通过脾之升清散精作用，上输心肺，输布全身，供给营养。别浊，则体现为两个方面：一方面，将饮食物的残渣糟粕，通过阑门传送到大肠，形成粪便，经肛门排出体外；

另一方面，将剩余的水分经肾脏气化作用渗入膀胱，形成尿液，经尿道排出体外。

小肠分清别浊的功能正常，则水液和糟粕各走其道而二便正常。若小肠功能失调，清浊不分，水液归于糟粕，即可出现水谷混杂、便溏泄泻等。

小肠的受盛化物和泌别清浊，即消化吸收过程，是整个消化过程的最重要阶段。在这一过程中，食糜进一步消化，将水谷化为清、浊两部分，前者赖脾之转输而被吸收，后者下降入大肠。

（三）小肠的生理特性

小肠具有升清降浊的生理特性。小肠化物而泌别清浊，将水谷化为精微和糟粕，精微赖脾之升而输布全身，糟粕靠小肠之通降而下传入大肠。升降相因，清浊分别，小肠则司受盛化物之职，否则，升降紊乱，清浊不分，则现呕吐、腹胀、泄泻之候。小肠之升清降浊，实为脾之升清和胃之降浊功能的具体体现。

三、心经的循行路线

（一）手少阴心经的经脉循行

【原文】

《灵枢·经脉》：心手少阴之脉，起于心中，出属心系，下膈，络小肠。

其支者，从心系，上挟咽，系目系。

其直者，复从心系，却上肺，下出腋下，下循臑内后廉，行太阴、心主之后，下肘内，循臂内后廉，抵掌后锐骨之端，入掌内后廉，循小指之内，出其端（图3-1-1）。

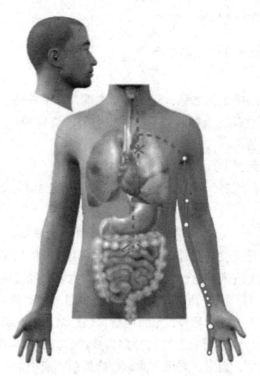

图 3-1-1　手少阴心经经脉循行路线

【语译】

手少阴心经，起于心中，出属心系（心与其他脏器相连的组织）；下行经过横膈，联络小肠。其支脉，从心系向上，夹食管上行，连于目系（眼球连接于脑的组织）。其直行经脉，从心系上行到肺部，再向外下到达腋窝部，沿着上臂内侧后缘，行于手太阴经和手厥阴经的后面，到达肘窝；再沿前臂内侧后缘，至掌后豌豆骨部，进入掌内，止于小指桡侧末端。

本经经穴起于极泉，止于少冲，左右分别为极泉、青灵、少海、灵道、通里、阴郄、神门、少府、少冲，共9穴。

本经腧穴主要用于治心脏、神志病及经脉循行部位的其他病症。本经常用腧穴主要为极泉、少海、通里、神门、少府、少冲。

（二）病候

【原文】

《灵枢·经脉》：是动则病，嗌干，心痛，渴而欲饮，是为臂厥。是主心所生病者，目黄，胁痛，臑臂内后廉痛、厥，掌中热、痛。

【语译】

本经有了异常变动就表现为下列病症：咽喉干燥，心口痛，口渴要喝水；还可发为前臂部的气血阻逆，如厥冷、麻木、酸痛等症。

本经所属腧穴能主治有关"心"方面所发生的病症，眼睛发黄，胸胁疼痛，上臂、前臂内侧后边痛或厥冷，手掌心热痛。

四、小肠经的循行路线

（一）手太阳小肠经的经脉循行

【原文】

《灵枢·经脉》：小肠手太阳之脉，起于小指之端，循手外侧上腕，出踝中，直上循臂骨下廉，出肘内侧两骨之间，上循臑外后廉，出肩解，绕肩胛，交肩上，入缺盆，络心，循咽下膈，抵胃，属小肠。

其支者，从缺盆循颈，上颊，至目锐眦，却入耳中。

其支者，别颊上𬸣，抵鼻，至目内眦（斜络于颧）（图3-1-2）。

【语译】

手太阳小肠经，起于手小指尺侧端，沿着手背外侧至腕部，出于尺骨茎突，直上沿着前臂外侧后缘，经尺骨鹰嘴与肱骨内上髁之间，沿上臂外侧后缘，到达肩关节，绕行肩胛部，交会于大椎，向下进入缺盆部，联络心，沿着食管，经过横膈，到达胃部，属于小肠。其支脉，从缺盆分出，沿着颈部，上达面颊，到目外眦，向后进入耳中。另一支脉，从颊部分出，上行目眶下，抵于鼻旁，至目内眦，斜行络于颧骨部。

本经经穴起于少泽，止于听宫，左右分别为少泽、前谷、后溪、腕骨、阳谷、养老、支正、小海、肩贞、臑俞、天宗、秉风、曲垣、肩外俞、肩中俞、天窗、天容、颧髎、听宫，共19穴。

本经腧穴主要治神志病、液病、皮肤病、头面五官诸疾及发热等疾病。本经常用腧穴主要为少泽、后溪、养老、肩贞、天宗、颧髎、听宫。

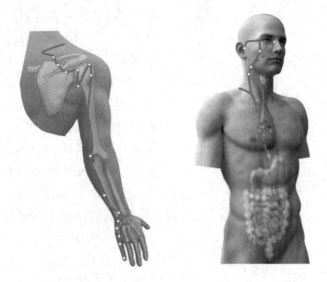

图 3-1-2 手太阳小肠经经脉循行路线

（二）病候

【原文】

《灵枢·经脉》：是动则病，嗌痛，颔肿不可以顾，肩似拔，臑似折。

是主液所生病者，耳聋，目黄，颊肿，颈、颔、肩、臑、肘臂外后廉痛。

【语译】

本经有了异常变动就表现为下列病症：咽喉痛，颔下肿不能回顾，肩部痛得像牵引，上臂痛得像折断。

本经腧穴能主治有关"液"方面所发生的病症，耳聋，眼睛昏黄，面颊肿，颈部、颔下、肩胛、上臂、前臂的外侧后边痛。

五、心与小肠经的保健穴位

（一）手少阴心经常用保健穴位

（1）极泉　Jíquán（HT1）

【定位】在腋区，腋窝中央，腋动脉搏动处（图 3-1-3）。

【主治】心痛，心悸；胸闷，气短，胁肋疼痛；肘臂冷痛，上肢不遂。

【操作】避开动脉，直刺 0.2~0.3 寸。

（2）少海　Shàohǎi（HT3）

【定位】在肘前区，屈肘，在肘横纹内侧端与肱骨内上髁连线的中点处（图 3-1-4）。

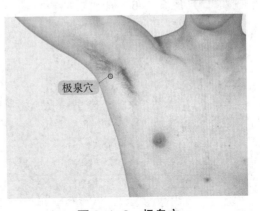

极泉穴

图 3-1-3 极泉穴

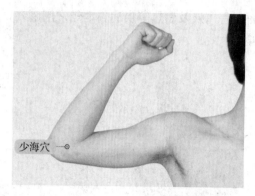

图 3-1-4　少海穴

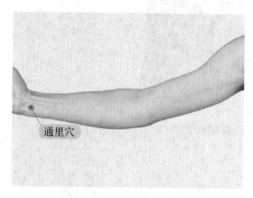

图 3-1-5　通里穴

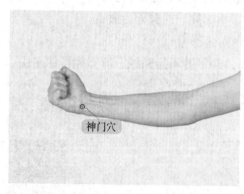

图 3-1-6　神门穴

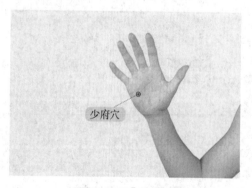

图 3-1-7　少府穴

【主治】心痛；癫狂，善笑，痫证；头痛，目眩；腋胁痛，肘臂挛痛，麻木；瘰疬。

【操作】避开动脉，直刺 0.2~0.3 寸；可灸。

（3）通里　Tōnglǐ（HT5）

【定位】在前臂前区，腕掌侧远端横纹上 1 寸，尺侧腕屈肌肌腱的桡侧缘（图 3-1-5）。

【主治】暴喑，舌强不语；心悸，怔忡；肘臂内后侧痛，腕痛指挛。

【操作】直刺 0.3~0.5 寸。

（4）神门　Shénmén（HT7）

【定位】在腕前区，腕掌侧远端横纹尺侧端，尺侧腕屈肌肌腱的桡侧缘（图 3-1-6）。

【主治】失眠，健忘，痴呆，癫狂痫；心痛，心烦，怔忡；呕血，吐血。

【操作】直刺 0.3~0.5 寸。

（5）少府　Shàofǔ（HT8）

【定位】在手掌，横平第 5 掌指关节近端，第 4、5 掌骨之间，握拳时，小指尖所指处，横平劳宫（图 3-1-7）。

【主治】心悸，胸痛；阴痒，阴痛；掌中热，手小指拘挛。

【操作】直刺 0.2~0.3 寸。

（6）少冲　Shàochōng（HT9）

【定位】在手指，小指末节桡侧，指甲根角侧上方 0.1 寸（指寸）（图 3-1-8）。

【主治】心痛，心悸；中风昏迷，癫狂，热病；胸胁痛，臂内后廉痛。

【操作】斜刺 0.1 寸；或三棱针点刺出血；可灸。

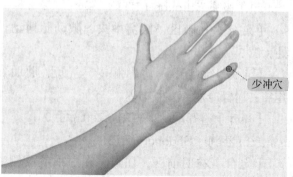

图 3-1-8　少冲穴

（二）手太阳小肠经常用保健穴位

（1）少泽 Shàozé（SI1）

【定位】在手指，小指末节尺侧，指甲根角侧上方 0.1 寸（指寸）（图 3-1-9）。

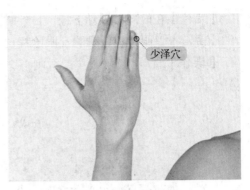

图 3-1-9 少泽穴

【主治】头痛，项强，耳聋，耳鸣，咽喉肿痛；乳痈，乳少；热病，昏迷；肩臂外后侧疼痛，指麻。

【操作】斜刺 0.1 寸；可灸。

（2）后溪 Hòuxī（SI3）

【定位】在手内侧，第 5 掌指关节尺侧近端赤白肉际凹陷中。半握拳，掌远侧横纹头（尺侧）赤白肉际处（图 3-1-10）。

【主治】头项强痛，落枕，急性腰扭伤，手指及肘臂挛急；耳聋，目赤，目翳；热病，疟疾，盗汗；癫狂痫。

【操作】直刺 0.5~0.8 寸；可灸

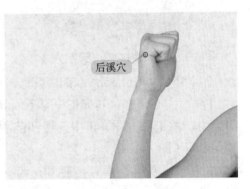

图 3-1-10 后溪穴

（3）养老 Yǎnglǎo（SI6）

【定位】在前臂后区，腕背横纹上 1 寸，尺骨头桡侧凹陷中（图 3-1-11）。

掌心向下，用一手指按在尺骨头的最高点上，然后手掌旋向胸，在手指滑入的骨缝中。

【主治】目视不明，头痛，面痛；项、肩、背、肘、臂痛，急性腰痛。

【操作】向肘方向斜刺 0.5~0.8 寸；可灸。

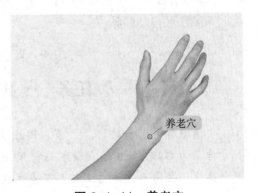

图 3-1-11 养老穴

（4）肩贞 Jiānzhēn（SI9）

【定位】在肩胛区，肩关节后下方，腋后纹头直上 1 寸（图 3-1-12）。

【主治】肩胛疼痛，手臂麻痛；瘰疬。

【操作】直刺 1~1.5 寸；可灸。

（5）天宗 Tiānzōng（SI11）

【定位】在肩胛区，肩胛冈中点与肩胛骨下角连线上 1/3 与下 2/3 交点凹陷中（图 3-1-13）。

【主治】肩胛疼痛，肘臂外后侧痛；咳嗽，气喘；乳痈。

【操作】直刺 0.5~0.7 寸；可灸。

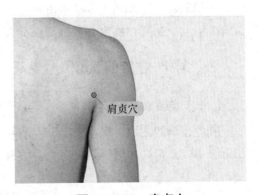

图 3-1-12 肩贞穴

（6）颧髎 Quánliáq（SI18）

【定位】在面部，颧骨下缘，目外眦直下凹陷中（图3-1-14）。

【主治】口眼歪斜，颊肿；眼睑𥆧动，齿痛，面痛。

【操作】直刺0.2~0.3寸；斜刺1~2寸；可灸；针感为局部酸胀或麻感，可达颅内或鼻腔。

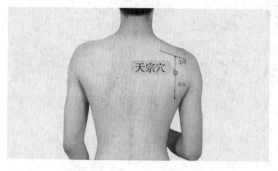

图3-1-13　天宗穴

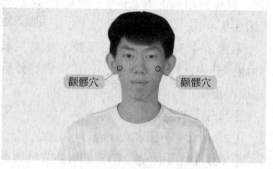

图3-1-14　颧髎穴

（7）听宫　Tīnggōng（SI19）

【定位】在面部，耳屏正中与下颌骨髁突之间的凹陷中。微张口，耳屏正中前缘凹陷中，在耳门与听会之间（图3-1-15）。

【主治】耳鸣，耳聋，聤耳；齿痛，失音；癫狂，痫证。

【操作】微张口，直刺0.5~1寸；可灸；禁深刺，深刺可刺伤颅内动静脉。

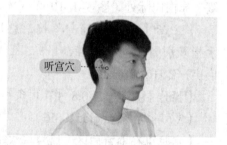

图3-1-15　听宫穴

任务二　肺系统的经络保健

情境导入：高奶奶，65岁，因经常咳嗽，咯痰，去年到医院做肺CT检查，影像学诊断为右肺中下叶支气管扩张，周围伴少许淡片索条影，右肺下叶有黏液性栓。易患感冒，每遇天气变化，即表现为咳嗽，咯黄痰，咽痛，鼻咽喉热，有异物感，大便偏干。

请问：1. 肺病的主要症状有哪些？

2. 可以选取哪些肺的保健穴位帮助高奶奶？

一、中医对肺的认识

（一）肺的解剖形态

肺位于胸腔之内，膈膜之上，左右各一，上连气道，并通过口鼻与外界直接相通。肺在五脏中位置最高，居于诸脏之上，故有"华盖"之称。肺在五行属金，为阳中之阴。

（二）肺的生理功能

1. 主气，司呼吸

主，即主持、管理之意。气，是构成人体和维持人体生命活动的基本物质。肺主气，指肺有主持、调节各脏腑经络之气的功能。肺主气包括主呼吸之气和主一身之气两个方面。

（1）主呼吸之气：肺为呼吸器官，为体内外气体交换的重要场所。通过肺的呼吸，呼出体内的浊气，吸入自然界的清气。肺不断地呼浊吸清，吐故纳新，完成体内外气体的正常交换，并促进气的生成，调节气的升降出入运动，从而维持人体的新陈代谢和生命活动。肺主呼吸之气功能正常，则呼吸调畅，气体得以正常交换。肺主呼吸之气失常，肺气不利，则可见咳嗽、气喘等症。

呼吸除由肺所主外，还和其他脏腑有着内在联系，尤其与肾的关系较为密切，称为"肾主纳气"。

（2）主一身之气：《素问·五脏生成篇》说："诸气者，皆属于肺。"肺主一身之气的功能主要体现在以下两个方面。

①气的生成：肺参与全身之气的生成，特别是宗气的生成。宗气的生成来源主要有两个方面，一是肺吸入的自然界清气，一是脾胃运化的饮食物中的水谷精微之气。清气和水谷精气结合生成宗气。宗气生成后聚积于胸中，其运行可上至喉咙，下蓄丹田，贯注于心肺之脉。其主要功能是出喉咙助肺以司呼吸，贯注于心脉助心以行气血，为人体各种功能活动的动力。由于人体的各种功能活动都与宗气有关，而宗气的生成又依赖于肺的呼吸功能，所以，肺通过参与宗气的生成起主一身之气的作用。

②气机的调节：所谓气机，泛指气的升、降、出、入运动。人体内有大量的气，人体的气处在不断地运动变化之中，其基本的形式即是升降出入。气的升降出入运动推动着人的呼吸，促进着脾胃的升降运化，维持着人的整个生命活动。肺对气的升降出入运动起着十分重要的调节作用。如肺的呼吸运动，其呼气的过程即是气的升、出过程，而吸气的过程也即是气的入、降过程。肺有节律地一呼一吸，对全身气的升降出入运动起着重要的调节作用。

肺主一身之气的功能失常，可影响宗气的生成和气的调节而出现相应的病理变化。如清气吸入不足，宗气生成减少，助肺呼吸的功能减退，可见咳喘无力、自汗气短，而助心行血的功能减退，可导致心血瘀阻而见心前区憋闷、刺痛等。

2. 朝百脉，主治节

肺朝百脉，指全身的气血均通过经脉朝会于肺。肺朝百脉的生理意义有以下两个方面：一是进行气体交换。因全身的气血均通过经脉汇聚于肺部，通过肺的呼吸，呼出浊气，吸入清气，清气又随着血液流布全身，维持人体的生命活动。二是助心行血。血液的运行要靠气的推动，肺朝百脉，将肺气散布于血液之中，可以辅佐心脏推动血液的运行。若肺气虚损，清气吸入减少，宗气生成不足，助心行血功能减退，可导致心血痹阻而见心前区憋闷、刺痛等症。

总之，肺主气与主宣降的生理功能，有对全身进行治理调节的作用。肺的功能又体现治节的作用，肺主治节，主要体现在四个方面：一是治理和调节呼吸运动，使呼吸节律均匀，平稳深沉，有利于气体交换；二是治理和调节全身气机，即通过肺有节律的呼吸运动，以协调人体气机的升降出入运动；三是治理和调节气血之运行，肺通过宗气，贯心脉以行气血，辅助心脏推动和调节血液运行；四是治理和调节水液代谢，肺为水之上源，肺主行水，肺气的宣发与肃降，治理和调节着水液的输布、运行和排泄，对人体的水液代谢具有重要的调节作用。可见，肺主治节，又是对肺的生理功能的高度概括。

3. 通调水道

通，流通；调，调节。水道，是水液运行和排泄的道路。肺主通调水道，是指肺的宣发、肃降对人体水液代谢具有疏通和调节作用。肺主通调水道的功能，主要体现在以下两个方面：一是通过肺的宣发，将水液布散于皮毛和周身，发挥其滋养作用。肺的宣发还可将卫气布散于皮毛，到达皮毛的部分水液，在卫气功能调节下，部分生成汗液，排泄于人体外部。此外，肺在呼气中也可带走部分水液。二是通过肺的肃降，将上焦水液向下布散，其中部分水液经肾的气化作用下输到肾和膀胱，生成尿液排出体外。此外，肺的肃降，推动大肠传导，通过粪便也可带走部分水液。

由于肺位于人体的上焦，肺的宣发肃降功能又对水液代谢具有重要的疏通调节作用，故中医有"肺为水之上源""肺主行水"之说。如肺的宣发或肃降功能失常，水道失于通调，水液代谢障碍，即可见尿少、颜面和周身水肿等症。

（三）肺的生理特性

1. 肺为华盖

华盖原指古代帝王的车盖，肺在人体上焦，居五脏的最高位置，肺又主一身之表，为脏腑之外卫，具有保护诸脏、抵御外邪的作用，故肺有"华盖"之称。

肺通过气管、喉、鼻直接与外界相通，其生理功能最易受外界环境的影响。如风、寒、暑、湿、燥、火六淫邪气侵袭人体，尤其是风寒邪气，多先入肺而导致肺卫失宣、肺窍不利等病变。由于肺与皮毛相合，所以病变初期多见发热恶寒、咳嗽、鼻塞等肺卫功能失调之候。

2. 肺为娇脏

娇，即娇嫩之意。肺为清虚之体，外合皮毛，开窍于鼻，与天气直接相通，故六淫等外邪侵袭机体，无论从口鼻而入，还是从皮毛而入，均易犯肺而致病。此外，肺居高位，为华盖而覆盖诸脏，又为百脉之所朝，凡其他脏腑寒气之病变，常易上及于肺。又因肺叶娇嫩，不耐寒热，故易受邪侵。所以，无论外感，还是内伤，或是他脏病变，多易侵袭或累及于肺而为病，故称之为"娇脏"。

3. 肺主宣发和肃降

宣即宣发，降即肃降。所谓宣发，即指宣布与发散，肺主宣发，是指肺气具有向上、向外升宣布散的生理功能。所谓肃降，即肃清、洁净和下降，肺主肃降，即指肺气具有向下通降和使呼吸道保持洁净的生理功能。

（1）肺主宣发的生理功能

① 宣发卫气，调节腠理之开合：所谓卫气，主要为水谷精气中强悍之气所化生，运

行于脉外及全身，具有抵御外邪、温养肌肤、主司汗孔开合的作用。卫气要靠肺的宣发作用才能布散于皮毛周身，发挥其正常的抗御外邪、调节汗孔、排出汗液之功能。

② 宣散水谷精微和津液：通过肺的宣布和发散，可将脾胃运化来的水谷精微及津液布散于周身，滋养脏腑，润泽皮毛，即如《灵枢·决气》所说："上焦开发，宣五谷味，熏肤、充身、泽毛，若雾露之溉，是谓气。""上焦开发"，即是指肺的宣发功能。

③ 排出浊气，完成气体交换：人体新陈代谢中产生的浊气，主要靠肺的宣发作用通过呼吸道排出体外，完成气体交换。

（2）肺主宣发的病理变化

① 卫气和水谷精微以及津液不能及时布散于体表周身，皮毛失于温养、润泽则憔悴枯槁不泽，汗孔开合失度，卫外功能降低而见自汗出，易感外邪。

② 津液不能及时布散而停留于局部。停于肺则为痰饮，停于肌肤则见颜面、周身水肿。

③ 体内浊气不能及时排出，导致呼吸不利而见胸闷咳喘、呼吸困难。

（3）肺主肃降的生理功能

① 吸入自然界的清气：通过肺的肃降作用，可把自然界的清气吸入体内并同时向下布散，由肾来摄纳之，保持呼吸的平稳和深沉，使体内外气体得以充分地交换。

② 向下布散水谷精微和津液：摄入到人体内的水谷精微和津液还要通过肺的肃降向下布散。通过肺的肃降还可把代谢后的废水下输到膀胱生成尿液排出体外，肃降作用还有利于大肠传导糟粕。

③ 肃清呼吸道：肺为清虚之体，肺内充满气体，不容异物，通过肺的肃降，可肃清呼吸道的痰浊等异物，保持呼吸通畅。

（4）肺主肃降的病理变化

① 清气不得下行反而上逆，可见胸闷、咳喘、呼吸急促表浅。

② 水津不能及时向下输布，则易停留于局部，可见小便不利、痰饮水肿。

③ 肺内异物不得肃清，可见咳嗽、吐痰、呼吸不畅。

④ 大肠传导障碍，可见大便困难，甚或闭结不通。

肺的宣发与肃降，两者相互依存，相互制约，生理上互相联系，在病理上互相影响。

4. 肺喜润恶燥，与秋气相应

肺气通于秋，在生理上，肺为清虚之体，性喜清润，与秋季气候清肃、空气明润相通应。《素问·阴阳应象大论篇》曰："西方生燥，燥生金，金生辛，辛生肺。"燥为秋令主气，内应于肺，所以在病理上，燥邪最易灼伤肺津，引起口鼻干燥、干咳少痰、痰少而黏等症，日久还可化火耗阴，肺失滋润，以致肃降无权。

（四）肺的生理联系

1. 在志为忧，藏魄

肺在志为忧，若以七情配属五脏，则悲、忧同属于肺。悲哀和忧伤，虽属不良性情志刺激，但在一般情况下，并不都导致人体发病，只有在过度悲伤情况下，才能成为致病因素。故《素问·举痛论篇》说："悲则气消……悲则心系急，肺布叶举，而上焦不通，营卫不散，热气在中，故气消矣。"由于肺主气，所以悲忧易于伤肺。反之，在肺虚时，则人体对外来非良性刺激的耐受性就会下降，从而易于产生悲忧的情绪变化。

"魄"是与生俱来的、本能性的、较低级的神经精神活动，如新生儿啼哭、吮吸、非条件反射动作和四肢运动，以及耳听、目视、冷热痛痒等感觉。

2. 在窍为鼻

鼻的主要生理功能有两方面：一是通气功能；二是嗅觉功能，可分辨各种气味。中医学认为，鼻的通气和嗅觉功能均需依赖于肺气的作用，如《灵枢·脉度》说："肺气通于鼻，肺和则鼻能知香臭矣。"在病理情况下，肺的功能失常，可见鼻塞、流涕、喷嚏、喉痒、喉痛、音哑或失音等。

3. 在液为涕

涕，为鼻腔黏膜分泌的一种黏液，具有润泽鼻窍的功能，并能防御外邪，有利于肺的呼吸。在正常情况下，涕液可润泽鼻窍而不外流。如风寒犯肺，则鼻流清涕；风热犯肺，则鼻流黄稠涕；燥邪伤肺，则干而无涕。

4. 在体合皮

皮，指皮肤，是一身之表，具有防御外邪、调节津液代谢、调节体温和辅助呼吸的作用。肺对皮肤的作用主要有两方面：一是肺气宣发，宣散卫气于体表，以利于卫气温分肉，充皮肤，肥腠理，司开合及防御外邪的作用；二是肺气宣发，将津液和水谷精微向上向外布散于全身皮肤，使之红润光泽。

5. 其华在毛

毛，指毫毛。肺气宣发，将脾胃运化的精微物质输送到毫毛，以营养之，使其光泽黑亮。

二、中医对大肠的认识

（一）大肠的解剖形态

1. 大肠的解剖位置

大肠亦位于腹腔之中，其上段称"回肠"，下段称"广肠"，其上口在阑门处与小肠相接，其下端紧接肛门。大肠与肺有经脉相连，相互络属，故互为表里。

2. 大肠的形态结构

大肠是一个管道器官，呈回环迭积状。

（二）大肠的生理功能

1. 传导糟粕

大肠主传导是指大肠接受小肠下移的饮食残渣，使之形成粪便，经肛门排出体外的作用。大肠接受由小肠下移的饮食残渣，再吸收其中剩余的水分和养料，使之形成粪便，经肛门而排出体外，属整个消化过程的最后阶段，故有"传导之腑""传导之官"之称。所以大肠的主要功能是传导糟粕，排泄大便。大肠的传导功能，主要与胃的通降、脾之运化、肺之肃降及肾之封藏有密切关系。

大肠传导失常主要表现为大便质和量的变化和排便次数的改变。如大肠传导失常，就会出现大便秘结或泄泻。若湿热蕴结于大肠，大肠气滞，又会出现腹痛、里急后重、下痢脓血等。

2. 吸收津液

大肠接受由小肠下注的饮食物残渣和剩余水分之后，将其中的部分水液重新再吸收，使残渣糟粕形成粪便而排出体外。大肠重新吸收水分，参与调节体内水液代谢的功能，称之为"大肠主津"。

大肠这种重新吸收水分功能与体内水液代谢有关，所以大肠的病变多与津液有关。如大肠虚寒，无力吸收水分，则水谷杂下，出现肠鸣、腹痛、泄泻等症。大肠实热，消烁水分，肠液干枯，肠道失润，又会出现大便秘结不通之症。机体所需之水，绝大部分是在小肠或大肠被吸收的，故《脾胃论·大肠小肠五脏皆属于胃胃虚则俱病论》指出："大肠主津，小肠主液，大肠、小肠受胃之荣气，乃能行津液于上焦，灌溉皮肤，充实腠理。"

（三）大肠的生理特性

大肠在脏腑功能活动中，始终处于不断地承受小肠下移的饮食残渣并形成粪便而排泄糟粕，表现为积聚与输送并存，实而不能满的状态，故以降为顺，以通为用。六腑以通为用，以降为顺，尤以大肠为最。所以通降下行为大肠的重要生理特性。大肠通降失常，以糟粕内结，壅塞不通为多，故有"肠道易实"之说。

三、肺经的循行路线

（一）手太阴肺经的经脉循行

【原文】

《灵枢·经脉》：肺手太阴之脉，起于中焦，下络大肠，还循胃口，上膈属肺。从肺系，横出腋下，下循臑内，行少阴、心主之前，下肘中，循臂内上骨下廉，入寸口，上鱼，循鱼际，出大指之端。

其支者，从腕后，直出次指内廉，出其端（图3-2-1）。

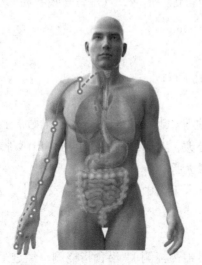

图 3-2-1　手太阴肺经经脉循行路线

【语译】

手太阴肺经，起于中焦，向下联络大肠，再返回沿胃上口，穿过横膈，入属于肺。从肺系（气管喉咙部）向外横行至腋窝下，沿上臂内侧下行，循行于手少阴与手厥阴经之前，下至肘中，沿着前臂内侧桡骨尺侧缘下行，经寸口动脉搏动处，行至大鱼际，再沿大鱼际桡侧缘循行直达拇指末端。其支脉，从手腕后分出，沿着食指桡侧直达食指末端。

本经经穴起于中府，止于少商，左右分别为中府、云门、天府、侠白、尺泽、孔最、列缺、经渠、太渊、鱼际、少商，共 11 个穴位。

本经腧穴主治喉、胸肺及经脉循行部位的病症。本经常用腧穴主要为中府、尺泽、孔最、列缺、太渊、鱼际、少商。

（二）病候

【原文】

《灵枢·经脉》：是动则病，肺胀满，膨膨而喘咳，缺盆中痛，甚则交两手而瞀，此为臂厥。

是主肺所生病者，咳，上气，喘喝，烦心，胸满，臑臂内前廉痛厥，掌中热。

气盛有余，则肩背痛，风寒汗出中风，小便数而欠；气虚则肩背痛、寒，少气不足以息，溺色变。

【语译】

本经有了异常变动就表现为下列病症：肺部胀满，膨膨气喘、咳嗽，锁骨上窝"缺盆"内（包括喉咙部分）疼痛，严重的则交捧着两手，感到胸部烦闷，视觉模糊。还可发生前臂部的气血阻逆如厥冷、麻木、疼痛等症。

本经所属腧穴能主治有关"肺"方面所发生的病症，如咳嗽，气上逆而不平，喘息气粗，心烦不安，胸部满闷，上臂、前臂的内侧前边（经脉所过处）酸痛或厥冷，或掌心发热。

本经气盛有余的实证，多见肩背疼痛，感冒风寒，自汗出，伤风，小便频数，口鼻嘘气；本经气虚不足的虚证，多见肩背疼痛怕冷，气短，呼吸急促，小便的颜色异常。

四、大肠经的循行路线

（一）手阳明大肠经的经脉循行

【原文】

《灵枢·经脉》：大肠手阳明之脉，起于大指次指之端，循指上廉，出合谷两骨之间，上入两筋之中，循臂上廉，入肘外廉，上臑外前廉，上肩，出髃骨之前廉，上出于柱骨之会上，下入缺盆，络肺，下膈，属大肠。

其支者，从缺盆上颈，贯颊，入下齿中，还出挟口，交人中，左之右，右之左，上挟鼻孔（图 3-2-2）。

【语译】

手阳明大肠经，起于食指之尖端（桡侧），沿食指桡侧，经过第 1、2 掌骨之间，上行至腕后两筋之间，沿前臂外侧前缘，至肘部外侧，再沿上臂外侧前缘上行到肩部，经肩峰前，向上循行至背部，与诸阳经交会于大椎穴，再向前行进入缺盆，络于肺，下行穿过横膈，属于大肠。其支脉，从缺盆部上行至颈部，经面颊进入下齿之中，又返回经口角到上口唇，交会于人中（水沟穴），左脉右行，右脉左行，止于对侧鼻孔旁。

本经腧穴起于商阳，止于迎香。左右分别为商阳、二间、三间、合谷、阳溪、偏历、温溜、下廉、上廉、手三里、曲池、肘髎、手五里、臂臑、肩髃、巨骨、天鼎、扶突、口禾髎、迎香，共 20 穴。

本经腧穴主要用于治疗头面五官病、热病、皮肤病、肠胃病、神志病等及经脉循行所过处的疾病。本经常用腧穴主要为商阳、合谷、手三里、曲池、臂臑、肩髃、迎香。

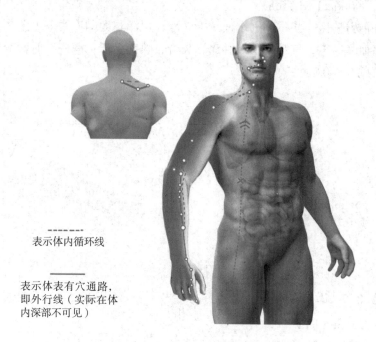

表示体内循环线

表示体表有穴通路，
即外行线（实际在体
内深部不可见）

图 3-2-2　手阳明大肠经经脉循行路线

（二）病候

【原文】

《灵枢·经脉》：是动则病，齿痛，颈肿。

是主津所生病者，目黄，口干，鼽衄，喉痹，肩前臑痛，大指次指痛不用。

气有余，则当脉所过者热肿，虚，则寒栗不复。

【语译】

本经有了异常变动就表现为下列病症：牙齿痛，颈部肿胀。

本经腧穴能主治有关"津"方面所发生的病症，眼睛昏黄，口干，鼻塞，流清涕或出血，喉咙痛，肩前、上臂部痛，大指、次指（食指）痛而不好运用。

亦治属于气盛有余的症状，如经脉经过的部分发热和肿胀；属于气虚不足的症状，如发冷、战栗而不容易回暖。

五、肺与大肠经的保健穴位

（一）手太阴肺经常用保健穴位

（1）尺泽　Chǐzé（LU5）

【定位】在肘区，肘横纹上，肱二头肌肌腱桡侧缘凹陷中（图3-2-3）。

【主治】咳喘，胸满，咯血，喉痹，潮热，舌干；吐泻；小儿惊风；肘臂挛痛。

【操作】直刺0.5~0.8寸；或点刺出血；禁直接灸。

（2）孔最　Kǒngzuì（LU6）

【定位】在前臂前区，腕掌侧远端横纹上7寸，尺泽与太渊连线上（图3-2-4）。

【主治】咯血，咳嗽，气喘，咽喉肿痛，失音，热病无汗；痔疮；肘臂挛痛。

【操作】直刺0.5~0.8寸；可灸。

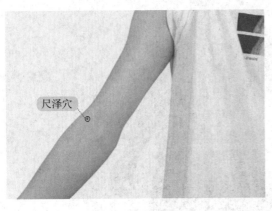

图3-2-3　尺泽穴

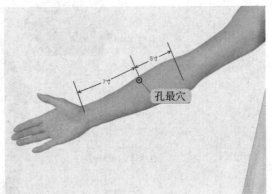

图3-2-4　孔最穴

（3）列缺　Lièquē（LU7）

【定位】在前臂，腕掌侧远端横纹上1.5寸，当肱桡肌与拇长展肌肌腱之间（图3-2-5）。

【主治】咳嗽，气喘，咽喉痛；口眼歪斜，牙痛，偏正头痛，项强；惊痫；溺血；上肢不遂。

【操作】向肘部斜刺0.2~0.3寸；可灸。

（4）太渊　Tàiyuān（LU9）

【定位】在腕前区，在腕掌侧远端横纹桡侧，桡动脉搏动处（图3-2-6）。

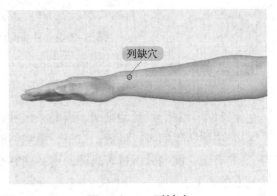

图3-2-5　列缺穴

【主治】咳喘，咳血，喉痹；无脉症；呕血，噫气；缺盆中痛，掌中热，腕痛无力。

【操作】直刺0.2~0.3寸；禁直接灸。

（5）鱼际　Yújì（LU10）

【定位】在手外侧，第1掌骨桡侧中点赤白肉际处（图3-2-7）。

【主治】咳喘，咳血，喉痹，咽干，失音，身热；小儿疳积；掌中热。

【操作】直刺 0.5~0.8 寸；可灸。

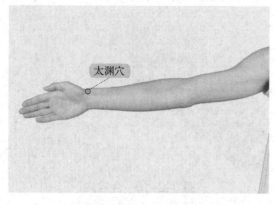

图 3-2-6 太渊穴

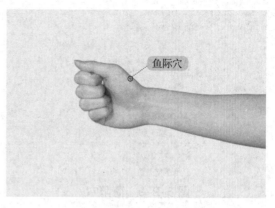

图 3-2-7 鱼际穴

（6）少商 Shàoshāng（LU11）

【定位】在手指，拇指末节桡侧，指甲根角侧上方 0.1 寸（指寸）（图 3-2-8）。

【主治】喉痹，咳嗽，气喘，鼻衄；热病，昏迷，癫狂，惊风；指痛，麻木。

【操作】浅刺 0.2~0.3 寸；或三棱针点刺出血；可灸。

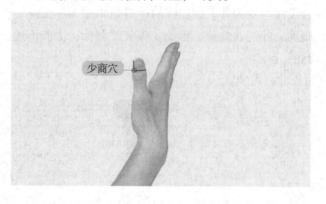

图 3-2-8 少商穴

（二）手阳明大肠经常用保健穴位

（1）商阳 Shāngyáng（LI1）

【定位】在手指，食指末节桡侧，指甲根角侧上方 0.1 寸（指寸）（图 3-2-9）。

【主治】咽喉肿痛，齿痛，耳聋；热病，昏迷；手指麻木。

【操作】浅刺 0.1~0.2 寸；或点刺出血；可灸。

（2）合谷 Hégǔ（LI4）

【定位】在手背，第 2 掌骨桡侧的中点处（图 3-2-10）。

【主治】头痛，齿痛，目赤肿痛，咽喉肿痛，鼻衄，耳聋，痄腮，牙关紧闭，口歪；恶寒发热，热病，无汗，多汗，瘾疹；腹痛，便秘；滞产，经闭；上肢疼痛，半身不遂。

【操作】直刺 0.5~1 寸；可灸，妊娠妇女慎用。

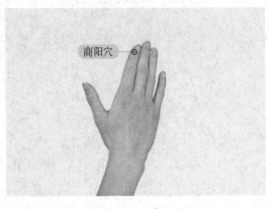

图 3-2-9　商阳穴

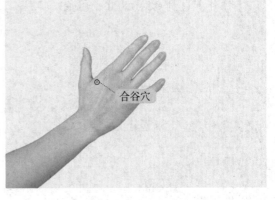

图 3-2-10　合谷穴

（3）手三里　Shǒusānlǐ（LI10）

【定位】在前臂，肘横纹下 2 寸，阳溪与曲池连线上（图 3-2-11）。

【主治】腹痛，腹泻；肩臂麻木，上肢不遂；齿痛，颊肿。

【操作】直刺 0.8~1.2 寸；可灸。

（4）曲池　Qūchí（LI11）

【定位】在肘区，尺泽与肱骨外上髁连线的中点处（图 3-2-12）。

【主治】热病；腹痛，吐泻；瘾疹，瘰疬；癫狂，善惊；上肢不遂，手臂肿痛；头痛，眩晕，咽喉肿痛，齿痛，目赤痛。

【操作】直刺 1~1.5 寸；可灸。

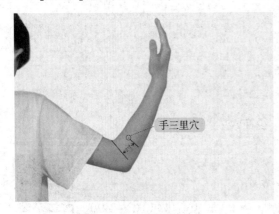

图 3-2-11　手三里穴

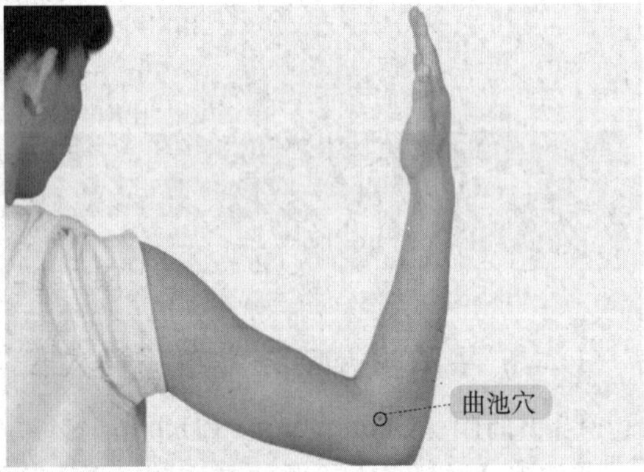

图 3-2-12　曲池穴

（5）臂臑　Bìnào（LI14）

【定位】在肩部，曲池上 7 寸，三角肌前缘处（图 3-2-13）。

【主治】瘰疬；目疾；颈项拘急，肩臂痛。

【操作】直刺或向上斜刺 0.8~1.5 寸；可灸。

（6）肩髃　Jiānyú（LI15）

【定位】在三角肌区，肩峰外侧缘前端与肱骨大结节两骨间凹陷中（图 3-2-14）。

【主治】上肢不遂，肩痛不举；瘰疬，瘾疹。

【操作】直刺或向下斜刺 0.8~1.5 寸；可灸。

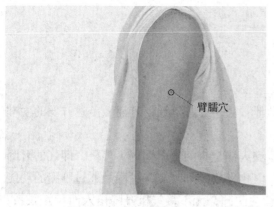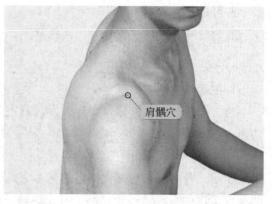

图 3-2-13　臂臑穴　　　　　　　　　　　　图 3-2-14　肩髃穴

（7）迎香　Yíngxiāng（LI20）

【定位】在面部，鼻翼外缘中点旁，鼻唇沟中（图 3-2-15）。

【主治】鼻塞，鼽衄，鼻渊；口歪，面痒；胆道蛔虫症。

【操作】斜刺或平刺，0.3~0.5 寸。

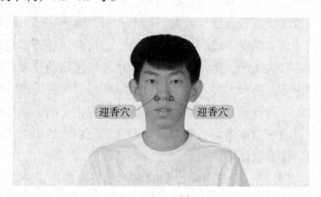

图 3-2-15　迎香穴

任务三　肝系统的经络保健

情境导入：付爷爷，65 岁，平素脾气急，和孩子生气后，出现胃中不适，大便次数多，日 3~4 次，偏稀，眠差易醒，多梦，两目迎风发酸。

请问：1. 付爷爷出现的症状主要和哪些脏腑有关？

2. 选取哪些保健的穴位来帮助付爷爷？

一、中医对肝的认识

（一）肝的解剖形态

1. 肝的解剖位置

肝位于腹部，横膈之下，右胁下而稍偏左。

2. 肝的形态结构

肝为分叶脏器，左右分叶，其色紫赤。

（二）肝的生理功能

1. 主疏泄

疏，即疏通；泄，即发泄、升发。肝主疏泄，泛指肝脏疏通、宣泄、条达升发的生理功能。

（1）调畅气机：肝主疏泄的生理功能关系到人体全身的气机调畅。气机，即气的升降出入运动，升降出入是气化作用的基本形式。气化作用的升降出入过程是通过脏腑的功能活动而实现的。人体脏腑经络、气血津液、营卫阴阳，无不赖气机升降出入而相互联系，维持其正常的生理功能。肝的疏泄功能，对全身各脏腑组织的气机升降出入之间的平衡协调，起着重要的疏通调节作用，肝的疏泄功能正常，则气机调畅，气血和调，经络通利，脏腑组织的活动也就正常协调。

（2）调节精神情志：中医学的情志，属狭义之神的范畴，包括喜、怒、忧、思、悲、恐、惊，亦称之为七情。肝通过其疏泄功能调畅气机，可调节人的精神情志活动。在正常生理情况下，肝的疏泄功能正常，肝气升发，既不亢奋，也不抑郁，疏畅条达，则人就能较好地协调自身的精神情志活动，表现为精神愉快，心情舒畅，理智清朗，思维灵敏，气和志达，血气和平。若肝失疏泄，则易于引起人的精神情志活动异常。疏泄不及，则表现为抑郁寡欢、多愁善虑等。疏泄太过，则表现为烦躁易怒、头胀头痛、面红目赤等。

（3）促进消化吸收：脾胃是人体主要的消化器官，胃主受纳，脾主运化，而肝主疏泄是保持脾胃正常消化吸收的重要条件。肝对脾胃消化吸收功能的促进作用，是通过协调脾胃的气机升降，分泌、排泄胆汁实现的。

① 协调脾胃的气机升降：胃气主降，受纳腐熟水谷以输送于脾；脾气主升，运化水谷精微以灌溉四旁。脾升胃降，构成了脾胃的消化运动。肝的疏泄功能正常，是保持脾胃升降枢纽能够协调不紊的重要条件。若肝失疏泄，犯脾克胃，必致脾胃升降失常，临床上除具肝气郁结的症状外，既可出现胃气不降的嗳气脘痞、呕恶纳减等肝胃不和症状，又可出现脾气不升的腹胀、便溏等肝脾不调症状。

② 分泌、排泄胆汁：胆附于肝，内藏胆汁，胆汁具有促进消化的作用。胆汁来源于肝，贮藏于胆，胆汁排泄到肠腔内，以助食物的消化吸收。肝的疏泄功能正常，则胆汁能正常地分泌和排泄，有助于脾胃的消化吸收功能。若肝气郁结，影响胆汁的分泌和排泄，可导致脾胃消化吸收障碍，出现胁痛、口苦、纳食不化，甚至黄疸等病症。

（4）维持气血运行：肝的疏泄能直接影响气机调畅。只有气机调畅，才能充分发挥心主血脉、肺助心行血、脾统摄血液的作用，从而保证气血的正常运行。若肝失疏泄，气机不调，必然影响气血的运行。如气机阻滞，则气滞而血瘀，可见胸胁刺痛，甚至癥积、肿块、痛经、闭经等。若气机逆乱，又可致血液不循常道而出血。

（5）调节水液代谢：水液代谢的调节主要是由肺、脾、肾等脏腑共同完成的，但与肝也有密切关系。因肝主疏泄，能调畅三焦气机，促进上、中、下三焦以及肺、脾、肾三脏调节水液代谢，即通过促进脾之运化水湿、肺之布散水津、肾之蒸化水液，以调节水液代谢。肝的疏泄正常，气机调畅，则三焦气治，水道通利，气顺则一身之津液亦随之而顺。若肝失疏泄，三焦气机阻滞，气滞则水停，从而导致痰、饮、水肿，或水臌等。

（6）调节性与生殖

① 调理冲任：妇女经、带、胎、产等特殊的生理活动，肝的作用十分重要，中医素有"女子以肝为先天"之说。肝主疏泄可调节冲任二脉的生理活动。肝的疏泄功能正常，足厥阴经之气调畅，冲任二脉得其所助，则任脉通利，太冲脉盛，月经应时而下，带下分泌正常，妊娠孕育，分娩顺利。若肝失疏泄导致冲任失调，气血不和，从而形成月经、带下、胎产之疾，以及性功能异常和不孕等。

② 调节精室：精室为男子藏精之处。男子随肾气充盛而天癸（促进性成熟并维持生殖功能的物质）至，则精气溢泻，具备了生殖能力。男性精室的开合、精液的藏泄，与肝肾的功能有关。肝之疏泄与肾之闭藏协调平衡，则精室开合适度，精液排泄有节，男子性与生殖功能正常。若肝之疏泄失常，必致开合疏泄失度。开合疏泄不及，可见性欲低下、阳痿、精少、不孕等；其太过，则性欲亢奋、阳强、梦遗等。

2. 主藏血

肝主藏血，是指肝脏具有贮藏血液、调节血量的生理功能。人体的血液由脾胃消化吸收来的水谷精微化生。血液生成后，一部分被各脏腑组织器官直接利用，另一部分则流入肝脏贮藏起来。人体各脏腑组织器官的血流量，常随人体功能状态及外环境的影响而发生改变。如体力劳动时四肢血液的分布量较多，脑力劳动时大脑的血流量增加，而在进食时则胃肠道的血流量显著增加。人体血量的这种分布，既保证了处于运动中的脏腑组织器官得到充足的血液供应，又防止处于相对抑制的脏腑器官消耗过量的血液，而肝脏在血量分配方面具有重要的调节功能。当人体某一部位活动量增加，血液需求量亦增加时，肝脏即可将贮藏的血液适时排放到相应部位，保证这些脏腑组织器官有充足的血液供应。而当人体活动量减少，血液量需求也相应减少时，一部分血液又流回肝脏，由肝来贮藏之，肝脏即通过自身的藏血功能来调节全身的血量分布。如《素问·五脏生成篇》说："故人卧血归于肝。"唐代医家王冰注释说："肝藏血，心行之，人动则血运于诸经，人静则血归于肝脏。"

由于肝具有藏血功能，故中医学称"肝为血海"。各个组织器官得到了肝血的滋养才能发挥正常的生理功能，所以《素问·五脏生成篇》说："肝受血而能视，足受血而能步，掌受血而能握，指受血而能摄。"肝藏血的功能对防止出血、制约和涵养肝阳及妇女月经的调节也有重要意义。如果肝藏血的功能失常，可产生以下病理变化：肝血虚少，则脏腑组织器官失养，血不养目可见目花、干涩、夜盲；血不养筋，可见筋脉拘急，麻木，屈伸不利甚或抽搐；血海空虚，还可见妇女月经量少，甚或经闭；肝不藏血，则可见出血，如呕血、衄血，在女子则可见月经量多或崩漏。

肝调节血量的功能，是以贮藏血液为前提的，只有充足的血量贮备，才能有效地进行调节。但是，将贮藏于肝内之血液输布于外周的作用，实际上即是肝的疏泄功能在血液运行方面的表现，所以《血证论》说："以肝属木，木气冲和调达，不致遏郁，则血脉通畅。"只有在肝气冲和调达的情况下，贮存于肝内的血液才能向外周布散。因此，肝气调节血量的功能，必须在藏血与疏泄功能之间协调平衡的情况下，正常发挥作用。如果肝气升泄太过或藏血功能减退，则可导致各种出血病症；若肝气疏泄不及，肝气郁结，则可导致气滞血瘀病症。

（三）肝的生理特性

1. 肝喜条达

条达，舒展、条畅、通达之意。在正常生理情况下，肝气升发、柔和、舒畅，既非抑郁，也不亢奋，以冲和条达为顺。如果肝气升发不及，郁结不舒，就会出现胸胁满闷、胁肋胀痛、抑郁不乐等症状。如肝气升发太过，则见急躁易怒、头晕目眩、头痛头胀等症状。

2. 肝为刚脏

肝为风木之脏，喜条达而恶抑郁，其气易逆易亢，其性刚强。刚，刚强暴急之意。肝脏具有刚强之性，其气急而动，易亢易逆，故被喻为"将军之官"。

3. 肝体阴而用阳

体指脏腑本体，用指脏腑的功能、特性。肝为藏血之脏，血属阴，故肝体为阴；肝主疏泄，性喜条达，内寄相火，主升主动，故肝用为阳。

4. 肝气与春气相应

人与天地相参，五脏与自然界四时阴阳相通应，则肝应春气。在自然界中，春季为一年之始，阳气始生，万物以荣，气候温暖多风，有利于肝气的升发、调畅。但如春季风气太盛，也可对肝产生不利影响。

（四）肝的生理联系

1. 在志为怒，藏魂

肝在志为怒，怒是人们受到外界刺激时的一种强烈的情绪反应，是一种不良的情志刺激。一方面，大怒可以伤肝，导致疏泄失常，肝气亢奋，血随气涌，可见面红目赤，心烦易怒，甚则可见吐血、衄血、猝然昏倒、不省人事。另一方面，肝失疏泄，也可致情志失常，表现为情绪不稳，心烦易怒。

"魂"指一些非本能性的心理活动，肝的藏血功能正常，则魂有所舍。若肝血不足，心血亏损，则魂不守舍，可见惊骇多梦、卧寐不安、梦游、梦呓等。

2. 在窍为目

在窍，即开窍。目，即眼睛，又称为"睛明"，为视觉器官，具有视物之功能。肝的经脉上连于目系，目的视觉功能，有赖于肝气之疏泄和肝血之荣养，故说："肝开窍于目。"若肝之阴血不足，则可见两目干涩，视物昏花或夜盲；肝火上炎，则可见两目红肿热痛；肝阴虚而阳亢，可见头目眩晕；肝风内动，则可见目睛上吊等。

不但肝开窍于目，五脏六腑之精气皆上注于目，因此，目与五脏六腑均有内在的联系，观察眼睛的变化，即可了解全身脏腑功能的盛衰。

3. 在液为泪

肝开窍于目，泪为两目分泌的液体，具有润泽和保护眼睛的功能。在正常情况下，泪液的分泌可濡润目窍不外溢，但在异物侵入目中时，泪液即可大量分泌，起到清洁眼睛和排出异物的作用。在病理情况下，可见泪液分泌异常。如肝阴血不足，则两目干涩；肝经风热，则可见两目红赤，羞光流泪；肝经湿热，可见目眵增多、迎风流泪等症。

4. 在体为筋

筋，即筋膜、肌腱。筋膜附着于骨而聚于关节，是联结关节肌肉、主司运动的组织。筋和肌肉的收缩和弛张能支配肢体、关节运动的屈伸与转侧。筋膜有赖于肝血的充分滋养，才能强健有力，活动自如。如果肝血虚少，血不养筋，可见肢体麻木，屈伸不利，甚则拘挛震颤；若热邪侵袭人体，燔灼肝经，劫夺肝阴，筋膜失养，则可见四肢抽搐、颈项强直、角弓反张等动风之象。

5. 其华在爪

爪，即爪甲，包括指甲和趾甲。中医认为，爪乃筋之延伸到体外的部分，故称"爪为筋之余"。爪甲的荣枯，可反映肝血的盛衰。肝血充足，爪甲坚韧明亮，红润光泽，若肝阴血不足，爪甲失养，则爪甲脆薄，颜色枯槁，甚则变形脆裂。

二、中医对胆的认识

（一）胆的解剖形态

1. 胆的解剖位置

胆与肝相连，附于肝之短叶间，肝与胆又有经脉相互络属。

2. 胆的形态结构

胆是中空的囊状器官，胆内贮藏的胆汁，是一种精纯、清净、味苦而呈黄绿色的精汁。

胆的解剖形态与其他的腑相类，故为六腑之一。胆贮藏精汁，又与五脏"藏精气"作用相似，所以胆又属于奇恒之腑之一。

（二）胆的生理功能

1. 贮藏和排泄胆汁

胆汁由肝脏形成和分泌，然后进入胆腑贮藏、浓缩之。贮藏于胆腑的胆汁，在肝疏泄作用下，注入肠中，以促进饮食物消化。若肝胆功能失常，胆汁分泌与排泄受阻，就会影响脾胃的消化功能，出现厌食、腹胀、腹泻等消化不良症状。若湿热蕴结肝胆，以致肝失疏泄，胆汁外溢，浸渍肌肤，发为黄疸，以目黄、身黄、小便黄为特征。胆气以下降为顺，若胆气不利，气机上逆，则可出现口苦、呕吐黄绿苦水等。

2. 主决断

胆主决断指胆在精神意识思维活动过程中，具有判断事物、做出决定的作用。胆主决断对于防御和消除某些精神刺激（如大惊大恐）的不良影响，以维持和控制气血的正常运行，确保脏器之间的协调关系有着重要的作用。精神心理活动与胆之决断功能有关，胆能助肝之疏泄以调畅情志。肝胆相济，则情志和调稳定。胆气豪壮者，剧烈的精神刺激对其所造成的影响不大，且恢复也较快。所以说，气以胆壮，邪不可干。胆气虚弱的人，在受到精神刺激的不良影响时，则易于形成疾病，表现为胆怯易惊、善恐、失眠、多梦等精神情志病变，常可从胆论治而获效。

3. 调节脏腑气机

胆合于肝，助肝之疏泄，以调畅气机，则内而脏腑，外而肌肉，升降出入，纵横往来，并行不悖，从而维持脏腑之间的协调平衡。胆的功能正常，则诸脏易安。

（三）胆的生理特性

1. 胆气主升

胆气主升，实为胆的升发条达之性，与肝喜条达而恶抑郁同义。胆气升发条达，如春气之升，则脏腑之气机调畅。胆气升发疏泄正常，则脏腑之气机升降出入正常，从而维持各个脏腑的生理功能。

2. 性喜宁谧

宁谧，清宁寂静之谓。胆为清净之府，喜宁谧而恶烦扰。宁谧而无邪扰，胆气不刚不柔，禀少阳温和之气，则得中正之职，而胆汁疏泄以时，临事自有决断。邪在胆，或热，或湿，或痰，或郁之扰，胆失清宁而不谧，失其少阳柔和之性而壅郁，则呕苦、虚烦、惊悸、不寐，甚则善恐，如人将捕之状。

三、肝经的循行路线

（一）足厥阴肝经的经脉循行

【原文】

《灵枢·经脉》：肝足厥阴之脉，起于大趾丛毛之际，上循足跗上廉，去内踝一寸，上踝八寸，交出太阴之后，上腘内廉，循股阴，入毛中，环阴器，抵小腹，挟胃，属肝，络胆，上贯膈，布胁肋，循喉咙之后，上入颃颡，连目系，上出额，与督脉会于巅。

其支者，从目系下颊里，环唇内。

其支者，复从肝别贯膈，上注肺（图3-3-1）。

【语译】

足厥阴肝经，起于足大趾背毫毛部，沿足背经内踝前上行，至内踝上8寸处交于足太阴经之后，上经腘窝内缘，沿大腿内侧，上入阴毛中，环绕阴器；再上行抵达小腹，夹胃，属于肝，络于胆；再上行通过横膈，分布于胁肋部；继续上行经喉咙的后面，上入鼻咽部，连目系，上出额部，与督脉在巅顶部相会。其支脉，从目系下循面颊，环绕唇内。另一支脉，从肝部分出，穿过横膈，注于肺。

本经经穴起于大敦，止于期门，左右分别为大敦、行间、太冲、中封、蠡沟、中都、膝关、曲泉、阴包、足五里、阴廉、急脉、章门、期门，共14穴。

本经腧穴主治肝胆脾胃疾病、少腹前阴疾病、妇科疾病、神志疾病以及经脉循行部位的其他病症。本经常用腧穴主要有大敦、行间、太冲、蠡沟、曲泉、章门、期门。

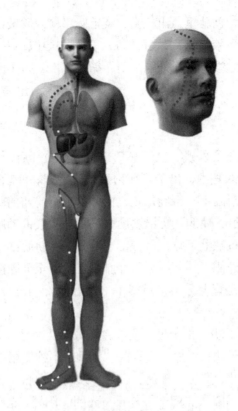

图 3-3-1　足厥阴肝经经脉循行路线

（二）病候

【原文】

《灵枢·经脉》：是动则病，腰痛不可以俯仰，丈夫㿉疝，妇人少腹肿，甚则嗌干，面尘脱色。

是肝所生病者，胸满，呕逆，飧泄，狐疝，遗溺，闭癃。

【语译】

本经有了异常变动就表现为下列的病症：腰痛不能前俯后仰，男人可出现小肠疝气，女人可出现小腹部肿胀，严重的则咽喉干，面部像有灰尘，脱了血色。

本经所属腧穴能主治有关肝方面所发生的病症，如胸满，呕逆，大便稀薄，完谷不化，阴囊疝气时上时下，遗尿，小便闭涩不利。

四、胆经的循行路线

（一）足少阳胆经的经脉循行

【原文】

《灵枢·经脉》：胆足少阳之脉，起于目锐眦，上抵头角，下耳后，循颈，行手少阳之前，至肩上，却交出手少阳之后，入缺盆。

其支者，从耳后入耳中，出走耳前，至目锐眦后。

其支者，别锐眦，下大迎，合于手少阳，抵于頔，下加颊车，下颈，合缺盆以下胸中，贯膈，络肝属胆，循胁里，出气街，绕毛际，横入髀厌中。

其直者，从缺盆下腋，循胸，过季胁，下合髀厌中，以下循髀阳，出膝外廉，下外辅骨之前，直下抵绝骨之端，下出外踝之前，循足跗上，入小趾次趾之间。

其支者，别跗上，入大趾之间，循大趾歧骨内，出其端，还贯爪甲，出三毛（图3-3-2）。

【语译】

足少阳胆经，起于目外眦，上行额角部，下行至耳后，沿颈项部至肩上，下入缺盆。耳部分支，从耳后进入耳中，出走耳前到目外眦后方。外眦部支脉，从目外眦下走大迎，会合于手少阳经到达目眶下，行经颊车，由颈部下行，与前脉在缺盆部会合，再向下进入胸中，穿过横膈，络肝，属胆，再沿胁肋内下行至腹股沟动脉部，绕外阴部毛际横行入髋关节部。其直行经脉从缺盆下行，经腋部、侧胸部、胁肋部，再下行与前脉会合于髋关节部，再向下沿着大腿外侧、膝外缘下行经腓骨之前，至外踝前，沿足背部，进入第4趾外侧。足背部分支，从足背上分出，沿第1、2跖骨间，出于大趾端，回转通过爪甲，出趾背毫毛部。

本经经穴起于瞳子髎，止于足窍阴，左右分别为瞳子髎、听会、上关、颔厌、悬颅、悬厘、曲鬓、率谷、天冲、浮白、头窍阴、完骨、本神、阳白、头临泣、目窗、正营、承灵、脑空、风池、肩井、渊腋、辄筋、日月、京门、带脉、五枢、维道、居髎、环跳、风市、中渎、膝阳关、阳陵泉、阳交、外丘、光明、阳辅、悬钟、丘墟、足临泣、地五会、侠溪、足窍阴，共44穴。

本经腧穴主要治疗头面五官疾病、神志病、肝胆疾病及经脉循行部位的其他病症。本经常用腧穴主要为听会、率谷、阳白、风池、肩井、带脉、环跳、风市、阳陵泉、光明、悬钟、侠溪。

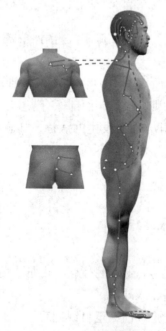

图 3-3-2　足少阳胆经经脉循行路线

（二）病候

【原文】

《灵枢·经脉》：是动则病，口苦，善太息，心胁痛，不能转侧，甚则面微有尘，体无膏泽，足外反热，是为阳厥。

是主骨所生病者，头痛，颔痛，目锐眦痛，缺盆中肿痛，腋下肿，马刀侠瘿，汗出振寒，疟，胸胁、肋、髀、膝外至胫、绝骨、外踝前，及诸节皆痛，小趾次趾不用。

【语译】

本经有了异常变动就表现为下列的病症：嘴里发苦，好叹气，胸胁痛不能转侧，甚则面孔像蒙着微薄的灰尘，身体没有脂润光泽，小腿外侧热，还可发为足少阳部分的气血阻逆，如厥冷、麻木、酸痛等症。

本经所属腧穴能主治有关"骨"方面所发生的病症，如头痛，颔痛，眼睛外眦痛，缺盆（锁骨上窝）中肿痛，腋下肿，如"马刀侠瘿"等症，自汗出，战栗发冷，疟疾；胸部、胁肋、大腿及膝部外侧以至小腿腓骨下段"绝骨"、外踝的前面，以及各骨节酸痛，小趾、次趾（足无名趾）不好运用。

五、肝与胆经的保健穴位

（一）足厥阴肝经常用保健穴位

（1）大敦　Dàdūn（LR1）

【定位】在大趾末节外侧，距趾甲根角 0.1 寸（指寸）（图 3-3-3）。

【主治】疝气，少腹痛；遗尿，癃闭，五淋，尿血；月经不调，崩漏，阴缩，阴中痛，阴挺；癫痫。

【操作】浅刺 0.1~0.2 寸；或点刺出血；可灸。

（2）行间　Xíngjiān（LR2）

【定位】在足背，当第 1、2 趾间，趾蹼后方赤白肉际处（图 3-3-4）。

【主治】中风，癫痫，头痛，目眩，目赤肿痛，青盲，口歪；月经不调，痛经，闭经，崩漏，带下，疝气，遗尿，癃闭；胁肋疼痛。

【操作】直刺 0.5~0.8 寸；可灸。

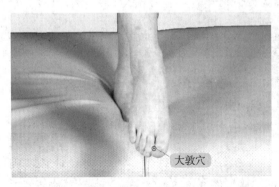

图 3-3-3　大敦穴

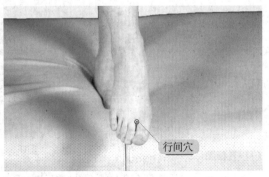

图 3-3-4　行间穴

（3）太冲 Tàichōng（LR3）

【定位】在足背，第1、2跖间，跖骨底结合部前方凹陷中，或触及动脉搏动（图3-3-5）。

【主治】头痛，眩晕，耳鸣，目赤肿痛，口歪，咽痛；中风，癫狂，小儿惊风；黄疸，胁痛，腹胀，呃逆；月经不调，痛经，经闭，崩漏，带下；癃闭，遗尿，疝气；下肢痿痹，足跗肿痛。

【操作】平刺0.5~0.8寸。

（4）章门 Zhāngmén（LR13）

【定位】在侧腹部，在第11肋游离端的下际（图3-3-6）。

【主治】腹痛，腹胀，肠鸣，腹泻，呕吐；胁痛，黄疸，痞块；腰脊痛。

【操作】直刺0.5~0.8寸；不宜深刺，以免伤及内脏；可灸。

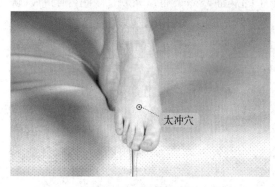

图3-3-5 太冲穴　　　　　　　　图3-3-6 章门穴

（5）期门 Qīmén（LR14）

【定位】在胸部，第6肋间隙，前正中线旁开4寸（图3-3-7）。

【主治】胸胁胀痛，呕吐，吞酸，呃逆，腹胀，腹泻；奔豚气；乳痈。

【操作】斜刺或平刺0.5~0.8寸；不宜深刺，以免伤及内脏；可灸。

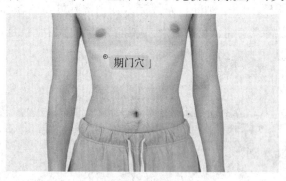

图3-3-7 期门穴

（二）足少阳胆经常用保健穴位

（1）听会 Tīnghuì（GB2）

【定位】耳屏间切迹与下颌骨髁突之间的凹陷中（图3-3-8）。

【主治】耳聋，耳鸣，聤耳；齿痛；口眼歪斜，面痛。

【操作】直刺 0.5~0.8 寸；可灸。

（2）率谷 Shuàigǔ（GB8）

【定位】在头部，当耳尖直上入发际 1.5 寸（图 3-3-9）。

【主治】偏正头痛，眩晕；呕吐；小儿惊风。

【操作】平刺 0.5~1 寸；可灸。

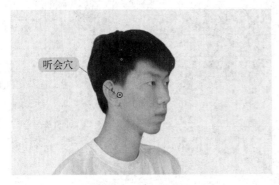

图 3-3-8 听会穴

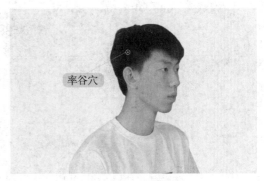

图 3-3-9 率谷穴

（3）阳白 Yángbái（GB14）

【定位】在前额部，眉上 1 寸，瞳孔直上（图 3-3-10）。

【主治】头痛，眩晕；目眩，目痛，雀目，眼睑瞤动，面瘫。

【操作】平刺 0.5~0.8 寸；可灸。

（4）风池 Fēngchí（GB20）

【定位】在颈后区，枕骨之下，胸锁乳突肌上端与斜方肌上端之间的凹陷中（图 3-3-11）。

【主治】头痛，耳鸣，耳聋，目赤痛，目不明，夜盲，迎风流泪，鼻渊，鼻衄，鼻塞，口眼歪斜，牙痛，喉痹；伤风，热病；中风，眩晕，头摇震颤；失眠，健忘；颈项强痛，半身不遂，肩痛不举。

【操作】向鼻尖或对侧眼睛方向斜刺 0.8~1.2 寸；针刺不宜过深，以免刺伤椎动脉及延髓；可灸。

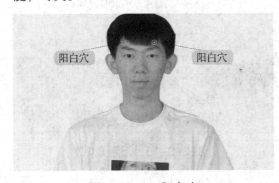

图 3-3-10 阳白穴

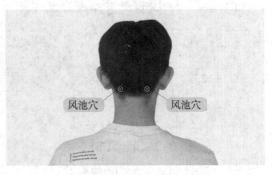

图 3-3-11 风池穴

（5）肩井 Jiānjǐng（GB21）

【定位】在肩胛区，第 7 颈椎棘突与肩峰最外侧点连线的中点（图 3-3-12）。

【主治】肩背痹痛，颈项强痛，手臂不举；乳痈，乳汁不下，难产；瘰疬。

【操作】直刺 0.5~0.8 寸，深部正当肺尖，不可深刺；孕妇禁刺；可灸。

（6）带脉　Dàimài（GB26）

【定位】在侧腹部，当第 11 肋骨游离端垂线与脐水平线的交点上（图 3-3-13）。

【主治】小腹疼痛，赤白带下，月经不调，阴挺；腰肋痛；疝气。

【操作】直刺 0.5~0.8 寸；可灸。

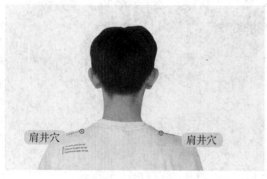

图 3-3-12　肩井穴

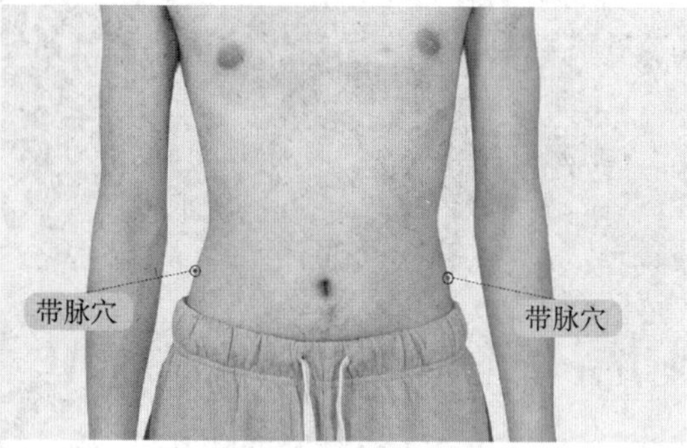

图 3-3-13　带脉穴

（7）风市　Fēngshì（GB31）

【定位】在股部，直立垂手，掌心贴于大腿时，中指尖所指凹陷中，髂胫束后缘（图 3-3-14）。

【主治】半身不遂，下肢痿痹；遍身瘙痒，脚气；暴聋。

【操作】直刺 1~1.5 寸；可灸。

（8）阳陵泉　Yánglíngquán（GB34）

【定位】在小腿外侧，当腓骨头前下方凹陷处（图 3-3-15）。

【主治】胸胁胀痛，呕吐，口苦，善太息，黄疸；半身不遂，下肢痿痹，膝髌肿痛，肩痛，颈项痛；小儿惊风，破伤风。

【操作】直刺或斜向下刺 1~1.5 寸；可灸。

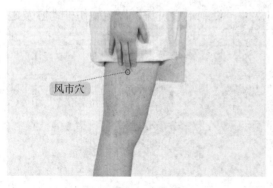

图 3-3-14　风市穴

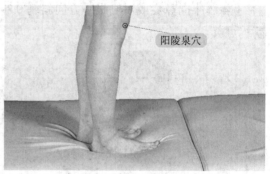

图 3-3-15　阳陵泉穴

（9）光明　Guāngmíng（GB37）

【定位】在小腿外侧，当外踝尖上 5 寸，腓骨前缘（图 3-3-16）。

【主治】目视不明，目痒，目痛，夜盲；乳胀痛；下肢痿痹。

【操作】直刺 0.5~0.8 寸；可灸。

（10）悬钟　Xuánzhōng（GB39）

【定位】在小腿外侧，外踝尖上3寸，腓骨前缘（图3-3-17）。

【主治】颈项强痛，落枕，胸胁满痛；半身不遂，下肢痹痛。

【操作】直刺0.5~0.8寸；可灸。

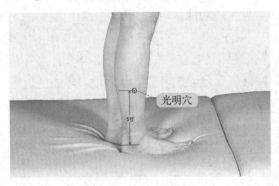
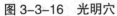

图 3-3-16 光明穴

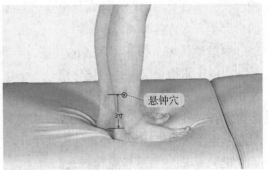

图 3-3-17 悬钟穴

任务四 脾系统的经络保健

情境导入：苏先生，42岁，平素脾气急，心烦，眠差，易醒，因腹痛，嗳气、胃胀，大便不成形，伴有黏液，次数多，去医院做肠镜检查，报告显示结肠多发气囊肿，病理显示中度结肠炎，在结肠中可见多个大小不一的囊泡。

请问：1.苏先生的症状和哪些脏腑的功能异常有关？

2.可以选择哪些保健穴位来帮助苏先生？

一、中医对脾的认识

（一）脾的解剖形态

1.脾的解剖位置

脾位于腹腔上部，膈膜以下，在左季胁的深部，附于胃的背侧左上方。

2.脾的形态结构

脾形如刀镰，扁平、椭圆、弯曲，色紫赤。

从脾的解剖位置和形态结构来看，脏象学说中的"脾"作为解剖学单位，就是西医解剖学中的脾和胰，但其生理功能又远非脾和胰所能囊括。

（二）脾的生理功能

1.主运化

运指转运输送，化即消化吸收。脾主运化是对脾将水谷化为精微，以及将精微物质转输至全身各脏腑组织功能的高度概括。包括运化水谷和运化水液两个方面。

（1）运化水谷：水谷，泛指各种饮食物。运化水谷，指脾对饮食物的消化、吸收、布散、转化等作用，即对饮食物的消化吸收、精微物质的转运输布及其转化为气血津液等一系列生命过程。人体必须依赖脾的运化，才能把饮食水谷转化成可以被人体利用的精微物质。同样，亦要靠脾的转输，才能将这些精微物质输送到各脏腑组织器官，使其发挥正常的生理功能。如《素问·经脉别论篇》说："食气入胃，散精于肝……浊气归心，淫精于脉……饮入于胃，游溢精气，上输于脾，脾气散精，上归于肺。"说明饮食物中营养物质的吸收，全赖脾的转输才能布达全身，而脾的这种生理功能，也是《素问·厥论篇》所说的"脾主为胃行其津液者也"。

中医学认为，脾运化水谷的功能，全赖于脾气，只有在脾气强健的情况下，水谷精微才得以正常消化吸收，为化生精、气、血、津液提供足够的养料，从而使人体脏腑、经络、四肢百骸，以及皮毛筋肉等得到充分的营养，以维持正常的生理功能。若脾气虚损，运化水谷功能减退，则机体消化吸收功能失常，可出现腹胀、便溏、食欲不振，甚则面黄肌瘦、倦怠乏力等病变，还可因气血生化不足、正气虚损而变生他病。如《脾胃论·脾胃盛衰论》所说："百病皆由脾胃衰而生也。"

由于人出生后，全赖于脾胃运化的水谷精微以化生气血来维持生命活动，所以中医有"脾胃为后天之本""气血生化之源"之说。

（2）运化水湿：指脾对水液的吸收、转输和布散功能，是脾主运化的重要组成部分。

脾运化水液的功能包括两个方面：一是摄入到人体内的水液，需经过脾的运化转输，气化成津液，通过心肺而到达周身脏腑组织器官，发挥其濡养、滋润作用；二是代谢后的水液及某些废物，亦要经过脾转输至肺、肾，通过肺、肾的气化作用，化为汗、尿等排出体外，以维持人体水液代谢的协调平衡。

由于脾位于人体中焦，故在水液代谢中起着重要的枢纽作用。只有脾气强健，运化水液的功能才能正常发挥，方能防止水液在体内不正常地停滞，防止湿、痰、饮等病理产物的产生。如果脾气虚，运化水液功能减退，则水液代谢障碍，多余的水液停滞于局部，即可产生痰饮、湿浊水肿等病变。由于很多水湿停聚的病变均为脾的功能失常引起，故《素问·至真要大论篇》说："诸湿肿满，皆属于脾。"这就是脾生湿、脾为生痰之源和脾虚水肿的发生机制。

2. 主生血、统血

脾主生血，指脾有生血的功能。统血，统是统摄、控制的意思。脾主统血，指脾具有统摄血液，使之在经脉中运行而不溢于脉外的功能。

（1）脾主生血：脾为后天之本，气血生化之源，脾运化的水谷精微是生成血液的主要物质基础。脾运化的水谷精微，经过气化作用生成血液，脾气健运，化源充足，气血旺盛则血液充足，若脾失健运，生血物质缺乏，则血液亏虚，出现头晕眼花，面、唇、舌、爪甲淡白等血虚证表现。

（2）脾主统血：脾主统血是指脾气能够统摄周身血液，使之正常运行而不致溢于血脉之外。脾统血的作用是通过气摄血作用来实现的。脾为气血生化之源，气为血帅，血随气行。脾的运化功能健旺，则气血充盈，气能摄血；气旺则固摄作用亦强，血液也不会溢出脉外而发生出血现象。反之，脾的运化功能减退，化源不足，则气血虚亏，气虚则统摄无权，血离脉道，从而导致出血。因此，脾主统血实际上是气对血作用的具体体现。脾失健运，阳气虚衰，不能统摄血液，血不归经而导致出血者称为脾不统血，临床上表现为皮下出血、便血、尿血、崩漏等，尤以下部出血多见。

3. 主升清

升，即上升，清，指清阳，为轻清的精微物质。脾主升清，是指脾气具有把轻清的精微物质上输于头目、心、肺及维持人体脏器位置恒定的生理功能。脾的功能特点以上升为主，故将之称为"脾气主升"，而上升的主要是精微物质，所以说"脾主升清"。

脾主升清的功能主要体现在以下两个方面：一是将精微上输心、肺、头目。脾主升清可将精微上输于头目、心肺，以滋养清窍，并通过心肺的作用化生气血，以营养周身。如果因某种原因导致脾不升清，则清窍失于水谷精微的滋养，可见面色无华、头目眩晕；清阳不升，水谷并走大肠，则可见腹胀、泄泻等症，故《素问·阴阳应象大论篇》说："清气在下，则生飧泄。"二是维持内脏位置的相对恒定。脾气上升还可以对内脏起升托作用，使其恒定在相应位置。这是因为人体内脏位置的恒定需要筋肉的牵拉和固定，而这些筋肉需赖脾运化的水谷精微的充养才能强健有力。如果脾气虚损，不能升清，反而下陷，即脾的升托作用减退，导致内脏下垂，如胃下垂、肾下垂、子宫脱垂、直肠脱垂等，中医学称之为"中气下陷证"。

（三）脾的生理特性

1. 脾宜升则健

升，有升浮向上之意。人体五脏气机各有升降，心肺在上，在上者，其气机宜降；肝肾在下，在下者，其气机宜升；脾胃居中，脾气宜升，胃气宜降，为气机上下升降之枢纽。五脏之气机升降相互为用，相互制约，维持人体气机升降出入的整体协调。脾气主升，是指脾的气机运动特点是以上升为主。脾气健旺则运化水谷精微的功能正常，脾能升清，气血生化有源，所以，《临证指南医案》卷二说："脾宜升则健。"

2. 脾喜燥恶湿

脾胃在五行中属土，但按阴阳学说来分类，脾为阴土，胃为阳土，脾为太阴湿土之脏，胃为阳明燥土之腑，脾喜燥恶湿，胃喜润恶燥。脾主运化水湿，以调节体内水液代谢的平衡。脾虚不运则最易生湿，而湿邪过多又最易困脾，如《临证指南医案》说："湿喜归脾者，与其同气相感故也。"故称脾"喜燥恶湿"。燥代表脾主运化水液正常，人体内没有多余水液停积的生理状态，而湿则反映脾运化水液功能失常，水湿停聚于内的病理状态。

3. 脾之气与长夏相应

长夏，即农历六月，相当于"夏三月"的最后一月。中医学认为，五脏与自然界四时阴阳相通应。脾为太阴湿土之脏，而长夏之气以湿为主，为土气所化，与人体脾土之气相通，故脾气应于长夏。长夏之季，天阳下迫，地气上蒸，湿为热蒸，则酝酿生化，故春生夏长，秋收冬藏，皆以长夏之化为中心。四时若无长夏之化，则草木虽繁茂而果实不成，秋既无收，冬亦无藏。人体若无脾土生化之功，则虽饮食日进，而气血不化，四脏皆失滋养。但长夏之湿虽主生化，而湿之太过，反困其脾，导致运化失常，故至夏秋之交，脾弱者易为湿伤，诸多湿病亦由此而起，长夏季节用药，往往可加入藿香、佩兰等芳香醒脾燥湿之品。

（四）脾的生理联系

1. 在志为思，藏意

思为思考、思虑之义，正常思考问题对机体的生理活动并无不良影响，但思虑过度就能影响机体的正常生理活动，其中最主要的是影响气的正常运行，导致气滞与气结。因此，思虑过度，影响脾的运化功能，导致脾胃呆滞，运化失常，消化吸收功能障碍，而出现脘腹胀闷、食欲不振、头目眩晕等症，即所谓"思则气结"。

意，是精神活动的一种表现形式，主要是指意识、回忆或未成定见的思维，脾藏意就是体现了脾主运化水谷，化生营气，以营养意的生理，即"脾藏营，营舍意"。意为脾所主，因此脾气盛衰直接影响意的活动正常与否，脾虚易引起健忘、注意力不集中、思维不敏捷及智力下降。

2. 在窍为口

口，为消化道的最上端，其生理功能是摄纳水谷，辨五味，泌津液，磨谷食，并参与言语活动。只有脾气强健，则饮食、口味才能正常，正如《灵枢·脉度》说："脾气通于口，脾和则口能知五谷矣。"如果脾失健运，不仅可见食欲不振，还可见到口味异常，如口淡无味、口腻、口甜等。

3. 在液为涎

涎为口津，是口腔中分泌的唾液中较清稀的部分，有保护口腔黏膜、润泽口腔的作用，在进食时分泌较多，有助于食物的吞咽和帮助消化。脾胃不和，往往导致涎液分泌急剧增加，从而发生口涎自出等现象。

4. 在体合肉

人体的四肢、肌肉，均需要脾胃运化的水谷精微充养。只有脾气健运，气血生化有源，周身肌肉才能得到水谷精微的充养，从而保持肌肉丰满，健壮有力。若脾失健运，气血化源不足，肌肉失养，则可致肌肉瘦削无力，甚至痿软不用。

5. 其华在唇

口唇的色泽与全身的气血是否充盈有关。由于脾胃为气血生化之源，口唇的色泽是否红润不但能反映全身的气血状况，也是脾胃运化水谷精微功能状态的反应。如脾失健运，气血生化乏源，则可见口唇色淡无华，甚则萎黄不泽。

二、中医对胃的认识

（一）胃的解剖形态

1. 胃的解剖位置

胃位于膈下，腹腔上部，上接食管，下通小肠。胃腔称为胃脘，分上、中、下三部：胃的上部为上脘，包括贲门；下部为下脘，包括幽门；上、下脘之间为中脘。贲门上接食管，幽门下接小肠，为饮食物出入胃腑的通道。

2. 胃的形态结构

胃的外形为屈曲状，有大弯、小弯。

（二）胃的生理功能

1. 主受纳水谷

受纳是接受和容纳之意。胃主受纳是指胃接受和容纳水谷的作用。饮食入口，经过食管，容纳并暂存于胃腑，故胃又有"太仓""水谷之海"之称。人体的各项生命活动都需要依赖饮食物的营养。

胃主受纳功能是胃主腐熟功能的基础，也是整个消化功能的基础。若胃有病变，就会影响胃的受纳功能，而出现纳呆、厌食、胃脘胀闷等症状。胃主受纳功能的强弱，取决于胃气的盛衰，反映在能食与不能食。能食，则胃的受纳功能强；不能食，则胃的受纳功能弱。

2. 主腐熟水谷

腐熟是饮食物经过胃的初步消化，形成食糜的过程。胃接受由口摄入的饮食物并使其在胃中短暂停留，进行初步消化，依靠胃的腐熟作用，将水谷变成食糜。

胃主受纳和腐熟水谷的功能，必须和脾的运化功能相配合，才能顺利完成，使水谷化为精微，以化生气血津液，供养全身，故脾胃合称为"后天之本""气血生化之源"。

（三）胃的生理特性

1. 胃主通降

胃主通降与脾主升清相对。胃主通降是指胃腑的气机宜通畅、下降的特性。饮食物入胃，经过胃的腐熟，初步进行消化之后，必须下行入小肠，再经过小肠的分清泌浊，其浊者下移于大肠，然后变为大便排出体外，从而保证了胃肠虚实更替的状态。脾宜升则健，胃宜降则和，脾升胃降，彼此协调，共同完成对饮食物的消化吸收。

胃之通降是受纳的前提条件，若胃失通降可出现纳呆脘闷、胃脘胀满或疼痛、大便秘结等胃失和降之症，或恶心、呕吐、呃逆、嗳气等胃气上逆之候。脾胃居中，为人体气机升降的枢纽，胃气不降，不仅直接导致中焦不和，影响六腑通降，甚至影响全身气机升降，出现各种病理变化。

2. 喜润恶燥

喜润意为喜水之润；恶燥，恶其太过之谓。胃之受纳腐熟，不仅赖胃阳蒸化，更需胃液濡润。胃中津液充足，方能消化水谷，维持其通降下行之性。

三、脾经的循行路线

（一）足太阴脾经的经脉循行

【原文】

《灵枢·经脉》：脾足太阴之脉，起于大趾之端，循趾内侧白肉际，过核骨后，上内踝前廉，上踹内，循胫骨后，交出厥阴之前，上膝股内前廉，入腹，属脾，络胃，上膈，挟咽，连舌本，散舌下。

其支者，复从胃，别上膈，注心中（脾之大络，名曰大包，出渊腋下三寸，布胸胁）（图3-4-1）。

【语译】

足太阴脾经，起于足大趾末端，沿着大趾内侧赤白肉际，经过大趾本节后的第 1 跖趾关节后面，上行至内踝前面，再沿小腿内侧胫骨后缘上行，至内踝上 8 寸处交于足厥阴经之前，再沿膝股部内侧前缘上行，进入腹部，属脾，联络胃；再经过横膈上行，夹咽部两旁，连系舌根，分散于舌下。其支脉，从胃上膈，注心中。

本经经穴起于隐白，止于大包，左右分别为隐白、大都、太白、公孙、商丘、三阴交、漏谷、地机、阴陵泉、血海、箕门、冲门、府舍、腹结、大横、腹哀、食窦、天溪、胸乡、周荣、大包，共 21 穴。

本经腧穴主要用于治疗脾胃病、泌尿生殖系统疾病、神志疾病及经脉循行所过处病症。本经常用腧穴主要为隐白、公孙、三阴交、地机、阴陵泉、血海、大包。

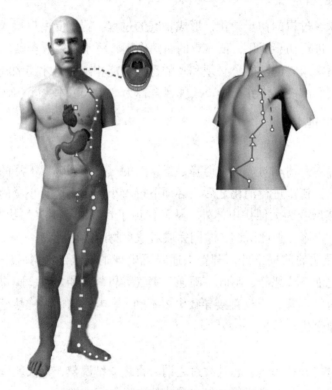

图 3-4-1　足太阴脾经经脉循行路线

（二）病候

【原文】

《灵枢·经脉》：是动则病，舌本强，食则呕，胃脘痛，腹胀善噫，得后与气，则快然如衰，身体皆重。

是主脾所生病者，舌本痛，体不能动摇，食不下，烦心，心下急痛，溏瘕泄，水闭，黄疸，不能卧，强立股膝内肿厥，足大趾不用（脾之大络……实则身尽痛，虚则百节皆纵）。

【语译】

本经有了异常变动就表现为下列的病症：舌根部发硬，食入即呕，胃脘痛，腹胀，嗳气，大便或放屁后感到轻松，全身感到沉重无力。

本经所属腧穴能主治有关"脾"方面所发生的病症，舌根部痛，身体不能活动，吃不下，心胸烦闷，心窝下急痛，大便溏，腹有痞块，泄利，或小便不通，黄疸，不能安睡，勉强站立，大腿和小腿内侧肿、厥冷，足大趾不能运用。

四、胃经的循行路线

（一）足阳明胃经的经脉循行

【原文】

《灵枢·经脉》：胃足阳明之脉，起于鼻之交频中，旁约太阳之脉，下循鼻外，入上齿中，还出挟口，环唇，下交承浆，却循颐后下廉，出大迎，循颊车，上耳前，过客主人，循发际，至额颅。

其支者，从大迎前下人迎，循喉咙，入缺盆，下膈，属胃，络脾。

其直者，从缺盆下乳内廉，下挟脐，入气街中。

其支者，起于胃口，下循腹里，下至气街中而合，以下髀关，抵伏兔，下膝膑中，下循胫外廉，下足跗，入中趾内间。

其支者，下廉三寸而别，下入中趾外间。

其支者，别跗上，入大趾间，出其端（图3-4-2）。

【语译】

足阳明胃经，起于鼻旁，上行鼻根，与足太阳经脉相汇合，再沿鼻的外侧下行，入上齿龈中，返回环绕口唇，入下唇交会于承浆穴；再向后沿下颌下缘，至大迎穴处，再沿下颌角至颊车穴，上行到耳前，过足少阳经的上关穴处，沿发际至额颅部。其支脉，从大迎前下走人迎穴，沿喉咙入缺盆，下横膈，入属于胃，联络于脾。其直行的经脉，从缺盆沿乳房内侧下行，经脐旁到下腹部的气冲部；一支脉从胃口分出，沿腹内下行，至气冲部与直行经脉相汇合。由此经髀关、伏兔穴下行，至膝关节中。再沿胫骨外侧前缘下行，经足背到第2足趾外侧端（厉兑穴）；一支脉从膝下3寸处分出，下行到中趾外侧端；一支脉从足背分出，沿足大趾内侧直行到末端。

本经经穴起于承泣，止于厉兑，左右分别为承泣、四白、巨髎、地仓、大迎、颊车、下关、头维、人迎、水突、气舍、缺盆、气户、库房、屋翳、膺窗、乳中、乳根、不容、承满、梁门、关门、太乙、滑肉门、天枢、外陵、大巨、水道、归来、气冲、髀关、伏兔、阴市、梁丘、犊鼻、足三里、上巨虚、条口、下巨虚、丰隆、解溪、冲阳、陷谷、内庭、厉兑，共45个穴位。

本经腧穴主要用于治疗胃肠病、头面五官病、神志病、热病及经脉循行所过处病症。本经常用腧穴主要为四白、地仓、颊车、头维、天枢、梁丘、足三里、上巨虚、下巨虚、丰隆、厉兑。

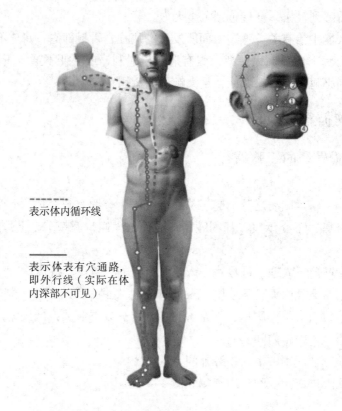

表示体内循环线

表示体表有穴通路，
即外行线（实际在体
内深部不可见）

图 3-4-2　足阳明胃经经脉循行路线

（二）病候

【原文】

《灵枢·经脉》：是动则病，洒洒振寒，善伸，数欠，颜黑，病至则恶人与火，闻木声则惕然而惊，心欲动，独闭户塞牖而处，其则欲上高而歌，弃衣而走，贲响腹胀，是为骭厥。

是主血所生病者，狂，疟，温淫，汗出，鼽衄，口歪，唇胗，颈肿，喉痹，大腹水肿，膝髌肿痛，循膺、乳、气街、股、伏兔、骭外廉、足跗上皆痛，中趾不用。

气盛，则身以前皆热，其有余于胃，则消谷善饥，溺色黄；气不足，则身以前皆寒栗，胃中寒，则胀满。

【语译】

本经有了异常变动就表现为下列的病症：溲溲寒战发冷，喜欢伸腰，屡屡呵欠，颜面暗黑。病发时，就厌恶别人和火光，听到木器声音就惕惕惊慌，心悸动，独自关闭房门，遮塞窗户而睡。严重的则可能登高而歌，不穿衣服就走。胸膈部响，腹部胀满。还可发为小腿部的气血阻逆，如厥冷、麻木、酸痛等症。

本经所属腧穴主治有关"血"方面所发生的病症，躁狂，疟疾，温热病，自汗出，鼻塞流涕或出血，口歪，唇生疮疹，颈部肿，喉咙痛，大腹水肿，膝关节肿痛，沿着胸前、乳部、气街（气冲穴部）、腹股沟部、大腿前、小腿外侧、足背上均痛，足中趾不能运用。

凡属于气盛有余的症状，则身体前面都发热，有余的症状表现在胃部，则消化强而容易饥饿，小便颜色黄。属于气虚不足的症状，则身体前面发冷、寒战，胃部寒冷则感到胀满。

五、脾与胃经的保健穴位

（一）足太阴脾经常用保健穴位

（1）三阴交 Sānyīnjiāo（SP6）

【定位】在小腿内侧，内踝尖上3寸，胫骨内侧缘后际（图3-4-3）。

【主治】月经不调，带下，阴挺，不孕，滞产；遗精，阳痿；遗尿；食少，肠鸣，腹胀，泄泻；湿疹，瘾疹；失眠，眩晕；下肢痿痹，脚气。

【操作】直刺1~1.5寸；可灸。

（2）阴陵泉 Yīnlíngquán（SP9）

【定位】在小腿内侧，胫骨内侧髁下缘与胫骨内侧缘之间的凹陷中（图3-4-4）。

【主治】腹胀，腹泻，黄疸；水肿，小便不利，失禁；阴茎痛，遗精，妇人阴痛，带下；膝肿痛。

【操作】直刺1~2寸；可灸。

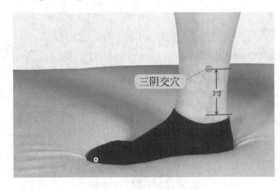

图3-4-3 三阴交穴

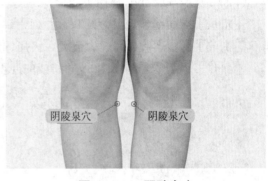

图3-4-4 阴陵泉穴

（3）血海 Xuèhǎi（SP10）

【定位】在股前区，髌底内侧端上2寸，股内侧肌隆起处（图3-4-5）。

【主治】月经不调，痛经，经闭，崩漏；湿疹，瘾疹，瘙痒，丹毒；下肢内侧痛，膝关节痛。

【操作】直刺1~1.5寸；可灸。

（4）大横 Dàhéng（SP15）

【定位】脐中旁开4寸（图3-4-6）。

【主治】泄泻，便秘，腹痛。

【操作】直刺1~1.5寸；可灸。

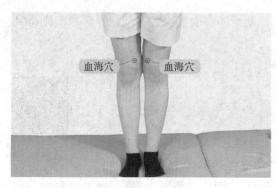

图 3-4-5　血海穴

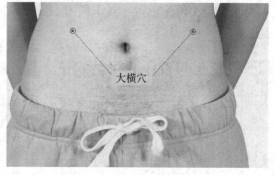

图 3-4-6　大横穴

（二）足阳明胃经常用保健穴位

（1）四白　Sìbái（ST2）

【定位】在面部，目正视，瞳下孔处（图 3-4-7）。

【主治】目赤肿痛，目翳，眼睑瞤动；头痛，目眩，面痛，口歪。

【操作】直刺 0.3~0.5 寸；或沿皮透刺睛明；或向外上方斜刺 0.5 寸入眶下孔；不宜深刺；不宜灸。

（2）地仓　Dìcāng（ST4）

【定位】在面部，口角旁开 0.4 寸（图 3-4-8）。

【主治】唇缓不收，口歪，流涎，齿痛，颊肿，眼睑瞤动。

【操作】斜刺或平刺 0.5~0.8 寸，或向迎香、颊车方向透刺；不宜直接灸。

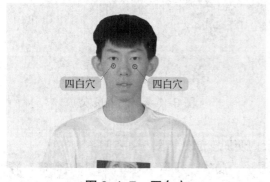

图 3-4-7　四白穴

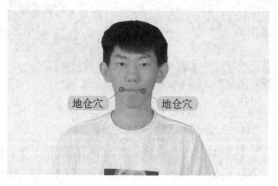

图 3-4-8　地仓穴

（3）颊车　Jiáchē（ST6）

【定位】在面颊部，下颌角前上方一横指（中指）。闭口咬紧牙是咬肌隆起，放松时按之有凹陷处（图 3-4-9）。

【主治】口歪，齿痛，口噤不语；颊肿。

【操作】直刺 0.3~0.5 寸，或向地仓方向透刺 1.5~2 寸；不宜直接灸。

（4）头维　Tóuwéi（ST8）

【定位】在头部，额角发际直上 0.5 寸，头正中线旁 4.5 寸（图 3-4-10）。

【主治】头痛，眩晕；目痛，视物不明，迎风流泪，眼睑瞤动。

【操作】向后平刺 0.5~0.8 寸；或横刺透率谷。

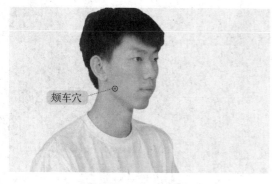

图 3-4-9　颊车穴

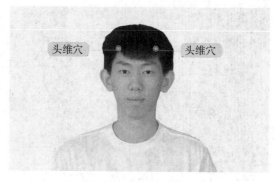

图 3-4-10　头维穴

（5）梁门　Liángmén（ST21）

【定位】脐中上 4 寸，前正中线旁开 2 寸。胸剑结合与肚脐连线的中点旁开 2 寸即为此穴（图 3-4-11）。

【主治】胃痛，呕吐，呃逆，食欲不振，腹胀，泄泻。

【操作】直刺 0.5~0.8 寸；过饱或肝肿大者不宜针；可灸。

（6）天枢　Tiānshū（ST25）

【定位】在腹部，横平脐中，前正中线旁开 2 寸（图 3-4-12）。

【主治】腹胀肠鸣，绕脐腹痛，便秘，泄泻，痢疾；崩漏，癥瘕，痛经，月经不调。

【操作】直刺 1~1.5 寸；可灸。

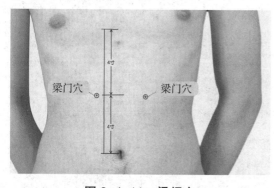

图 3-4-11　梁门穴

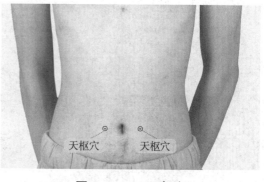

图 3-4-12　天枢穴

（7）水道　Shuǐdào（ST28）

【定位】脐中下 3 寸，前正中线旁开 2 寸（图 3-4-13）。

【主治】小腹胀满；痛经，不孕；水液输布代谢失常。

【操作】直刺 1~1.5 寸；可灸。

（8）归来　Guīlái（ST29）

【定位】脐中下 4 寸，前正中线旁开 2 寸（图 3-4-14）。

【主治】腹痛，疝气；痛经，闭经，月经不调，阴挺，带下，产后腹痛。

【操作】直刺 1~1.5 寸；可灸。

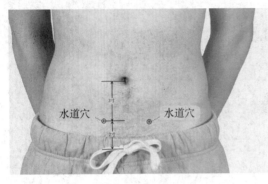

图 3-4-13 水道穴

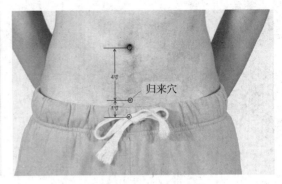

图 3-4-14 归来穴

（9）梁丘 Liángqiū（ST34）

【定位】在股前区，髌底上 2 寸，股外侧肌与股直肌肌腱之间（图 3-4-15）。

【主治】急性胃痛；膝关节肿痛，下肢不遂；乳痈，乳痛。

【操作】直刺 1~1.5 寸；可灸。

（10）犊鼻 Dúbí（ST35）

【定位】屈膝，在髌韧带外侧凹陷中，又名外膝眼。简便取穴：嘱受试者屈膝，一手拇指和食指置于髌骨上方，向两侧下滑，分别按到两个凹陷，内侧的为内膝眼，外侧的为外膝眼（图 3-4-16）。

【主治】膝痛、屈伸不利、下肢麻痹等下肢、膝关节疾患。

【操作】直刺 1~1.5 寸；可灸。

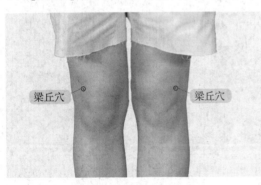

图 3-4-15 梁丘穴

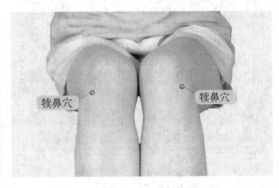

图 3-4-16 犊鼻穴

（11）足三里 Zúsānlǐ（ST36）

【定位】在小腿外侧，犊鼻下 3 寸，犊鼻与解溪连线上（图 3-4-17）。

注：在胫骨前肌上取穴。

【主治】胃痛，呕吐，疳积，噎膈，腹胀，腹泻，痢疾，便秘；虚劳羸瘦，咳嗽气喘，心悸气短，头晕；失眠，癫狂，中风；乳少，乳痈；膝痛，下肢痿痹，脚气，水肿。

【操作】直刺 1~2 寸；可灸。

（12）上巨虚 Shàngjùxū（ST37）

【定位】在小腿外侧，当犊鼻下 6 寸，犊鼻与解溪连线上（图 3-4-18）。

【主治】腹中切痛，腹胀肠鸣，肠痈，泄泻，便秘，痢疾；下肢痿痹，脚气。

【操作】直刺 1~1.5 寸；可灸。

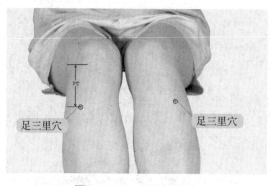

图 3-4-17 足三里穴

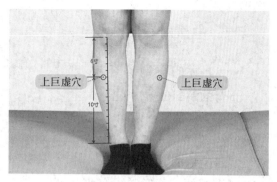

图 3-4-18 上巨虚穴

（13）下巨虚 Xiàjùxū（ST39）

【定位】在小腿外侧，当犊鼻下9寸，犊鼻与解溪连线上（图3-4-19）。

【主治】小腹痛，泄泻，痢疾；腰脊痛引睾丸，下肢痿痹；乳痈。

【操作】直刺1~1.5寸；可灸。

（14）丰隆 Fēnglóng（ST40）

【定位】在小腿外侧，外踝尖上8寸，胫骨前肌的外缘，条口外侧一横指处（图3-4-20）。

【主治】咳嗽，痰多，哮喘；头痛，眩晕，癫狂痫；腹胀，便秘；下肢痿痹。

【操作】直刺1~1.5寸；可灸。

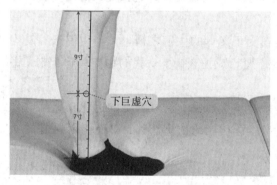

图 3-4-19 下巨虚穴

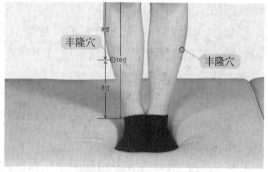

图 3-4-20 丰隆穴

任务五 肾系统的经络保健

情境导入：张奶奶，74岁，脑鸣，目眩，头胀，心慌，胸闷，失眠，记忆力差，定向力减弱，空间感差，腰痛，腿痛，足跟麻，小腿抽筋。去医院检查，颅部MRI显示腔隙性缺血灶，大脑中动脉狭窄，脑动脉硬化，脑梗死，双侧海马形态欠饱满，此外还有高血脂和颈动脉斑块。医院诊断为老年痴呆。

请问：1. 张奶奶的症状和哪些脏腑有关？

2. 可以选取哪些保健穴位帮助张奶奶？

一、中医对肾的认识

（一）肾的解剖形态

1.肾的解剖位置

肾位于腰部脊柱两侧，左右各一，右微下，左微上。如《类证治裁·卷之首》所言："肾两枚，附脊第十四椎。"

2.肾的形态结构

肾有两枚，外形椭圆弯曲，状如豇豆。如《医贯》所言："肾有二，精之居也，生于脊齐十四椎下，两旁各一寸五分，形如豇豆，相并而曲附于脊外，有黄脂包裹，里白外黑。"

（二）肾的生理功能

1.肾藏精，主生长发育和生殖

藏精，是肾的主要生理功能，即是说肾对于精气具有闭藏作用。如《素问·六节藏象论篇》说："肾者，主蛰，封藏之本，精之处也。"《素问·上古天真论篇》说："肾者主水，受五脏六腑之精而藏之。"

（1）精的概念、组成及功能：精，是精微、精华之意。中医学中的精，即是指构成人体和维持人体生长发育及各种功能活动的基本物质。肾所藏的精，包括先天之精和后天之精两部分。

① 先天之精：先天之精来源于父母，是禀受于父母的生殖之精。它与生俱来，是构成胚胎发育的原始物质。人出生后，这种精藏于肾，成为繁衍下一代的物质基础，故又将先天之精称为"生殖之精"。

② 后天之精：后天之精来源于脾胃，是胎儿出生以后，通过脾胃的运化功能从饮食物摄取来的精微物质。它是维持人体脏腑组织器官功能的物质基础，具有滋养脏腑的功能，故又称之为"脏腑之精"。

③先天之精与后天之精的关系：虽然两者来源与功能有异，但均同归于肾，二者之间存在着相互依存、相互为用的关系。先天之精的存在以及所产生的激发、推动作用，为后天之精的摄取提供了物质基础和前提条件，而后天之精又不断地充养先天之精，使之经常保持充盛而不枯竭，保持长久的活力。它们之间的这种关系，用一句话来概括，那就是"先天生后天，后天养先天"。

（2）肾中精气的生理功能：肾中精气的盛衰决定着人体的生长、发育和生殖。

① 肾主生长发育：人的整个生长、发育过程，均和肾中精气的盛衰有密切联系。人从幼年开始，肾中精气逐渐充盛，生长发育迅速，出现了齿更发长的生理变化。到了青壮年，肾中精气更加强盛，不仅具备了生殖能力，而且肌肉满壮，筋骨劲强，处于人生中身体最强壮的时期。进入老年，肾中精气开始衰减，人的形体逐渐衰老，不仅生殖功能丧失，而且发鬓斑白，耳聋目花，形体皆极。

可以看出，人的整个生命活动的生、长、壮、老、已的过程，均是肾中精气由弱到强、由盛转衰直到消亡的过程。正如《素问·上古天真论篇》说："女子七岁，肾气盛，齿更发长；二七而天癸至，任脉通，太冲脉盛，月事以时下，故有子；三七，肾气平均，故真牙生而长极；四七，筋骨坚，发长极，身体盛壮；五七，阳明脉衰，面始焦，发始堕；六七，三阳脉衰于上，面皆焦，发始白；七七，任脉虚，太冲脉衰少，天癸竭，地道不通，故形坏而无子也。丈夫八岁，肾气实，发长齿更；二八，肾气盛，天癸至，精气溢泻，阴阳和，故能有子；三八，肾气平均，筋骨劲强，故真牙生而长极；四八，筋骨隆盛，肌肉满壮；五八，肾气衰，发堕齿槁；六八，阳气衰竭于上，面焦，发鬓斑白；七八，肝气衰，筋不能动，天癸竭，精少，肾脏衰，形体皆极，八八，则齿发去。"

② 肾主生殖：生殖，即生育繁殖。生殖与肾的关系极为密切，肾的精气是构成胚胎发育的原始物质，又是促进生殖功能成熟的物质基础。人从幼年开始，肾的精气就逐渐充盛，到了青春期（男子二八，女子二七），肾的精气进一步充盛，体内产生了一种叫天癸的物质，这时人的生殖器官已发育成熟，男子出现排精，女子月事以时下，从而具备了生殖能力，并维持到一定的年龄。从中年进入老年，肾中精气逐渐衰竭，天癸这种物质也逐渐消失，生殖能力即逐渐地丧失。所谓天癸，是指肾中精气充盛到一定程度所产生的一种具有促进人体生殖功能成熟并维持人体生殖功能的物质。如果肾的精气虚衰，必然会影响人体的生长、发育和生殖，发生相应的病理变化。

2. 主水和气化

肾主水，主要是指肾中精气的气化功能，对体内津液的输布和排泄，维持体内津液代谢的平衡起着极为重要的调节作用。

人体的津液代谢是一个复杂的生理过程，要通过肺、脾、肾、肝、三焦、膀胱等脏腑的协同作用才能完成。在正常生理情况下，津液的代谢通过胃的摄入，脾的运化和转输，肺的宣散和肃降，肾的蒸腾气化，以三焦为通道，而输送到全身。经过代谢后的津液则化为汗液、尿液等排出体外。

肾主水主要体现在两个方面：一是肾的气化作用对全身津液代谢起促进作用。所谓气化，即指精、气、血、津液各自的新陈代谢和相互转化，这里的气化则专指津液代谢。进入到人体内的水液，必须在阳气的蒸化下，像雾露一样输布周身，起滋润濡养的作用。而代谢后的水液，也要经过气化，才能化为汗、尿等排泄于人体外部。中医学认为，肾藏精，为阴阳之根，故肾的气化在津液代谢中起决定作用，从某种角度看，肺、脾、膀胱及三焦等对水液的气化作用均依赖于肾的气化。二是肾升清降浊，司膀胱开合。中医学认为，代谢过程中的部分水液可下达于肾，经过肾的气化而升清降浊，其清者上输于肺，重新参与水液代谢，输布周身，其浊者则下注膀胱，化成尿液，排出体外。

因此，肾主水功能失常，必然会出现相应的病理变化。若肾的精气阴阳失调，水液代谢障碍，可形成痰饮，水肿；肾的升清降浊、司膀胱开合功能失常，可导致尿液排出失常。若肾的气化失常，导致膀胱气化不利，尿液生成、排泄障碍，出现小便不利，甚或尿闭；若肾的精气不足，封藏不固，导致膀胱失约，则可见尿频、尿清长、遗尿，甚或尿失禁等。

3. 主纳气

纳，即收纳、摄纳之意。肾主纳气，是指肾有摄纳肺所吸入的清气，防止呼吸表浅的生理功能。人体的呼吸虽然由肺来主司，但中医认为呼吸功能的正常与否还与肾密切相关。具体表现为，由肺吸入的清气必须下达到肾，由肾来摄纳之，这样才能保持呼吸运动的平稳和深沉，即控制呼吸的频率，保证呼吸的深度，从而保证体内外气体得以充分交换，维持人体的新陈代谢。实际上肾主纳气是肾的封藏作用在呼吸运动中的具体体现。《类证治裁·喘证》说："肺为气之主，肾为气之根，肺主出气，肾主纳气，阴阳相交，呼吸乃和。"

肾的纳气功能在呼吸运动中起着重要作用，肾纳气功能正常，则呼吸均匀和调，肾纳气功能减退，摄纳无权，则肺气上浮而不能下行，即可出现呼吸表浅，动则气喘，呼多吸少或呼吸困难等症，中医称之为"肾不纳气"。

（三）肾的生理特性

1. 肾为封藏之本

肾为先天之本，主藏精。肾的封藏、固摄作用，对人体有着极其重要的生理意义，可以防止精、气、血、津液的过量排泄与亡失，同时还可以维持呼吸运动的平稳和深沉，所以肾的封藏、固摄功能失常，可出现相应的病理变化。表现在生殖方面，可见男子遗精，女子带下过多、滑胎等；表现在尿液排泄方面，可见尿频、小便清长、遗尿、尿失禁等；表现在粪便的排泄方面，可见大便滑脱不禁等；表现在呼吸方面，则可见呼多吸少、动则喘甚等。

2. 肾气与冬气相应

肾的生理功能与自然界冬季的阴阳变化相通应，冬季天寒地冻，万物蛰伏，有利于肾的封藏。因此，冬季更应注意保肾固精，防止肾中精气过度耗泄。

（四）肾的生理联系

1. 在志为恐，藏志

肾在志为恐。恐是人们对事物惧怕的一种精神状态。惊与恐相似，但惊为不自知，事出突然而受惊吓；恐为自知，俗称胆怯。惊与恐，对机体的生理活动，是一种不良的刺激。惊、恐虽然属肾，但总与心主神志相关。心藏神，神伤则心怯而恐。《素问·举痛论篇》说："恐则气下……惊则气乱。"即是说明惊恐的刺激，对机体气机的运行可产生不良的影响。"恐则气下"，是指人在恐惧状态中，上焦的气机闭塞不畅，可使气迫于下焦，则下焦产生胀满，甚则遗尿。"惊则气乱"，则是指机体正常的生理活动，可因惊慌而产生一时性的紊乱，出现心神不定、手足无措等现象。

志，指意志和经验的存记，即"意之所存谓之志"（《灵枢·本神》），杨上善注："志，亦神之用也，所忆之意，有所专存，调之志也。"志是记忆的保持，也指心理活动的指向和集中，其以精为产生基础，由肾所主，即"肾藏精，精舍志"。故老年肾气衰就会出现健忘，病理上的健忘亦多与肾气不足有关。

2. 在窍为耳和二阴

耳为听觉器官，主司听觉，能分辨各种声音，但中医认为，耳的听觉功能与肾的精气盛衰有密切关系。只有肾精充足，耳有所养，才能维持正常的听力，故《灵枢·脉度》说："肾气通于耳，肾和则耳能闻五音矣。"如果肾之精气不足，髓海空虚，不能充养于耳，则可见耳鸣、听力减退，甚或耳聋等。

二阴，即前阴和后阴。前阴具有排尿及生殖功能。尿液的生成与排泄虽由膀胱所主，但要依赖肾的气化功能才能完成。肾的气化功能失常，则可见排尿困难，癃闭；肾封藏不固，则可见尿频，遗尿，尿失禁。肾藏精，主人体的生长发育与生殖。肾的功能失常，可导致生殖功能障碍，男子可见精少，遗精，阳痿，女子可见月事不调、不孕等。后阴，即肛门，其功能是排泄糟粕。粪便的排泄，本为大肠传导功能，但亦与肾的功能相关。

3. 在液为唾

唾为口腔中分泌的一种液体，有润泽口腔、滋润食物及滋养肾精的功能。唾为肾精所化，咽而不吐，有滋养肾中精气的作用。若唾多或久唾，则易耗伤肾中精气，所以，古代养生家以舌抵上颚，待津唾满口后，咽之以养肾精，称此法为"饮玉浆"。

4. 在体为骨

骨，即骨骼，是人体的支架，具有支撑、保护人体，主司运动的生理功能。肾在体为骨，又称"肾主骨"，是指骨的生长发育与肾精关系密切，即骨的生长状况可以反映肾精充盛与否。肾主骨，是因为肾藏精，精能生髓。髓又分为骨髓、脊髓和脑髓等，其中骨髓可充养骨骼，脑髓则充养大脑。

肾精充盛，骨髓生化有源，骨髓充足，骨骼得养，则骨骼坚劲有力，耐久立而强劳作，牙齿也坚固不易脱落。如果肾精不足，骨髓空虚，骨骼失养，在小儿可见生长发育迟缓，骨软无力，出现"五迟""五软"等病理表现。在成人可因骨质疏松痿软，而见腰膝酸软，甚则足痿不能行走，中医称之为"骨痿"，老年人则因髓减骨枯，还易发生骨折。

齿与骨同出一源，亦由肾精所充养，故称"齿为骨之余"，因此，牙齿的生长与脱落，与肾中精气的盛衰密切相关。肾中精气充沛，则牙齿坚固而不易脱落；肾中精气不足，则牙齿易于松动，甚则早期脱落。

由于肾精可以生髓，而脑为髓汇聚之处，称"脑为髓之海"，所以脑髓亦依赖肾精的充养。肾精充足，髓海满盈，则思维敏捷，耳聪目明，精神饱满。肾精亏虚则髓海不足，脑失所养，在小儿可见智力低下，甚则痴呆，在成人则可见思维缓慢，记忆衰减，耳聋目花。

5. 其华在发

发，即头发，中医学称"发为血之余"。肾其华在发，是指肾精能生血，血能生发。发的营养虽来源于血，但生机根本在肾。人在幼年，肾气逐渐充盈，发长齿更；青壮年，肾气强盛，头发浓密乌黑而有光泽；进入中年老年，肾气逐渐衰减，头发花白脱落，失去光泽。故肾的精气不足，可导致发的病变，在幼年时可见发迟，在成人则可见头发早白早落。

二、中医对膀胱的认识

（一）膀胱的解剖形态

1. 膀胱的解剖位置

膀胱位于下腹部，居肾之下，大肠之前。在脏腑中，居于最下处。

2.膀胱的形态结构

膀胱为中空囊状器官，其上有输尿管，与肾脏相通，其下有尿道，开口于前阴，称为溺窍。

（二）膀胱的生理功能

1.贮存尿液

在人体津液代谢过程中，水液通过肺、脾、肾三脏的作用，布散全身，发挥濡润机体的作用。其被人体利用之后，下归于肾。经肾的气化作用，升清降浊，清者回流体内，浊者下输膀胱，变成尿液，因此《诸病源候论·膀胱病候》说："津液之余者，入胞脬则为小便"，"小便者，水液之余也。"小便与津液常常相互影响，如果津液缺乏，则小便短少；反之，小便过多也会丧失津液。

2.排泄小便

尿液贮存于膀胱，达到一定容量时，通过肾的气化作用，使膀胱开合适度，则尿液可及时从溺窍排出体外。

（三）膀胱的生理特性

膀胱具有司开合的生理特性。膀胱为人体水液汇聚之所，故称之为"津液之腑""州都之官"。膀胱赖其开合作用，以维持其贮尿和排尿的协调平衡。

肾合膀胱，开窍于二阴。《笔花医镜》曰："膀胱者，州都之官，津液藏焉，气化则能出矣。然肾气足则化，肾气不足则不化。入气不化，则水归大肠而为泄泻。出气不化，则闭塞下焦而为癃肿。小便之利，膀胱主之，实肾气主之也。"膀胱的贮尿和排尿功能，全赖于肾的固摄和气化功能。所谓膀胱气化，实际上属于肾的气化作用。若肾气的固摄和气化功能失常，则膀胱气化失司，开合失权，可出现小便不利或癃闭，以及尿频、尿急、遗尿、小便不禁等症。因此，《素问·宣明五气篇》指出："膀胱不利为癃，不约为遗溺。"所以，膀胱的病变多与肾有关，临床治疗小便异常，常从肾治之。

三、肾经的循行路线

（一）足少阴肾经的经脉循行路线

【原文】

《灵枢·经脉》：肾足少阴之脉，起于小趾之下，邪走足心，出于然谷之下，循内踝之后，别入跟中，以上踹内，出腘内廉，上股内后廉，贯脊属肾，络膀胱。

其直者，从肾上贯肝、膈，入肺中，循喉咙，挟舌本。

其支者，从肺出，络心，注胸中（图3-5-1）。

【语译】

足少阴肾经，起于足小趾下，斜走足心，行舟骨粗隆下，经内踝的后方，向下进入足跟中，沿小腿内侧上行，经腘窝内侧，沿大腿内侧后缘上行，贯脊柱，属于肾，络于膀胱（有穴通路还出于前，从横骨穴处上行于腹部前正中线旁0.5寸，胸部前正中线旁2寸，止于锁骨下缘俞府穴处）。其直行支脉，从肾脏向上经过肝、膈，进入肺脏，沿着喉咙，夹舌根旁；另一支脉，从肺分出，联络心，流注于胸中。

本经经穴起于涌泉，止于俞府，左右分别为涌泉、然谷、太溪、大钟、水泉、照海、复溜、交信、筑宾、阴谷、横骨、大赫、气穴、四满、中注、肓俞、商曲、石关、阴都、腹通谷、幽门、步廊、神封、灵墟、神藏、彧中、俞府，共27穴。

本经腧穴主治泌尿生殖系统疾病和神志疾病、头面五官疾病，以及本经循行部位的其他病症。本经常用腧穴主要为涌泉、然谷、太溪、照海、复溜、肓俞、俞府。

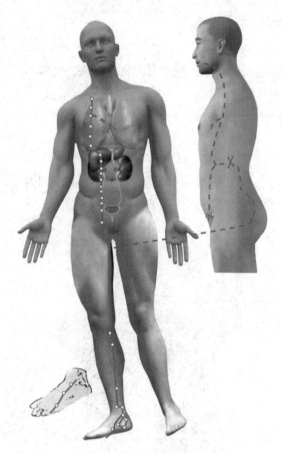

图 3-5-1　足少阴肾经经脉循行路线

（二）病候

【原文】

《灵枢·经脉》：是动则病，饥不欲食，面如漆柴，咳唾则有血，喝喝而喘，坐而欲起，目䀮䀮如无所见，心如悬若饥状，气不足则善恐，心惕惕如人将捕之，是为骨厥。

是主肾所生病者，口热，舌干，咽肿，上气，嗌干及痛，烦心，心痛，黄疸，肠澼，脊、股内后廉痛，痿、厥，嗜卧，足下热而痛。

【语译】

本经有了异常变动就表现为下列病症：饥饿而不想进食，面色暗黑像漆柴（炭），咳嗽痰唾带血，喝喝气急，刚坐下就想起来，两目视物模糊不清，心像悬空而不安，有如饥饿之感；肾气虚的容易发生恐惧、心中怦怦跳动，好像有人要捉捕一样。还可发生"骨"

方面的深部的气血阻逆，如厥冷、麻木、酸痛等症。

本经所属腧穴能主治有关"肾"方面所发生的病症，口热，舌干燥，咽部发肿，气上逆，喉咙发干而痛，心内烦扰且痛，黄疸，腹泻，脊柱、大腿内侧后边痛，萎软，厥冷，喜欢躺着，脚心发热而痛。

四、膀胱经的循行路线

（一）足太阳膀胱经的经脉循行

【原文】

《灵枢·经脉》：膀胱足太阳之脉，起于目内眦，上额，交颠。

其支者，从颠至耳上角。

其直者，从颠入络脑，还出别下项，循肩膊内，挟脊抵腰中，入循膂，络肾，属膀胱。

其支者，从腰中，下挟脊，贯臀，入腘中。

其支者，从髆内左右，别下贯胛，挟脊内，过髀枢，循髀外从后廉下合腘中，以下贯踹内，出外踝之后，循京骨至小趾外侧（图3-5-2）。

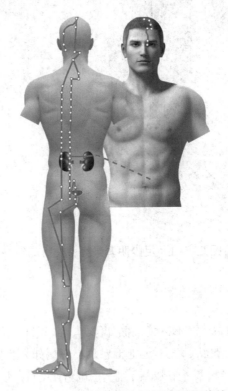

图3-5-2 足太阳膀胱经经脉循行路线

【语译】

足太阳膀胱经，起始于内眼角，向上过额部，与督脉交会于头顶。其支脉，从头顶分出到耳上角。其直行经脉，从头顶入颅内络脑，再浅出沿枕项部下行，从肩胛内侧脊柱两旁下行到达腰部，进入脊旁肌肉，入内络于肾，属于膀胱。一支脉从腰中分出，向下夹脊旁，通过臀部，进入腘窝中；一支脉从左右肩胛内侧分别下行，穿过脊旁肌肉，经过髋关节部，沿大腿外侧后缘下行，会合于腘窝内，向下通过腓肠肌，出外踝的后方，沿第5跖骨粗隆，至小趾的外侧末端。

本经经穴起于睛明，止于至阴，左右分别为睛明、攒竹、眉冲、曲差、五处、承光、通天、络却、玉枕、天柱、大杼、风门、肺俞、厥阴俞、心俞、督俞、膈俞、肝俞、胆俞、脾俞、胃俞、三焦俞、肾俞、气海俞、大肠俞、关元俞、小肠俞、膀胱俞、中膂俞、白环俞、上髎、次髎、中髎、下髎、会阳、承扶、殷门、浮郄、委阳、委中、附分、魄户、膏肓、神堂、譩譆、膈关、魂门、阳纲、意舍、胃仓、肓门、志室、胞肓、秩边、合阳、承筋、承山、飞扬、跗阳、昆仑、仆参、申脉、金门、京骨、束骨、足通谷、至阴，共67个穴位。

本经腧穴主要用于治疗脏腑、神志、头面、筋等疾患。本经常用腧穴主要为睛明、攒竹、肺俞、心俞、膈俞、肝俞、胆俞、脾俞、胃俞、肾俞、大肠俞、次髎、承扶、委中、承山、飞扬、昆仑、申脉、至阴。

（二）病候

【原文】

《灵枢·经脉》：是动则病，冲头痛，目似脱，项如拔，脊痛，腰似折，髀不可以曲，腘如结，踹如裂，是为踝厥。

是主筋所生病者，痔，疟，狂，癫疾，头囟项痛，目黄，泪出，鼽衄，项、背、腰、尻、腘、踹、脚皆痛，小趾不用。

【语译】

本经有了异常变动就表现为下列的病症：头重痛，眼睛像要脱出，后项像被牵引，脊背痛，腰好像折断，髋关节不能弯曲，腘窝好像凝结，腓肠肌像要裂开；还可发生外踝部的气血阻逆，如厥冷、麻木、酸痛等症。

本经所属腧穴主治有关"筋"方面所发生的病症，痔，疟疾，躁狂，癫痫，头囟后项痛，眼睛昏黄，流泪，鼻塞、多涕或出血，后项、背腰部、骶尾部、膝弯、腓肠肌、脚都可发生病痛，小脚趾不好运用。

五、肾与膀胱经的保健穴位

（一）足少阴肾经常用保健穴位

（1）涌泉　Yǒngquán（KI1）

【定位】在足底，屈足蜷趾时足心最凹陷中。蜷足，约当足底第2、3趾蹼缘与足跟连线的前1/3与后2/3交点凹陷中（图3-5-3）。

【主治】头顶痛，头晕，目眩，小儿惊风，昏厥，癫狂；咽喉痛，舌干，失音；小便不利，大便难；霍乱转筋，足心热。

【操作】直刺0.5~0.8寸；可灸。

（2）太溪　Tàixī（KI3）

【定位】在踝区，内踝尖与跟腱之间的凹陷中（图3-5-4）。

【主治】月经不调，阴挺，阴痒，遗精，阳痿，小便不利；咽喉肿痛，齿痛，目眩，耳鸣，耳聋；咳嗽，气喘，咯血，消渴；失眠，健忘；腰脊痛，下肢冷痛。

【操作】直刺0.5~0.8寸；可灸。

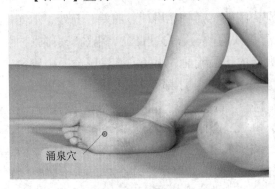
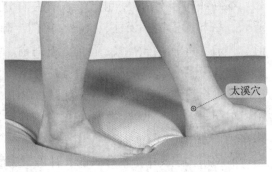

图3-5-3　涌泉穴　　　　　　　图3-5-4　太溪穴

（3）照海　Zhàohǎi（KI6）

【定位】在踝区，内踝尖下1寸，内踝下缘边际凹陷中（图3-5-5）。

【主治】痫证夜发，失眠，嗜卧，惊恐不宁；咽喉干痛，目赤肿痛；月经不调，赤白带下，阴挺，小便频数，癃闭。

【操作】直刺0.5~0.8寸；可灸。

（4）复溜　Fùliū（KI7）

【定位】在小腿内侧，内踝尖上2寸，跟腱的前缘（图3-5-6）。

【主治】水肿，腿肿；热病无汗或汗出不止，盗汗；泄泻；下肢痿痹，腰脊强痛。

【操作】直刺0.5~1寸；可灸。

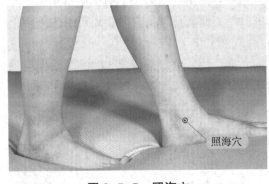
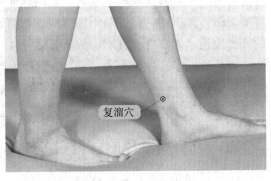

图3-5-5　照海穴　　　　　　　图3-5-6　复溜穴

（5）肓俞　Huāngshū（KI16）

【定位】在腹部，脐中旁开0.5寸（图3-5-7）。

【主治】月经不调，疝气；腹痛绕脐，腹胀，便秘，泄泻。

【操作】直刺0.8~1.2寸；可灸。

（6）俞府　Shūfǔ（KI27）

【定位】在胸部，锁骨下缘，前正中线旁开2寸（图3-5-8）。

【主治】咳嗽，气喘，胸痛；呕吐。

【操作】斜刺或平刺0.5~0.8寸；勿深刺，以免刺伤肺脏；可灸。

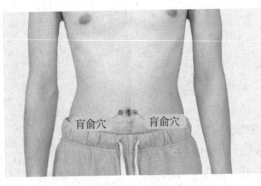

图 3-5-7　肓俞穴

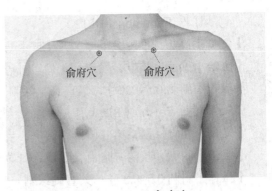

图 3-5-8　俞府穴

（二）足太阳膀胱经常用保健穴位

（1）睛明　Jīngmíng（BL1）

【定位】在面部，目内眦内上方眶内侧壁凹陷中（图 3-5-9）。

【主治】目赤肿痛，目眩，迎风流泪，视物不明，夜盲；急性腰痛。

【操作】嘱患者闭目，医者左手轻推眼球向外侧固定，右手缓慢进针，紧靠眼眶边缘直刺 0.3~0.5 寸，出针后需用消毒干棉球按压片刻；禁灸。针刺时不宜大幅度提插捻转。

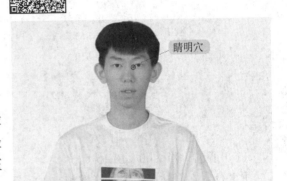

图 3-5-9　睛明穴

（2）攒竹　Cuánzhú（BL2）

【定位】在面部，眉头凹陷中，额切迹处（图 3-5-10）。

【主治】前额痛，眉棱骨痛，面瘫；目眩，目视不明，目赤肿痛，眼睑𥆧动；呃逆。

【操作】治疗眼病，可向下斜刺 0.3~0.5 寸；治疗头痛、面瘫，可平刺透鱼腰；禁灸。

（3）大杼　Dàzhù（BL11）

【定位】第 1 胸椎棘突下，旁开 1.5 寸。低头，颈后最大的隆起为第 7 颈椎棘突，下方即为第 1 胸椎棘突，肩胛骨内侧缘到后正中线为 3 寸，中线即为后正中线旁开 1.5 寸的线（图 3-5-11）。

【主治】咳嗽，发热；头痛，肩背痛。

【操作】斜刺 0.5~0.8 寸，禁直刺、深刺，以免刺伤内脏。

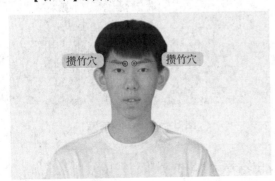

图 3-5-10　攒竹穴

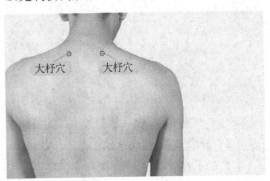

图 3-5-11　大杼穴

（4）风门　Fēngmén（BL12）

【定位】第2胸椎棘突下，旁开1.5寸（图3-5-12）。

【主治】感冒，咳嗽，发热，头痛等外感病；项强，胸背痛。

【操作】斜刺0.5~0.8寸，禁直刺、深刺，以免刺伤内脏。

（5）肺俞　Fèishū（BL13）

【定位】在脊柱区，第3胸椎棘突下，后正中线旁开1.5寸（图3-5-13）。

【主治】胸满，咳喘，咯血，喉痹；骨蒸盗汗；皮肤瘙痒，荨麻疹。

【操作】斜刺0.5~0.8寸；禁直刺深刺，以免刺伤肺脏；可灸。

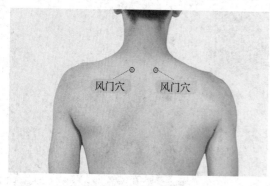

图3-5-12　风门穴　　　　　　　　　图3-5-13　肺俞穴

（6）心俞　Xīnshū（BL15）

【定位】在脊柱区，第5胸椎棘突下，后正中线旁开1.5寸（图3-5-14）。

【主治】胸背痛，心烦，心痛；咳嗽，吐血，盗汗；失眠，健忘，癫狂痫。

【操作】斜刺0.5~0.8寸；禁直刺、深刺，以免刺伤胸腔脏器；可灸。

（7）膈俞　Géshū（BL17）

【定位】在脊柱区，第7胸椎棘突下，后正中线旁开1.5寸（图3-5-15）。

【主治】胃痛，呕吐，呃逆；气喘，咳嗽，吐血；潮热，盗汗；瘾疹，皮肤瘙痒；背痛，脊强。

【操作】斜刺0.5~0.8寸；禁直刺、深刺，以免刺伤胸腔脏器；可灸。

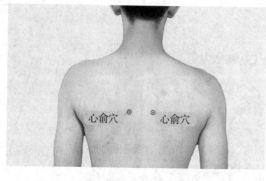

图3-5-14　心俞穴　　　　　　　　　图3-5-15　膈俞穴

（8）肝俞　Gānshū（BL18）

【定位】在脊柱区，第9胸椎棘突下，后正中线旁开1.5寸（图3-5-16）。

【主治】黄疸，胁痛；眩晕，目赤，目视不明；吐血，衄血；癫狂，痫证；拘挛，背脊痛。

　　【操作】斜刺 0.5~0.8 寸；禁直刺、深刺，以免刺伤内脏；可灸。

（9）胆俞　Dǎnshū（BL19）

　　【定位】在脊柱区，第 10 胸椎棘突下，后正中线旁开 1.5 寸（图 3-5-17）。

　　【主治】黄疸，口苦，胁痛，腋肿；呕吐，饮食不下；肺痨，潮热。

　　【操作】斜刺 0.5~0.8 寸；禁直刺、深刺，以免刺伤内脏；可灸。

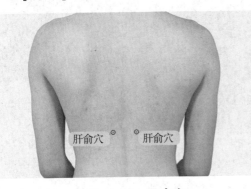

图 3-5-16　肝俞穴

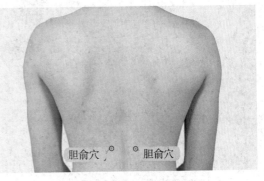

图 3-5-17　胆俞穴

（10）脾俞　Píshū（BL20）

　　【定位】在脊柱区，第 11 胸椎棘突下，后正中线旁开 1.5 寸（图 3-5-18）。

　　【主治】腹胀，呕吐，完谷不化，泄泻，痢疾；黄疸，水肿；背痛。

　　【操作】斜刺 0.5~0.8 寸；禁深刺，以免刺伤内脏；可灸。

（11）胃俞　Wèishū（BL21）

　　【定位】在脊柱区，第 12 胸椎棘突下，后正中线旁开 1.5 寸（图 3-5-19）。

　　【主治】胃脘痛，反胃，呕吐；肠鸣，泄泻。

　　【操作】直刺 0.5~0.8 寸；禁深刺，以免刺伤内脏；可灸。

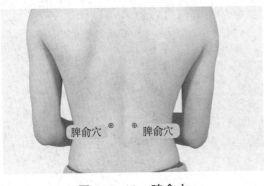

图 3-5-18　脾俞穴

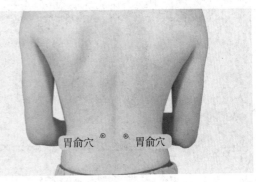

图 3-5-19　胃俞穴

（12）肾俞　Shènshū（BL23）

　　【定位】在脊柱区，第 2 腰椎棘突下，后正中线旁开 1.5 寸（图 3-5-20）。

　　【主治】腰膝酸痛，头昏，耳鸣，耳聋；遗精，阳痿，遗尿，小便频数；月经不调，白带，小便不利，水肿，咳喘少气。

　　【操作】直刺 0.8~1 寸；可灸，针刺肾俞穴时直刺或向内侧倾斜 15° 进针，如果针向外侧或上外侧深刺入，就可能刺中肾脏，不可向外侧或上外侧刺入。

（13）大肠俞　Dàchángshū（BL25）

【定位】在脊柱区，第4腰椎棘突下，后正中线旁开1.5寸（图3-5-21）。

【主治】腹痛，腹胀，肠鸣，泄泻，便秘，脱肛；痢疾，肠痈；腰脊疼痛。

【操作】直刺0.8~1寸；可灸。

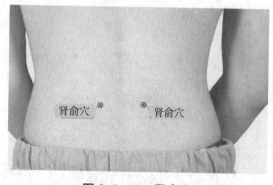

图3-5-20　肾俞穴　　　　　图3-5-21　大肠俞穴

（14）委中　Wěizhōng（BL40）

【定位】在膝后区，腘横纹中点（图3-5-22）。

【主治】腰痛，髋关节屈伸不利，腘筋挛急，下肢痿痹，不遂；腹痛，吐泻；遗尿，小便难；丹毒，疔疮。

【操作】直刺0.5~1寸；或三棱针点刺出血；可灸。

（15）承山　Chéngshān（BL57）

【定位】在小腿后区，腓肠肌两肌腹与肌腱交角处（图3-5-23）。

【主治】便秘，痔疾；腿痛转筋，腰背痛，脚气；癫疾。

【操作】直刺0.7~1寸；可灸。

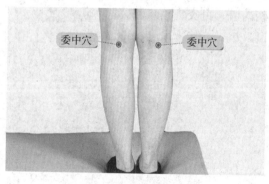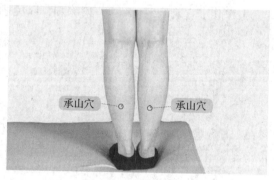

图3-5-22　委中穴　　　　　图3-5-23　承山穴

（16）昆仑　Kūnlún（BL60）

【定位】在踝区，外踝尖与跟腱之间的凹陷中（图3-5-24）。

【主治】头痛，目眩，鼻衄；项强，肩背拘急，腰痛，脚跟肿痛；惊痫；难产。

【操作】直刺0.5~1寸；可灸；孕妇禁刺。

（17）申脉　Shēnmài（BL62）

【定位】在踝区，外踝尖直下，外踝下缘与跟骨之间凹陷中（图3-5-25）。

【主治】失眠，嗜睡；痫证，癫狂；头痛，项强，眩晕，目赤痛；腰痛，足胫寒，足外翻。

【操作】直刺 0.2~0.3 寸；可灸。

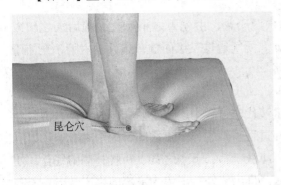
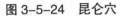

图 3-5-24　昆仑穴

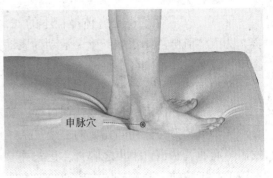

图 3-5-25　申脉穴

任务六　心包系统的经络保健

情境导入：杨爷爷，70 岁，中医爱好者，经常在养老院里给其他老人讲一些保健的穴位，一次见一位老人出现恶心、想吐、头晕的症状，急忙让护理员小张掐内关穴，掐了一会恶心头晕的症状得到了缓解。杨爷爷也成了养老院里的养生达人。

请问：1.张爷爷选用的内关穴在哪条经脉上？

　　　　2.为什么内关穴有治恶心的作用？

一、中医对心包的认识

心包络，亦称"膻中"，是心脏外面的包膜，有保护心脏的作用，在经络学说中，手厥阴心包经与手少阳三焦经互为表里，故心包络属于脏。古代医家认为，心为人身之君主，不得受邪，所以若外邪侵心，则心包络当先受病，故心包有"代心受邪"之功用。

二、中医对三焦的认识

（一）三焦的解剖形态

对三焦解剖形态的认识，历史上有"有名无形"和"有名有形"之争。即使是有形论者，对三焦实质的争论，至今尚无统一看法。但对三焦生理功能的认识，基本上还是一致的。

总观三焦，膈以上为上焦，包括心与肺；横膈以下到脐为中焦，包括脾与胃；脐以下至二阴为下焦，包括肝、肾、大小肠、膀胱、女子胞等。其中肝脏，按其部位来说，应划归中焦，但因它与肾关系密切，故将肝和肾一同划归下焦。三焦的功能实际上是五脏六腑全部功能的总体。

（二）三焦的生理功能

1. 通行元气

元气，又名原气，是人体最根本的气，根源于肾，由先天之精所化，赖后天之精以养，为人体脏腑阴阳之本，生命活动的原动力。元气通过三焦而输布到五脏六腑，充沛于全身，以激发、推动各个脏腑组织的功能活动。

2. 疏通水道

三焦能调控体内整个水液代谢过程，在水液代谢过程中起着重要作用。人体水液代谢是由多个脏腑参与、共同完成的一个复杂生理过程。其中，上焦之肺，为水之上源，以宣发肃降而通调水道；中焦之脾胃，运化并输布津液于肺；下焦之肾、膀胱，蒸腾气化，使水液上归于脾肺，再参与体内代谢，下形成尿液排出体外。三焦为水液的生成敷布、升降出入的道路。三焦气治，则脉络通而水道利。三焦在水液代谢过程中的协调平衡作用，称之为"三焦气化"。三焦通行水液的功能，实际上是对肺、脾、肾等脏腑参与水液代谢功能的总括。

3. 运行水谷

三焦具有运行水谷、协助输布精微、排泄废物的作用。上焦有输布精微的功能；中焦有消化吸收和转输之用；下焦具有排泄粪便和尿液的作用。三焦运化水谷协助消化吸收的功能，是对脾胃、肝肾、心肺、大小肠等脏腑完成水谷消化吸收与排泄功能的概括。

（三）三焦的生理特性

1. 上焦如雾

上焦如雾是指上焦主宣发卫气、敷布精微的作用。上焦接受来自中焦脾胃的水谷精微，通过心肺的宣发敷布，布散于全身，发挥其营养滋润作用，若雾露之溉，故称"上焦如雾"。

2. 中焦如沤

中焦如沤是指脾胃运化水谷、化生气血的作用。胃受纳腐熟水谷，由脾之运化而形成水谷精微，以此化生气血，并通过脾的升清转输作用，将水谷精微上输于心肺以濡养周身。因为脾胃有腐熟水谷、运化精微的生理功能，故喻之为"中焦如沤"。

3. 下焦如渎

下焦如渎是指肾、膀胱、大小肠等脏腑主分别清浊、排泄废物的作用。下焦将饮食物的残渣糟粕传送到大肠，变成粪便，从肛门排出体外，并将体内剩余的水液，通过肾和膀胱的气化作用变成尿液，从尿道排出体外，故称"下焦如渎"。

综上所述，三焦关系到饮食水谷受纳、消化吸收与输布排泄的全部气化过程，所以三焦是通行元气、运行水谷的通道，是人体脏腑生理功能的综合。

三、心包经的循行路线

（一）手厥阴心包经的经脉循行

【原文】

《灵枢·经脉》：心主手厥阴心包络之脉，起于胸中，出属心包络，下膈，历络三焦。

其支者，循胸出胁，下腋三寸，上抵腋，下循臑内，行太阴、少阴之间，入肘中，下臂，行两筋之间，入掌中，循中指，出其端。

其支者，别掌中，循小指次指出其端（图3-6-1）。

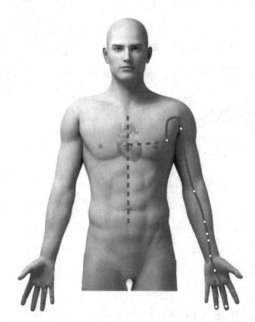

图3-6-1　手厥阴心包经经脉循行路线

【语译】

手厥阴心包经，起于胸中，属心包络，向下经过横膈自胸至腹依次联络上、中、下三焦。其支脉，从胸部向外侧循行，至腋下3寸处，再向上抵达腋部，沿上臂内侧下行于手太阴、手少阴经之间，进入肘中，再向下到前臂，沿两筋之间，进入掌中，循行至中指的末端。一支脉从掌中分出，沿无名指到指端。

本经经穴起于天池，止于中冲，左右分别为天池、天泉、曲泽、郄门、间使、内关、大陵、劳宫、中冲，共9穴。

本经腧穴主治心、胸、胃、神志病，以及经脉循行部位的其他病症。本经常用腧穴主要为天池、曲泽、间使、内关、大陵、劳宫、中冲。

（二）病候

【原文】

《灵枢·经脉》：是动则病，手心热，臂、肘挛急，腋肿，甚则胸胁支满，心中澹澹大动，面赤，目黄，喜笑不休。

是主脉所生病者，烦心，心痛，掌中热。

【语译】

本经有了异常变动就表现为下列的病症：心中热，前臂和肘弯掣强拘急，腋窝部肿胀，甚至胸中满闷，心跳不宁，面赤，眼睛昏黄，喜笑不休。

本经所属腧穴能主治有关"脉"（心主血脉）方面发生的病症，心胸烦闷，心痛，掌心发热。

四、三焦经的循行路线

（一）手少阳三焦经的经脉循行

【原文】

《灵枢·经脉》：三焦手少阳之脉，起于小指次指之端，上出两指之间，循手表腕，出臂外两骨之间，上贯肘，循臑外上肩，而交出足少阳之后，入缺盆，布膻中，散落心包，下膈，循属三焦。

其支者，从膻中，上出缺盆，上项，系耳后，直上，出耳上角，以屈下颊至䪼。

其支者，从耳后入耳中，出走耳前，过客主人，前交颊，至目锐眦（图3-6-2）。

【语译】

手少阳三焦经，起于无名指尺侧末端，向上经小指与无名指之间、手腕背侧，上达前臂外侧，沿桡骨和尺骨之间，过肘尖，沿上臂外侧上行至肩部，交出足少阳经之后，进入缺盆部，分布于胸中，散络于心包，向下通过横膈，从胸至腹，依次属上、中、下三焦。其支脉，从胸中分出，进入缺盆部，上行经颈项旁，经耳后直上，到达额角，再下行至面颊部，到达眼眶下部。另一支脉，从耳后分出，进入耳中，再浅出到耳前，经上关、面颊到目外眦。

本经经穴起于关冲，止于丝竹空，左右分别为关冲、液门、中渚、阳池、外关、支沟、会宗、三阳络、四渎、天井、清冷渊、消泺、臑会、肩髎、天髎、天牖、翳风、瘈脉、颅息、角孙、耳门、耳和髎、丝竹空，共23个穴。

本经腧穴主治头面五官病、神志病、热病、疟疾及经脉循行部位的其他疾病。本经常用腧穴主要为关冲、外关、支沟、肩髎、翳风、耳门、丝竹空。

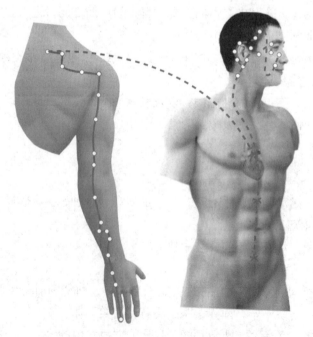

图3-6-2　手少阳三焦经经脉循行路线

（二）病候

【原文】

《灵枢·经脉》：是动则病，耳聋，浑浑焞焞，嗌肿，喉痹。

是主气所生病者，汗出，目锐眦痛，颊肿，耳后、肩、臑、肘、臂外皆痛，小指次指不用。

【语译】

本经有了异常变动就表现为下列的病症：耳聋，耳鸣，咽峡肿，喉咙痛。

本经所属腧穴能主治有关"气"方面所发生的病变，自汗出，目外眦痛，面颊肿，耳后、肩部、上臂、肘弯、前臂外侧均可发生病痛，小指、次指（无名指）运用欠灵活。

五、心包经与三焦经的保健穴位

（一）手厥阴心包经常用保健穴位

（1）天池　Tiānchí（PC1）

【定位】在胸部，第4肋间隙，前正中线旁开5寸（图3-6-3）。

【主治】胸胁闷痛，心痛；咳嗽，气喘，痰鸣；乳汁不下，乳痈，瘰疬。

【操作】斜刺或平刺0.5~0.8寸；不易直刺深刺，易伤及心肺；可灸。

（2）曲泽　Qūzé（PC3）

【定位】在肘前区，肘横纹上，肱二头肌肌腱的尺侧缘凹陷中（图3-6-4）。

【主治】心痛，心悸，善惊；热病，烦躁；胃痛，呕吐，泄泻；肘臂痛。

【操作】直刺0.8~1寸；或点刺出血；可灸。

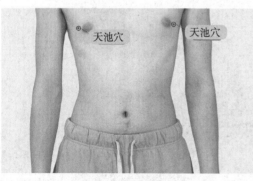

图3-6-3　天池穴

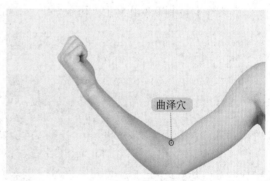

图3-6-4　曲泽穴

（3）间使　Jiānshǐ（PC5）

【定位】在前臂前区，腕掌侧远端横纹上3寸，掌长肌肌腱与桡侧腕屈肌肌腱之间（图3-6-5）。

【主治】心痛，心悸；胃痛，呕吐；癫狂，痫证；热病，疟疾；肘臂痛，掌中热。

【操作】直刺0.5~1寸；可灸。

（4）内关　Nèiguān（PC6）

【定位】在前臂前区，腕掌侧远端横纹上2寸，掌长肌肌腱与桡侧腕屈肌肌腱之间（图3-6-6）。

【主治】心胸痛，心悸；胃痛，呕吐，呃逆；失眠，癫狂，痫证；头痛，眩晕，中风；肘臂挛痛。

【操作】直刺 0.5~1 寸；可灸。

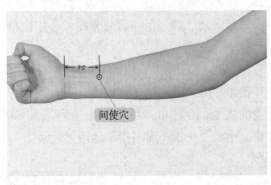 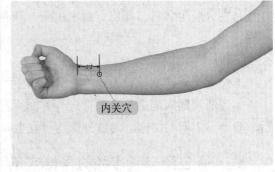

图 3-6-5　间使穴　　　　　　　　　　图 3-6-6　内关穴

（5）大陵　Dàlíng（PC7）

【定位】在腕前区，腕掌侧远端横纹中，掌长肌肌腱与桡侧腕屈肌肌腱之间（图 3-6-7）。

【主治】胸胁痛，心痛，心烦；胃痛，呕吐；癫狂，痫证；疮疡；腕痛，肘臂挛急。

【操作】直刺 0.3~0.5 寸；可灸。

（6）劳宫　Láogōng（PC8）

【定位】在掌区，横平第 3 掌指关节近端，第 2、3 掌骨之间偏于第 3 掌骨，握拳屈指时中指尖处（图 3-6-8）。

【主治】心痛，呕吐；癫狂善笑，中风昏迷，中暑；口臭，口疮；掌中热，鹅掌风。

【操作】直刺 0.3~0.5 寸；可灸。

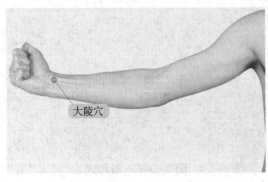 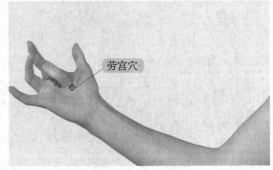

图 3-6-7　大陵穴　　　　　　　　　　图 3-6-8　劳宫穴

（7）中冲　Zhōngchōng（PC9）

【定位】在手指，中指末端最高点（图 3-6-9）。

【主治】心痛，心烦；中风，昏厥，癫狂，小儿惊风，中暑，热病；舌强肿痛。

【操作】浅刺 0.1~0.2 寸；或点刺出血。

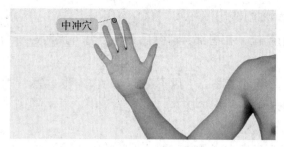

图 3-6-9　中冲穴

（二）手少阳三焦经常用保健穴位

（1）关冲　Guānchōng（TE1）

【定位】在手指，第 4 指末节尺侧，指甲根角侧上方 0.1（指寸）（图 3-6-10）。

【主治】头痛，目赤，咽喉肿痛；热病；中暑。

【操作】浅刺 0.1 寸，或点刺放血；可灸。

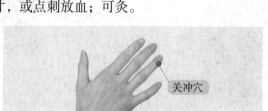

图 3-6-10　关冲穴

（2）外关　Wàiguān（TE5）

【定位】在前臂后区，腕背侧远端横纹上 2 寸，尺骨与桡骨间隙中点（图 3-6-11）。

【主治】热病；头痛，目赤肿痛，耳聋，耳鸣，疟腮；胸胁痛，手指疼痛，肘臂屈伸不利。

【操作】直刺 0.5~1 寸，可灸。

（3）支沟　Zhīgōu（TE6）

【定位】在前臂后区，腕背侧远端横纹上 3 寸，尺骨与桡骨间隙中点（图 3-6-12）。

【主治】耳聋，耳鸣，暴喑；胁肋痛；呕吐，便秘；热病；肘臂痛，肩背酸重。

【操作】直刺 0.5~1 寸，可灸。

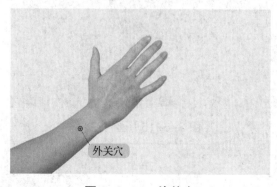

图 3-6-11　外关穴

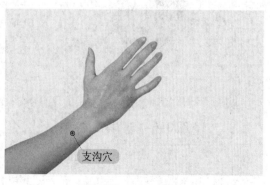

图 3-6-12　支沟穴

（4）肩髎 Jiānliáo（TE14）

【定位】正坐或俯卧位，在肩部，肩髃后方，当臂外展时，于肩峰后下方呈现凹陷处（图3-6-13）。

【主治】肩臂痛，肩重不能举，中风不遂。

【操作】直刺1~1.5寸，可灸。

（5）翳风　Yìfēng（TE17）

【定位】在颈部，耳垂后方，乳突下端前方凹陷中（图3-6-14）。

【主治】耳聋，耳鸣；口歪，齿痛，口禁；颊肿，瘰疬；呃逆。

【操作】直刺0.8~1.2寸，可灸。

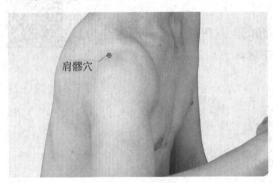

图3-6-13　肩髎穴

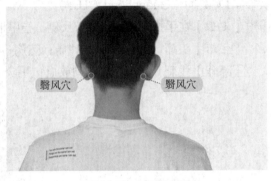

图3-6-14　翳风穴

（6）耳门　Ěrmén（TE21）

【定位】在耳区，耳屏上切迹与下颌骨髁突之间的凹陷中（图3-6-15）。

【主治】耳鸣，耳聋，聤耳；齿痛，颈颔痛。

【操作】直刺0.5~1寸，可灸。

（7）丝竹空　Sīzhúkōng（TE23）

【定位】在面部，眉梢凹陷中。瞳子髎直上（图3-6-16）。

【主治】目眩，目赤肿痛，眼睑瞤动；偏头痛，齿痛；癫痫。

【操作】平刺0.5~1寸；不宜直接灸。

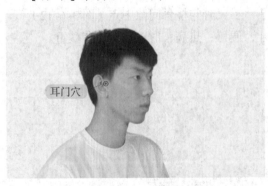

图3-6-15　耳门穴

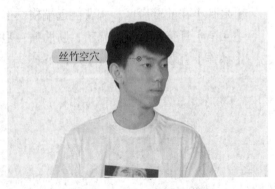

图3-6-16　丝竹空穴

任务七 任督二脉及经外奇穴的经络保健

情境导入：刘奶奶，女，75岁，自述20多岁生完孩子后就怕冷，怕风，腰痛，非常痛苦，四处求医，遇到一个中医，告诉她可以经常艾灸腹部的神阙、气海、关元穴，之后腰痛、怕冷的症状明显好转。

请问：为什么任脉上的穴位还可以治疗腰痛？

一、任脉的循行

（一）任脉的经脉循行

【原文】

《素问·骨空论篇》：任脉者，起于中极之下，以上毛际，循腹里，上关元，至咽喉，上颐循面入目（图3-7-1）。

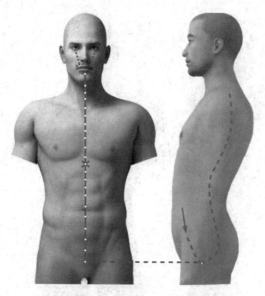

图 3-7-1 任脉循行路线

【语译】

任脉起于下腹部胞宫，出于中极下的会阴部，向上到阴毛处，沿腹里，上出关元穴，向上到咽喉部，再上行到下颌、口旁，沿面部进入目下。

本经经穴起于会阴，止于承浆，一名一穴，包括会阴、曲骨、中极、关元、石门、气海、阴交、神阙、水分、下脘、建里、中脘、上脘、巨阙、鸠尾、中庭、膻中、玉堂、紫宫、华盖、璇玑、天突、廉泉、承浆，共24穴。

本经腧穴主要治疗腹、胸、颈、咽喉部的局部病症及相应的内脏器官病症，下腹部腧穴具有强壮作用。本经常用腧穴主要为中极、关元、气海、神阙、中脘、膻中、天突、廉泉、承浆。

（二）病候

任脉循行胸腹正中，于小腹部与足三阴经交会，如脉气失调，可发生前阴诸病，如疝气、白带、月经不调、不育、小便不利、遗尿、遗精、阴中痛等。

《针灸大会》记载八脉交会穴，列缺通任脉，其主治病症有痔疾、便泄、痢疾、疟疾、咳嗽、吐血、尿血、牙痛、咽肿、小便不利、胸脘腹部疼痛、噎嗝、产后中风、腰痛、死胎不下、脐腹寒冷、膈中寒、乳痈、血疾等。

二、督脉的循行路线

（一）督脉的经脉循行

【原文】

《难经·二十八难》：督脉者，起于下极之俞，并于脊里，上至风府，入属于脑（图3-7-2）。

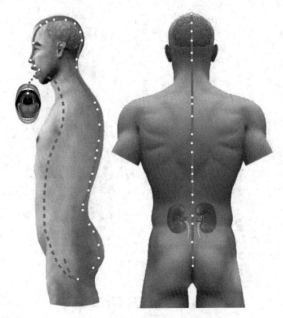

图 3-7-2　督脉循行路线

【语译】

督脉起于胞宫，由尾骶腰背部正中线，经头面、鼻柱正中线，上至风府，入属于脑。至上唇系带与上齿龈交处。

本经经穴起于长强，止于龈交，一名一穴，包括长强、腰俞、腰阳关、命门、悬枢、脊中、中枢、筋缩、至阳、灵台、神道、身柱、陶道、大椎、哑门、风府、脑户、强间、后顶、百会、前顶、囟会、上星、神庭、素髎、水沟、兑端、龈交，共28穴。

本经腧穴主要用于急救，以及治疗热病、神志病、肛肠疾患。本经常用腧穴主要为腰阳关、命门、至阳、大椎、风府、百会、神庭、水沟、印堂。

（二）病候

督脉循身之背，入络于脑，如果督脉脉气失调，就会出现"实则脊强，虚则头重"的病症，是督脉经络之气受阻，清阳之气不能上升之故。由于督脉总统一身之阳气，络一身之阴气，不仅发生腰脊强痛，且能发生"大人癫疾，小儿惊痫"。同时，督脉的别络由小腹上行，如脉气失调，可发生从少腹气上冲心的冲疝，及癃闭、痔疾、遗尿、女子不育等证。

《针灸大全》记载八脉交会穴，后溪通于督脉，其主治病症有手足拘挛、震颤、抽搐、中风不语、痫疾、癫狂、头部疼痛、目赤肿痛、流泪、腿膝腰背疼痛、颈项强直、伤寒、咽喉牙齿肿痛、手足麻木、破伤风、盗汗等。

三、任督二脉的保健穴位

（一）任脉常用保健穴位

（1）中极　Zhōngjí（CV3）

【定位】在下腹部，脐中下 4 寸，前正中线上（图 3-7-3）。

【主治】小便不利，遗尿，癃闭，水肿；月经不调，带下，痛经，阴挺，产后恶露不尽，胎衣不下；遗精，阳痿，疝气。

【操作】直刺 1~1.5 寸；可灸。

（2）关元　Guānyuán（CV4）

【定位】在下腹部，脐中下 3 寸，前正中线上（图 3-7-4）。

【主治】虚劳羸瘦，中风脱证，眩晕；月经不调，带下，阴痛，阴痒，阴挺，痛经，经闭；遗精，阳痿，早泄；遗尿，癃闭；腹痛，泄泻，痢疾。

【操作】直刺 1~1.5 寸；可灸。

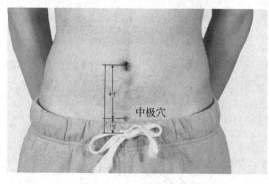

图 3-7-3　中极穴

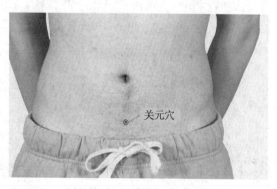

图 3-7-4　关元穴

（3）气海　Qìhǎi（CV6）

【定位】在下腹部，脐中下 1.5 寸，前正中线上（图 3-7-5）。

【主治】中风脱证，虚劳羸瘦；遗精，阳痿，疝气；月经不调，痛经，经闭，崩漏，带下；遗尿，小便不利；腹痛，胀满，鼓胀水肿，泄泻，便秘。

【操作】直刺 1~1.5 寸；可灸。

（4）阴交　Yīnjiāo（CV7）

【定位】在下腹部，脐中下 1 寸，前正中线上（图 3-7-6）。

【主治】腹痛；水肿；月经不调，带下，疝气。

【操作】直刺 0.5~1 寸；孕妇禁用。

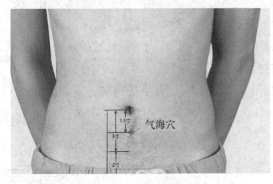

图 3-7-5　气海穴

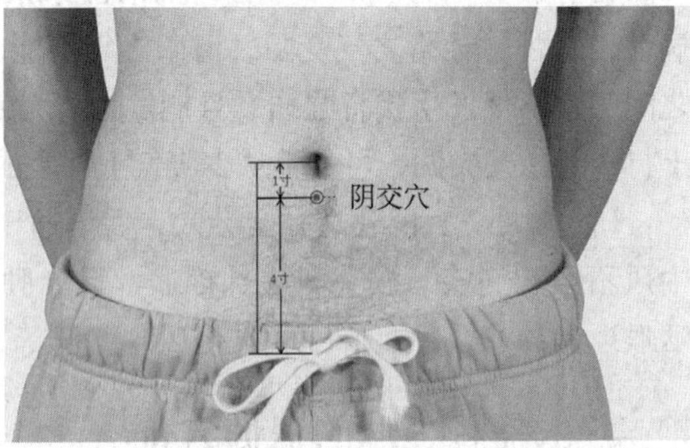

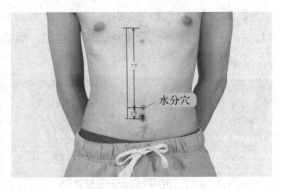

图 3-7-6　阴交穴

（5）神阙　Shénquè（CV8）

【定位】在脐区，脐中央（图 3-7-7）。

【主治】中风脱证，尸厥，风痫；腹痛，久泻，脱肛；水肿，偏身汗出，荨麻疹。

【操作】禁刺；可灸。

（6）水分　Shuǐfèn（CV9）

【定位】在上腹部，脐中上 1 寸，前正中线上（图 3-7-8）。

【主治】水肿、小便不利等水液输布失常病症；腹痛、腹泻、反胃吐食等胃肠病症。

【操作】直刺 1~1.5 寸；水病多用灸法。

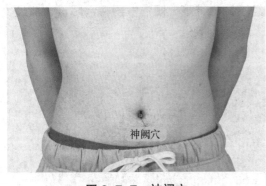

图 3-7-7　神阙穴

图 3-7-8　水分穴

（7）下脘　Xiàwǎn（CV10）

【定位】在上腹部，脐中上 2 寸，前正中线上（图 3-7-9）。

【主治】腹痛，腹胀，食谷不化，呕吐，泄泻；虚肿，消瘦。

【操作】直刺 1~2 寸。可灸。

（8）建里　Jiànlǐ（CV11）

【定位】在上腹部，脐中上 3 寸，前正中线上（图 3-7-10）。

【主治】胃痛，呕吐，食欲不振，腹胀，腹痛；水肿。

【操作】直刺 1~1.5 寸。

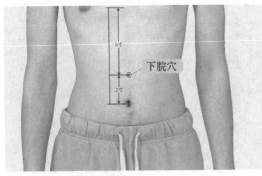

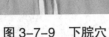

图 3-7-9 下脘穴

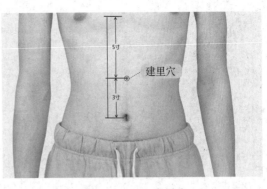

图 3-7-10 建里穴

（9）中脘 Zhōngwǎn（CV12）

【定位】在上腹部，脐中上 4 寸，前正中线上（图 3-7-11）。

【主治】胃脘痛，腹胀，呕吐，呃逆，黄疸；癫狂，痫证，尸厥，惊风，失眠，心悸，怔忡。

【操作】直刺 0.5~1 寸；可灸。

（10）上脘 Shàngwǎn（CV13）

【定位】在上腹部，脐中上 5 寸，前正中线上（图 3-7-12）。

【主治】胃痛，呕吐，腹胀，呃逆；癫痫。

【操作】直刺 1~1.5 寸；可灸。

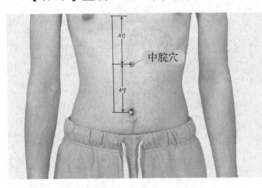

图 3-7-11 中脘穴

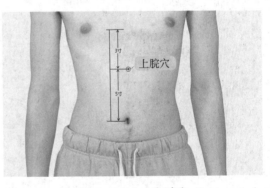

图 3-7-12 上脘穴

（11）膻中 Dànzhōng（CV17）

【定位】在胸部，横平第 4 肋间隙，前正中线上（图 3-7-13）。

【主治】胸闷，咳喘，胸痛，心痛，心悸；乳少，乳痈，乳癖；呃逆，呕吐。

【操作】平刺 0.3~0.5 寸；一般不用电针；可灸。

（12）天突 Tiāntū（CV22）

【定位】在颈前区，胸骨上窝中央，前正中线上（图 3-7-14）。

【主治】胸痛，咳喘；咽喉肿痛，暴喑；瘿气，梅核气，噎膈。

【操作】先直刺 0.2~0.3 寸，将针立起，沿胸骨柄后缘与气管前缘之间缓慢向下刺入 0.5~1 寸；针刺不宜过深，也不宜向左右刺，以免刺伤锁骨下动脉、静脉及肺尖；可灸。

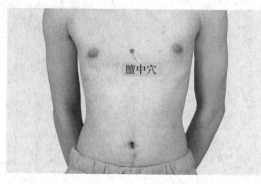

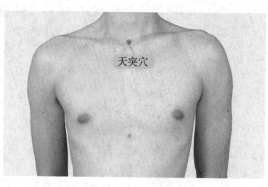

图 3-7-13　膻中穴　　　　　　　　　图 3-7-14　天突穴

（13）廉泉　Liánquán（CV23）

【定位】在颈前区，结喉上方，舌骨上缘凹陷中，前正中线上（图 3-7-15）。

【主治】舌下肿痛，舌根急缩，舌强，口干舌燥，口舌生疮；中风失语，聋哑，喉痹，暴喑；消渴。

【操作】直刺 0.5~0.8 寸，不留针；可灸。

（14）承浆　Chéngjiāng（CV24）

【定位】在面部，颏唇沟的正中凹陷处（图 3-7-16）。

【主治】口眼歪斜，齿痛，面肿；遗尿；消渴。

【操作】斜刺 0.3~0.5 寸；可灸。

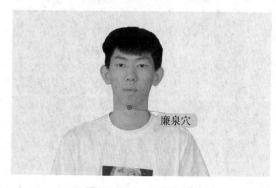

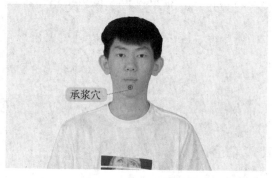

图 3-7-15　廉泉穴　　　　　　　　　图 3-7-16　承浆穴

（二）督脉常用保健穴位

（1）腰阳关　Yāoyángguān（GV3）

【定位】在脊柱区，第 4 腰椎棘突下凹陷中，后正中线上（图 3-7-17）。

【主治】腰骶疼痛，下肢痿痹；月经不调，赤白带下，遗精，阳痿；便血。

【操作】直刺 0.5~1 寸，可灸。

（2）命门　Mìngmén（GV4）

【定位】在脊柱区，第 2 腰椎棘突下凹陷中，后正中线上（图 3-7-18）。

【主治】虚损腰痛，下肢痿痹；遗精，阳痿，早泄，赤白带下，月经不调，胎屡堕，遗尿，尿频；泄泻；痫证。

【操作】直刺 0.5~1 寸，可灸。

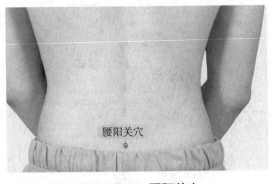

图 3-7-17 腰阳关穴

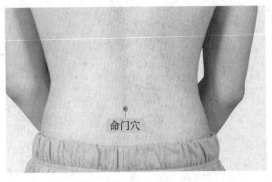

图 3-7-18 命门穴

（3）至阳 Zhìyáng（GV9）

【定位】在脊柱区，第 7 胸椎棘突下凹陷中，后正中线上（图 3-7-19）。

【主治】黄疸，胸胁胀痛，胃痛；喘咳，身热；脊强，腰背疼痛。

【操作】向上斜刺 0.5~1 寸；可灸。

（4）大椎 Dàzhuī（GV14）

【定位】在脊柱区，第 7 颈椎棘突下凹陷中，后正中线上（图 3-7-20）。

【主治】热病，疟疾，骨蒸潮热，咳嗽，气喘；癫狂痫，小儿惊风；风疹，痤疮；肩颈背痛，脊项强急，角弓反张。

【操作】向上斜刺 0.5~1 寸；或点刺放血；可灸。

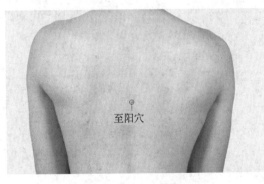

图 3-7-19 至阳穴

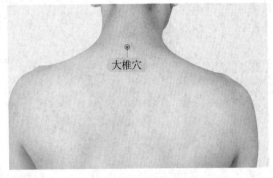

图 3-7-20 大椎穴

（5）风府 Fēngfǔ（GV16）

【定位】在颈后区，枕外隆凸直下，两侧斜方肌之间凹陷中（图 3-7-21）。

【主治】头痛，眩晕，颈项强急，中风，癫狂；失音，中风不语，咽喉肿痛，目痛，鼻衄。

【操作】伏案正坐位，使头微前倾，项部放松，向下颌方向缓慢刺入 0.5~1 寸；针尖忌向上深刺，以防刺入枕骨大孔，损伤延髓；不灸。

（6）百会 Bǎihuì（GV20）

【定位】在头部，前发际正中直上 5 寸。折耳，两耳尖向上连线的中点（图 3-7-22）。

【主治】头痛，头胀，眩晕，耳鸣；失眠，健忘，癫狂痫；阴挺，脱肛，泄泻。

【操作】正坐位，向前后平刺 0.5~0.8 寸；可灸。

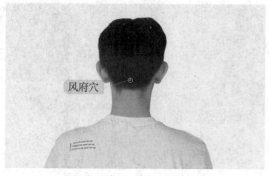

图 3-7-21　风府穴

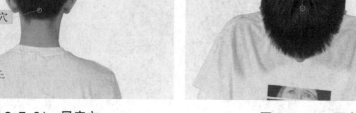

图 3-7-22　百会穴

（7）神庭　Shéntíng（GV24）

【定位】在头部，前发际正中直上 0.5 寸（图 3-7-23）。

【主治】癫狂痫，惊悸，失眠；头痛，眩晕；目赤肿痛，目翳，鼻渊，鼻衄。

【操作】平刺 0.3~0.5 寸；可灸。

（8）水沟　Shuǐgōu（GV26）

【定位】在面部，人中沟的上 1/3 与中 1/3 交点处（图 3-7-24）。

【主治】昏迷，晕厥，癫狂痫；口歪，唇肿，齿痛，牙关紧闭，鼻塞，消渴；闪挫腰痛，脊膂强痛。

【操作】向上斜刺 0.3~0.5 寸；或用指掐；不灸。

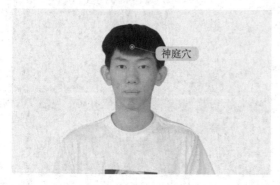

图 3-7-23　神庭穴

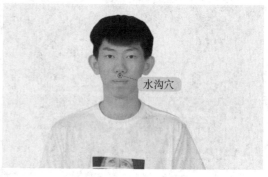

图 3-7-24　水沟穴

（9）印堂　Yìntáng（GV24+）

【定位】在头部，当两眉毛内侧端中间凹陷中（图 3-7-25）。

【主治】头痛，头晕；失眠，小儿急、慢惊风；鼻渊，目赤肿痛。

【操作】向下平刺 0.3~0.5 寸；或点刺出血；不灸。

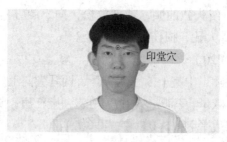

图 3-7-25　印堂穴

四、经外奇穴常用保健穴位

凡未归属于十四经脉的腧穴，有具体的名称和固定的部位，因其有奇效，称之为"奇穴"。又因其在十四经以外，故又称为"经外奇穴"。这类腧穴的主治范围比较单纯，多数对某些病症有特殊疗效。奇穴的国标代码为EX。

（一）头面部奇穴

（1）四神聪　Sìshéncōng（EX-HN1）

【定位】正坐位，在头顶部，百会穴前、后、左、右各1寸（图3-7-26）。

【主治】头痛，眩晕；失眠，健忘，癫狂痫。

【操作】平刺0.5~0.8寸；可灸。

（2）太阳　Tàiyáng（EX-HN5）

【定位】在头部，眉梢与目外眦之间，向后约一横指凹陷中（图3-7-27）。

【主治】偏正头痛，头晕；目赤肿痛，目眩，目涩，目翳，口眼歪斜，牙痛，面痛。

【操作】直刺0.5~1寸，或向下斜刺2~3寸，局部酸胀感，或点刺出血。

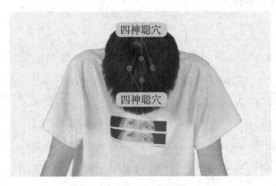

图3-7-26　四神聪穴

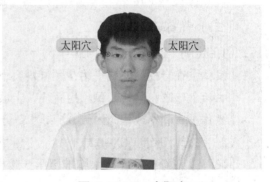

图3-7-27　太阳穴

（3）耳尖　Ěrjiān（EX-HN6）

【定位】在耳区，在耳轮的最高点（图3-7-28）。

【主治】目赤肿痛，目翳；喉痹；偏正头痛。

【操作】直刺0.1~0.2寸，或点刺出血。

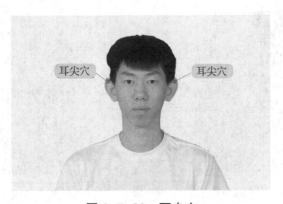

图3-7-28　耳尖穴

（二）腹部奇穴

子宫 Zǐgōng（EX-CA1）

【定位】在下腹部，脐中下 4 寸，前正中线旁开 3 寸（图 3-7-29）。

【主治】痛经，崩漏，不孕，月经不调，阴挺，带下；疝气。

【操作】直刺 0.8~1.2 寸；可灸。

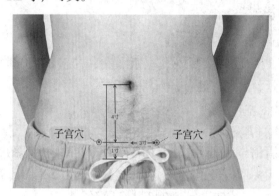

图 3-7-29 子宫穴

（三）背部奇穴

（1）定喘 Dìngchuǎn（EX-B1）

【定位】在脊柱区，横平第 7 颈椎棘突下，后正中线旁开 0.5 寸（图 3-7-30）。

【主治】咳喘；落枕，颈项肩背痛，上肢痛不举。

【操作】直刺，或偏向内侧 0.5~1 寸；可灸。

（2）夹脊 Jiájǐ（EX-B2）

【定位】在脊柱区，第 1 胸椎至第 5 腰椎棘突下两侧，后正中线旁开 0.5 寸，一侧 17 穴（图 3-7-31）。

【主治】胸 1~8 夹脊：治疗心肺、胸部及上肢疾病。

胸 6~ 腰 5 夹脊：治疗脾胃、肠、肝胆疾病。

腰 1~5 夹脊：治疗腰骶、盆腔及下肢疾病。

【操作】直刺或向脊柱方向斜刺 0.5~1.5 寸；可灸。

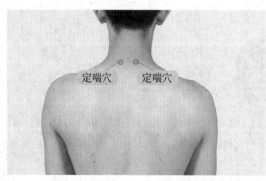

图 3-7-30 定喘穴

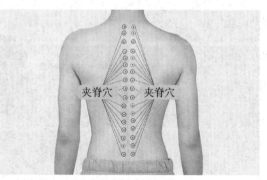

图 3-7-31 夹脊穴

（3）胃脘下俞 Wèiwǎnxiàshū（EX-B3）

【定位】在脊柱区，横平第8胸椎棘突下，后正中线旁开1.5寸（图3-7-32）。

【主治】胃痛，腹痛，胸胁痛；咽干，消渴。

【操作】向脊柱方向斜刺0.5~0.8寸；可灸。

（4）腰眼 Yāoyǎn（EX-B6）

【定位】在腰区，横平第4腰椎棘突下，后正中线旁开3.5寸凹陷中（图3-7-33）。

【主治】腰痛，虚劳；月经不调，带下，尿频。

【操作】直刺0.5~1寸；可灸。

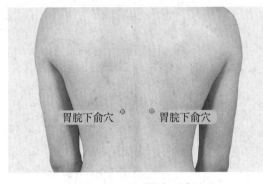
图3-7-32 胃脘下俞穴

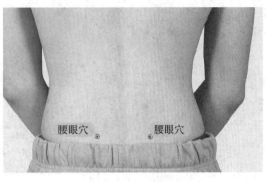
图3-7-33 腰眼穴

（四）上肢奇穴

（1）腰痛点 Yāotòngdiǎn（EX-UE7）

【定位】在手背，当第2、3掌骨及第4、5掌骨之间，当腕背侧远端横纹与掌指关节的中点处，一手2穴（图3-7-34）。

【主治】急性腰扭伤；小儿急慢惊风，头痛。

【操作】直刺0.3~0.5寸；可灸。

（2）外劳宫 Wàiláogōng（EX-UE8）

【定位】在手背，第2、3掌骨之间，掌指关节后0.5寸（指寸）凹陷中（图3-7-35）。

【主治】落枕，颈项强痛；手背肿痛，手指麻木；脐风。

【操作】直刺0.5~0.8寸；可灸。

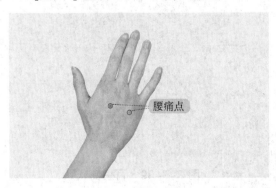
图3-7-34 腰痛点

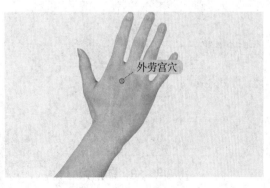
图3-7-35 外劳宫穴

（3）四缝　Sìfèng（EX-UE10）

【定位】在手指，第2~5指掌面的近端指间关节横纹的中央，一手4穴（图3-7-36）。

【主治】小儿疳积，蛔虫症；百日咳。

【操作】直刺0.1~0.2寸，挤出少量黄白色透明样黏液或出血。

（4）十宣　Shíxuān（EX-UE11）

【定位】在手指，十指尖端，距指甲游离缘0.1寸（指寸），左右共10穴（图3-7-37）。

【主治】晕厥，昏迷，热病，中暑，惊厥，癫狂；咽喉肿痛；指端麻木。

【操作】浅刺0.1~0.2寸，或三棱针点刺出血。

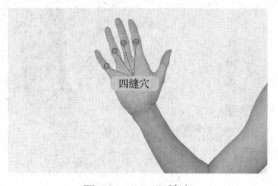

图 3-7-36　四缝穴

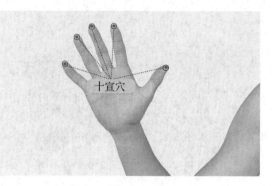

图 3-7-37　十宣穴

（五）下肢奇穴

（1）鹤顶　Hèdǐng（EX-LE2）

【定位】在膝前区，髌底中点的上方凹陷中（图3-7-38）。

【主治】膝肿，鹤膝风，腿足无力。

【操作】直刺0.5~0.8寸；可灸。

（2）百虫窝　Bǎichóngwō（EX-LE3）

【定位】在股前区，髌底内侧端上3寸。屈膝，血海穴上1寸（图3-7-39）。

【主治】皮肤瘙痒，荨麻疹，风疹，湿疹；蛔虫症。

【操作】直刺0.8~1.2寸；可灸。

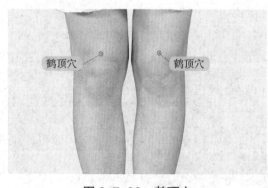

图 3-7-38　鹤顶穴

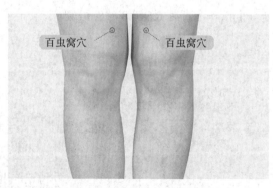

图 3-7-39　百虫窝穴

（3）胆囊　Dǎnnáng（EX-LE6）

【定位】在小腿外侧，腓骨小头直下2寸（图3-7-40）。

【主治】急、慢性胆囊炎，胆石症，胆道蛔虫症，胆绞痛，胁肋胀痛；下肢痿痹。

【操作】直刺 1~1.5 寸；可灸。

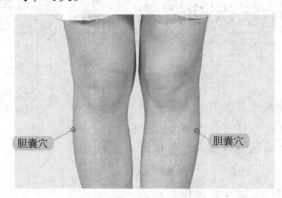

图 3-7-40　胆囊穴

项目四　中医保健技术

学习目标

知识目标

1. 掌握刮痧的概念及作用。

2. 掌握刮痧的禁忌证及注意事项。

3. 掌握刮痧在老年颈椎病和高血压中的应用。

能力目标

1. 能够进行刮痧的规范化操作。

2. 能够运用刮痧法治疗老年颈椎病和高血压等疾病。

素养目标

1. 塑造一丝不苟的工作态度。

2. 建立规范化操作的意识、精益求精的工匠精神。

3. 树立爱老、敬老、孝老的职业素养。

任务一　刮痧保健

情境导入：张奶奶，70 岁，经常头痛，女儿买了一个梳子样的刮痧板，每天用来梳头发，想起来就梳一梳，发现头痛有很大改善，发作频率也减少了。

请问：1. 刮痧有什么作用？

2. 刮痧过程中有哪些注意事项？

一、刮痧的认知

刮痧法是以中医经络皮部理论为基础，运用刮痧器具在体表的一定部位刮拭以防治疾病的方法。

二、刮痧的作用

借助某些器具作用于人体表面的特定部位或穴位（刮痧的部位不仅仅局限于"点"和"线"，可随着病变部位的不同，相应扩大为"面"的治疗），通过对十二皮部的良性刺激，疏通经络，行气活血，调整脏腑功能，最后达到扶正祛邪、防治疾病的目的。

三、刮痧的操作方法

（一）刮痧的工具

刮痧的工具主要是刮痧板，一般由水牛角、玉石和砭石材料制作而成。此外，也可使用边缘光滑、洁净、易于手持、不易损伤皮肤的日常用具，如铜钱、汤勺、瓷片、苎麻等（图4-1-1）。

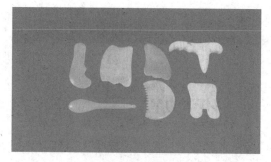

图4-1-1 刮痧工具

（二）刮痧的介质

为了减少刮痧时的摩擦力，需事先润滑皮肤，使刮痧板能在皮肤上顺畅移动，防止皮肤擦伤，提高治疗效果。在施术时常选用适当的润滑剂、活血剂来作为刮痧介质。

（1）油剂：常用香油（芝麻油）、冬青油（邻羟基苯甲酸甲酯）等。

（2）水剂：常用冷开水，在发热时少用温开水，同时可加葱汁、姜汁等，以提高疗效。

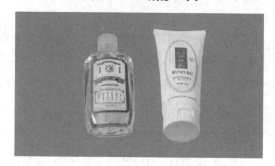

图4-1-2 刮痧介质

（3）活血剂：采用中草药如红花提炼浓缩而成，如红花油，具有活血化瘀作用，利于痧疹吸收（图4-1-2）。

（三）刮痧的操作步骤

1.刮痧前的准备

首先根据不同疾病，确定相应的治疗部位，使患者放松，尽量暴露治疗部位的皮肤，用毛巾擦洗干净，也可用75%乙醇擦拭消毒。在待刮拭的皮肤上涂抹刮痧介质。

2.持刮痧板的方法

用手握住刮板，刮板的底边横靠在手掌

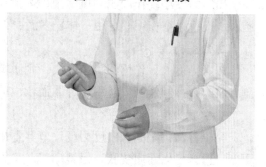

图4-1-3 手持刮痧板姿势

心部位，大拇指及另外4个手指呈弯曲状，分别放在刮板两侧，一侧由拇指固定，另一侧由食指和中指固定，或由拇指以外的其余4指固定（图4-1-3）。

医者右手持刮痧工具，与患处皮肤呈45°为宜，忌粗暴用力。

3.刮痧的方向

治疗时一般顺单一方向刮，尽可能拉长距离，以皮肤出现紫红色痧点、瘀斑为宜。一般沿头颈、背、胸腹、四肢关节顺序治疗。治疗方向一般由上而下，由内向外。通常，头、背部刮治方向由上而下，上、下肢由近及远，面、胸部由里及外，腹部自上而下刮治。

4.刮痧的时间

治疗时间应根据疾病的性质和患者的体质等因素灵活掌握。一般每一个部位刮治20~30次，通常一个患者选3~5个部位，局部刮痧一般10~20分钟，全身刮痧宜20~30分钟，以出痧为度，皮肤出现潮红、紫红色等颜色变化，或出现丘疹样斑点、条索状斑块等形态变化，并伴有局部热感或轻微疼痛，对一些不出痧或出痧较少的患者，不可强求出痧。

一般情况下，两次刮痧需间隔 3~6 天，若病情需要，可缩短刮痧间隔时间，但不宜在原部位进行刮拭，而应另选其他相关部位进行操作。疗程根据疾病的缓急、病程长短而决定，一般 3~7 次为 1 个疗程。

5. 刮痧的力度

刮痧时用力要均匀，力度由轻到重，以患者能够承受为度。根据患者体质和刮拭部位，应选择不同的刮拭力量。其中，小儿、年老体弱患者，以及面部刮拭，用力宜轻；体质强健患者，或脊柱两侧、下肢等肌肉较为丰满部位的刮拭，用力偏重。走罐疗法或推罐疗法也是刮治疗法或刮痧疗法的一种，形式上稍有区别而已（图 4-1-4）。

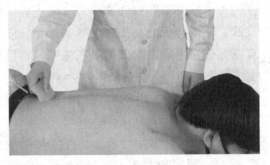

图 4-1-4　刮痧的操作手法

（四）刮痧的补泻手法

1. 轻度力度（补法）

按压力度小，作用浅，速度慢，刺激轻，顺经络走行，刮拭时间相对较长，对皮肤细胞、肌肉有兴奋作用。宜用于体弱多病、久病虚弱的虚证患者，或对疼痛敏感者。

2. 强重力度（泻法）

按压力度大，作用深，速度快，刺激重，逆经络走行，刮拭时间相对较短，对皮肤细胞、肌肉有抑制作用。宜用于身体强壮、疾病初期的实证患者以及骨关节疼痛患者。

3. 中度力度（平补平泻）

介于补和泻之间，中度力度，节奏不快不慢，平稳地帮助皮肤肌肉、细胞、脏腑恢复更新。适合任何性质皮肤、保健疗法，尤适宜亚健康人群或慢性病患者的康复刮痧。

四、适应证、禁忌证和注意事项

（一）适应证

刮痧疗法可用于内、外、妇、儿、五官等各科疾病，如眩晕、失眠、感冒、气管炎、呃逆、呕吐、便秘、腹泻、泌尿系统感染、中风后遗症、中暑、头痛、颈肩腰腿疼痛、痛经、经期发热、急性乳腺炎、小儿生长发育迟缓、小儿遗尿、青少年假性近视、急性结膜炎、牙痛、鼻炎、鼻窦炎、咽喉肿痛、视力减退等。此外，刮痧还可用于预防疾病和保健强身。

（二）禁忌证

（1）有严重心脑血管疾病、肝肾功能不全、全身浮肿者禁用刮痧疗法。因为刮痧会使人皮下充血，促进血液循环，增加心肺、肝肾的负担，加重患者病情，甚至危及生命。

（2）孕妇的腹部、腰骶部禁用刮痧，否则会引起流产。

（3）凡体表有疖肿、破溃、疮痈、斑疹和不明原因包块处禁止刮痧，否则会导致创口的感染和扩散。

（4）急性扭伤、创伤的疼痛部位或骨折部位禁止刮痧，因为刮痧会加重伤口处出血。

（5）接触性皮肤病传染者忌用刮痧，否则易传染给他人。

（6）有出血倾向者，如糖尿病晚期、严重贫血、白血病、再生障碍性贫血和血小板减少症患者禁用刮痧，因为这类患者在刮痧时所产生的皮下出血不易被吸收。

（7）过度饥饱、过度疲劳、醉酒者不可接受重力、大面积刮痧，否则会引起虚脱。

（8）眼睛、口唇、舌体、耳孔、鼻孔、乳头、肚脐等部位禁止刮痧，因为刮痧会使这些部位黏膜充血，而且不能康复。

（9）精神病患者禁用刮痧法，因为刮痧会刺激这类患者发病。

（三）注意事项

1. 刮痧前

（1）治疗室保持宽敞明亮，刮痧（出痧）时应避寒冷，温度适宜，尤其是冬季应注意保暖。夏季刮痧时，应避免风扇直接吹刮痧部位。患者暴露刮治部位，并用毛巾擦拭干净，有条件者应进行消毒。

（2）刮痧用具应严格消毒，以防交叉感染。患者餐后或饥饿状态不宜施治，嘱患者全身放松以利于治疗。

2. 刮痧中

（1）患者体位以自然舒适为度，在刮治过程中，可适时变换体位，以利于治疗方便，亦可休息数分钟后再行另一部位刮治。

（2）刮痧时应用力均匀（包括上下、内外、左右），不能轻重不一，以免损伤皮肤，刮痧部位应尽量拉长。若不慎刮破，须常规消毒。

（3）刮治过程中，若患者晕倒，应停止治疗，嘱其平卧，饮温糖水，并可刮治百会、内关、涌泉等进行急救治疗。

3. 刮痧后

（1）刮治结束后，患者应休息片刻，适量饮温开水（淡盐水为宜），禁食生冷、油腻之品。

（2）刮痧后30分钟内忌洗凉水澡。

（3）刮后1~2天内在刮痧部位出现微痛，痒，虫行感，冒冷、热气，皮肤表面出现风疹等，均为正常现象。

（4）刮治数疗程后无明显效果者，应停止治疗，建议专科诊治，以免延误病情。

需要指出的是，有的疾病容易出痧，有的疾病则不容易出痧，在刮痧时绝不能为了片面地追求出痧而加大刮痧力度。

五、典型应用案例

（一）颈肩部刮痧

案例描述：杨爷爷，65岁，今日因颈肩痛来就诊，颈部左右转动受限，肌肉僵硬。

［选取穴位］风府穴到大椎穴的督脉，天柱穴到大杼穴的膀胱经，风池穴到肩井穴的

胆经。

［操作方法］从上向下刮拭，力度适度，速度均匀，每条经刮 20~30 次，以出痧为度。

（二）腰背部刮痧

案例描述：樊阿姨，55 岁，近半年帮女儿看孩子，每天抱孩子、搬东西，近日出现后背痛，严重时影响到睡眠。

［选取穴位］后背督脉，膀胱经第 1 条线、第 2 条线。

［操作方法］从上向下刮拭，力度适度，速度均匀，每条经刮 20~30 次，以出痧为度。

（三）腹部刮痧

案例描述：张爷爷，60 岁，因近日饮食不规律，胃胀，反酸，面色发黄，不想吃东西，大便不调。

［选取穴位］中脘到神阙的任脉，梁门到天枢的胃经，以及过大横穴的脾经。

［操作方法］从上向下刮拭，力度适度，速度均匀，每条经刮 20~30 次，以出痧为度。

（四）四肢部刮痧

案例描述：徐爷爷，65 岁，想进行经络保健，提升自身的免疫力，从而预防疾病。

［选取穴位］按照经脉循行的路线进行刮痧，可按照循行的方向刮，亦可双向刮。

［操作方法］刮完一条经脉再刮另一条经脉，以出痧为度。

（五）咳喘病刮痧

案例描述：王奶奶，68 岁，近日咳嗽，气喘，胸闷，上楼喘甚，诊断为哮喘。

［选取穴位］大椎，风门，肺俞，风池，手太阴肺经的中府、云门、尺泽、孔最、列缺等。

［操作方法］从上向下刮拭，力度适度，速度均匀，每个部位刮 20~30 次，以出痧为度。

任务二　拔罐保健

学习目标

知识目标

1. 能说出拔罐的作用和作用原理。

2. 能说出闪火法、留罐、闪罐、走罐的操作要点。

3. 能分析拔罐引起意外事故的原因和处理方法。

能力目标

1. 能够定位拔罐的经络和穴位。

2. 能够识别并处理拔罐操作中的意外事故和不良反应。

素养目标

1. 培养以人为本的整体思维。

2. 培养学生规范的操作意识，树立工匠精神。

3. 培养学生爱老、敬老和孝老的职业素养。

情境导入：张爷爷，65岁，平素喜欢游泳，昨日游泳后受风，今日恶寒，发热，头痛，项强，背痛，流鼻涕。诊断为感冒。

请问：1. 为缓解张爷爷的感冒症状，采用拔罐疗法，可以选择哪些部位进行操作？

2. 拔罐过程中，有哪些注意事项？

一、拔罐的认知

拔罐法，也称吸筒疗法，是一种以罐为工具，利用燃烧、抽吸、蒸汽等方法，造成罐内负压，使罐吸附于腧穴或体表的一定部位，使局部皮肤充血甚至瘀血，以调整机体功能，达到防治疾病目的的方法。

最早以兽角为罐具，现已逐步发展为竹罐、金属罐、陶瓷罐、玻璃罐、抽气罐、多功能罐等多种材质的罐具，操作方法也有改进和发展，治疗范围逐渐扩大，成为针灸临床常用治疗手段之一（图4-2-1）。

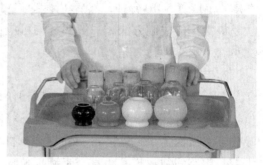

图 4-2-1　罐具

二、拔罐的作用

拔罐法具有开泄腠理、祛风散寒、除湿拔毒、通经活络、行气活血、祛瘀生新、消肿止痛等作用。

拔罐产生的真空负压有较强的吸拔之力，其吸拔力作用在经络穴位上，使体内的病理产物通过皮肤毛孔排出体外，从而使经络气血得以疏通，脏腑功能得以调整，达到防治疾病的目的。

三、拔罐的操作方法

（一）罐的吸附方法

1. 火罐法

火罐法是指通过燃烧加热罐内空气，利用罐内空气冷却时形成的负压，将罐吸附于体表的方法。临床常用以下两种方法。

（1）闪火法：闪火法是用止血钳或镊子夹住95%乙醇棉球，点燃后在火罐内旋绕数圈后抽出，迅速将罐叩于应拔部位。此法较安全，不受体位限制，是最常用的拔罐方法。

注意操作时不要烧灼罐口，以免烫伤皮肤（图 4-2-2）。

（2）抽气罐法：抽气罐法是通过机械装置抽出罐内部分空气，形成罐内负压，使罐吸附于体表的方法。操作时，先将抽气罐紧叩在应拔部位，用抽气筒从罐内抽气，使罐吸附于皮肤上（图 4-2-3）。

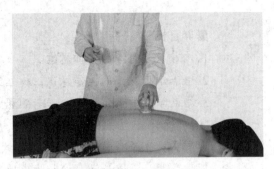

图 4-2-2　闪火法

（二）拔罐的应用方法

临床上，可根据病情和病变部位选择不同的操作方法。常用的有以下 5 种。

1. 留罐法

留罐法，又称坐罐法，是指将罐具吸拔在皮肤上留置 5~10 分钟，然后将罐起下。此法是最常用的拔罐方法，一般疾病均可应用（图 4-2-4）。

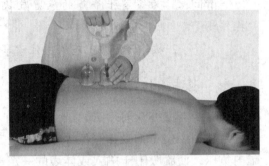

图 4-2-3　抽气罐法

2. 走罐法

走罐法，又名推罐法，即先在拟操作部位涂上凡士林等润滑剂，再用上述方法将罐吸住，然后医生手握罐体，均匀用力，将罐沿着一定路线往返推动，直至走罐部位皮肤红润、充血甚至瘀血时，将罐起下。此法适宜于脊背、腰臀、大腿等面积较大、肌肉丰厚的部位（图 4-2-5）。

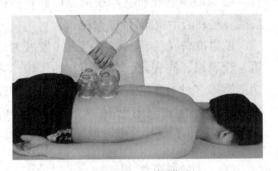

图 4-2-4　留罐法

3. 闪罐法

闪罐法是将罐吸拔于所选部位，立即取下，再迅速拔上、取下，如此反复，直至皮肤潮红。闪罐动作要迅速、准确，手法要轻巧，吸附力适中，多用于局部皮肤麻木、疼痛或功能减退等疾患，尤其适用于不宜留罐的部位及儿童患者。需注意一罐多次闪罐后，罐口温度升高，应及时换罐，以免烫伤（图 4-2-6）。

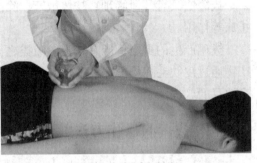

图 4-2-5　走罐法

4. 刺血拔罐法

刺血拔罐法，又称刺络拔罐法，是指在局部消毒，并用三棱针、粗毫针等点刺或皮肤针叩刺出血后，再在出血部位拔罐、留罐，以加强刺血治疗效果的方法。留罐时间一般在 5~10 分钟。此法多用于治疗各种急慢性软组织损伤、神经性皮炎、痤疮、皮肤瘙痒、丹毒、坐骨神经痛等（图 4-2-7）。

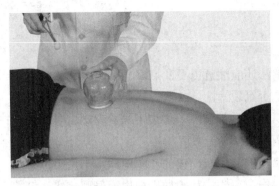

图 4-2-6 闪罐法

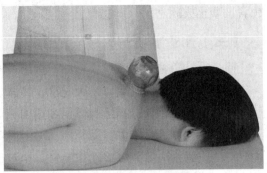

图 4-2-7 刺络拔罐法

5. 留针拔罐法

留针拔罐法，是指在毫针留针过程中，在留针部位加用拔罐的方法。操作时，先以毫针针刺得气后留针，再以毫针为中心，加用拔罐，并留置 10~15 分钟，然后起罐、起针（图 4-2-8）。

（三）起罐的方法

起罐时，一手握住罐体中下部，另一手拇指或食指按压罐口边缘的皮肤，使罐口与皮肤之间产生空隙，空气进入罐内，即可将罐取下。抽气罐则提起其上方的阀门，使空气进入罐内，罐具即自行脱落（图 4-2-9）。

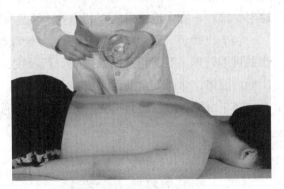

图 4-2-8 留针拔罐法

四、适应证、禁忌证和注意事项

（一）适应证

拔罐的适用范围较广，常用于颈肩腰腿痛、软组织闪挫扭伤、关节痛等局部病症，也可用于伤风感冒、头痛、面瘫、三

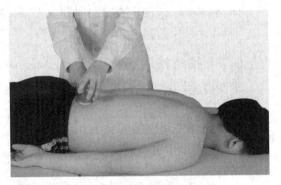

图 4-2-9 起罐法

叉神经痛、中风后遗症、咳嗽、哮喘、厌食症、消化不良、泄泻、遗尿、月经不调、痛经等内科、妇科、儿科病症，以及丹毒、疮疡初起未溃、痤疮、湿疹、神经性皮炎、皮肤瘙痒症、带状疱疹、目赤肿痛、睑腺炎等外科病、皮肤病、五官科病症。

（二）禁忌证

（1）带有心脏起搏器等金属物体的患者，禁用电磁拔罐器具。

（2）皮肤有毛发、皱纹、溃疡、瘢痕，骨骼凹凸、水肿、过敏处，外伤骨折部位，大血管分布部位，五官部位，孕妇的腹部、腰骶部禁止拔罐。

（3）血小板减少性紫癜、白血病等有出血倾向的疾病，传染性皮肤病，高热，抽搐等患者，禁止拔罐。

（三）注意事项

除遵循针灸施术的注意事项外，运用拔罐法还应注意以下几点。

（1）拔罐前要检查罐口是否光滑，罐体是否有裂缝。

（2）拔罐时，要选择适当体位和肌肉相对丰满的部位。若体位不当、移动，骨骼凹凸不平，毛发较多者，罐体容易脱落，均不适用。

（3）拔罐手法要熟练，动作要轻、快、稳、准。用于燃火的乙醇棉球，不可吸过多乙醇，以免拔罐时乙醇滴落到患者皮肤上造成烫伤。留罐过程中如出现拔罐局部疼痛，可减压放气或立即起罐。起罐时不可硬拉或旋转罐具，以免引起疼痛，甚至损伤皮肤。使用多罐时，罐距不宜太近，以防互相牵拉产生疼痛或脱罐。

（4）拔罐后局部呈红晕或紫绀色为正常现象。若烫伤或留罐时间长，皮肤起水疱时，小的可不处理，但防止擦破，任其自行吸收；大水疱应局部消毒后，用无菌针具刺破，压出疱内液体，涂以碘伏消毒，覆盖消毒敷料，防止感染。

（5）留针拔罐，罐具选择宜大，毫针针柄宜短，以免吸拔时罐具碰触针柄而致损伤。

五、典型应用案例

（一）颈肩痛拔罐

案例描述：王奶奶，女，65岁，因天气转冷，颈肩痛发作，疼痛难忍，影响睡眠。

［选取穴位］风池，大椎，肩井，天宗，肩胛骨内侧缘。

［操作方法］留罐5~10分钟。

（二）腰痛拔罐

案例描述：刘爷爷，男，65岁，今日早起自诉腰痛，从臀部到下肢后侧有痛麻感。

［选取穴位］肾俞，大肠俞，秩边，环跳，委中，承山。

［操作方法］留罐5~10分钟。

（三）咳喘病拔罐

案例描述：张爷爷，男，70岁，每年秋冬季节，哮喘易发作，近日发作频率增加，咳喘加重，有痰。

［选取穴位］风池，大椎，风门，肺俞，肾俞。

［操作方法］留罐5~10分钟。

（四）胃肠病拔罐

案例描述：孙爷爷，男，65岁，平素喜欢吃甜食，今日家庭聚餐，吃了很多甜食，食后胃胀，恶心，反胃，大便不畅。

［选取穴位］中脘，水分，天枢，大横，梁门。

［操作方法］闪罐后留罐5~10分钟。

（五）膝关节痛拔罐

案例描述：徐奶奶，女，68 岁，家住 5 楼，每日上下楼困难，需扶着楼梯扶手上下楼，自觉膝关节痛，无力。

［选取穴位］梁丘，血海，阳陵泉，阴陵泉，足三里。

［操作方法］留罐 5~10 分钟。

任务三　耳穴保健

学习目标

知识目标

1. 能说出耳穴的作用原理。

2. 能说出耳穴定位及贴压要点。

能力目标

1. 能够准确定位耳穴。

2. 能熟练掌握耳穴贴压的技术。

素养目标

1. 培养以人为本的整体思维。

2. 培养学生规范的操作意识，树立工匠精神。

3. 培养学生爱老、敬老和孝老的职业素养。

情境导入： 秦奶奶，75 岁，每逢夜里 1 点多就腰痛，腰痛难忍，甚则彻夜不眠，到医院检查，显示为肾囊肿，因年纪大，家人不想做手术，来中医科就诊，初来怀疑腰椎的问题，用手法治疗后腰痛未缓解，参考肾囊肿的诊断报告，选择耳部的肾穴、膀胱穴，采用耳豆贴压，强刺激按压，患者腰痛立止，观察 30 分钟后，腰痛未发。

请问： 1. 为什么耳朵上的穴位止痛效果立竿见影呢？

2. 耳穴的作用有哪些？

一、耳穴的认知

耳针法，是指采用针刺或其他方法刺激耳穴，以防治疾病的一类方法。耳针法以耳穴为刺激部位，耳穴是指分布在耳廓上的一些特定区域。耳针法治疗范围较广，操作方便，对疾病诊断也有一定的参考价值。

运用耳穴治疗疾病历史悠久，《灵枢·五邪》中记载："邪在肝，则两胁中痛……取耳间青脉，以去其掣。"《灵枢·厥病》称："耳聋无闻，取耳中。"唐代《备急千金要方》中有取耳穴治疗黄疸、寒暑疫毒等病的记载。后世文献也有用针、灸、熨、按摩、耳道塞药等方法刺激耳廓以防治疾病和以望、触耳廓的方法诊断疾病的论述。为了便于国际间的交流和研究，2008 年我国制订了《国家标准耳穴名称和部位》。

二、耳穴的作用

（一）耳与经络的联系

耳与经络的联系密切。《阴阳十一脉灸经》提到了"耳脉"，《内经》对耳与经络的关系做了较详细的阐述，如《灵枢·口问》篇言："耳者，宗脉之所聚也。"手太阳、手足少阳、手阳明等经脉、经别都入耳中，足阳明、足太阳的经脉则分别上耳前，至耳上角。六阴经虽不直接入耳，但都通过经脉、经别等与阳经相合而与耳联系。因此，十二经脉都直接或间接上达于耳。奇经八脉中的阴跷、阳跷脉并入耳后，阳维脉循头入耳。

（二）耳与脏腑的联系

耳与脏腑的生理功能、病理变化也密切相关。《内经》《难经》记载了耳与五脏之间生理功能上的联系。如《灵枢·脉度》言："肾气通于耳，肾和则耳能闻五音矣。"《难经·四十难》说："肺主声，故令耳闻声。"后世医家更加详细地论述了耳与脏腑的关系，如《证治准绳》说："肾为耳窍之主，心为耳窍之客。"《厘正按摩要术》将耳背分属五脏："耳珠属肾，耳轮属脾，耳上轮属心，耳皮肉属肺，耳背玉楼属肝。"

人体脏腑或躯体有病变时，往往在耳廓的相应部位出现压痛敏感、变形、变色和皮肤电阻特异性改变等反应，临床中可参考这些现象来诊断疾病，并通过刺激这些部位防治疾病。

三、耳穴的操作方法

（一）认识耳廓的表面结构

耳廓可分为耳廓正面、耳廓背面和耳根三部分，其体表解剖名称如下（图4-3-1）。

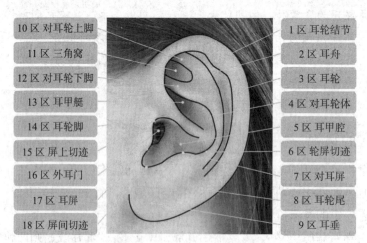

图4-3-1　耳廓的表面结构

（二）耳穴的分布规律

耳穴在耳廓的分布犹如一个倒置在子宫内的胎儿，其分布规律是：与面颊相应的耳穴在耳垂，与上肢相应的耳穴在耳舟，与躯干和下肢相应的耳穴在对耳轮体和对耳轮上、下脚，与内脏相应的耳穴集中在耳甲，其中与腹腔脏器相应的耳穴多在耳甲艇，与胸腔脏器相应的耳穴多在耳甲腔，与消化道相应的耳穴弧形排列在耳轮脚周围（图 4-3-2）。

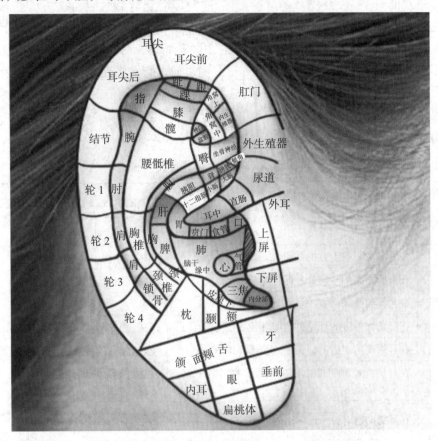

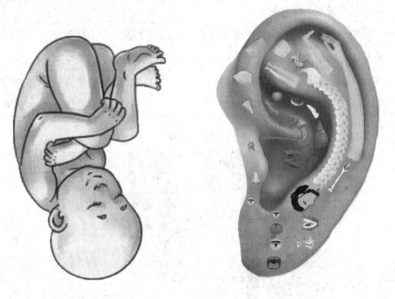

图 4-3-2　耳穴的分布规律

（三）耳穴的分布和主治

1. 耳轮穴位

耳轮分为 12 个区。耳轮脚为耳轮 1 区；耳轮脚切迹到对耳轮下脚上缘之间的耳轮分为 3 等份，自下而上依次为耳轮 2 区、耳轮 3 区、耳轮 4 区；对耳轮下脚上缘到对耳轮上脚前缘之间的耳轮为耳轮 5 区；对耳轮上脚前缘到耳尖之间的耳轮为耳轮 6 区；耳尖到耳轮结节上缘为耳轮 7 区；耳轮结节上缘到耳轮结节下缘为耳轮 8 区；耳轮结节下缘到轮垂切迹之间的耳轮分为 4 等份，自上而下依次为耳轮 9 区、耳轮 10 区、耳轮 11 区、耳轮 12 区。穴位名称、部位及主治见下表（表 4-3-1，图 4-3-3）。

表 4-3-1　耳轮穴位定位及主治

穴位名称	部位	主治
耳中	在耳轮脚处，即耳轮 1 区	呃逆、荨麻疹、皮肤瘙痒症、小儿遗尿、咯血、出血性疾病
直肠	在耳轮脚棘前上方的耳轮处，即耳轮 2 区	便秘、腹泻、脱肛、痔疮
尿道	在直肠上方的耳轮处，即耳轮 3 区	尿频、尿急、尿痛、尿潴留
外生殖器	在对耳轮下脚前方的耳轮处，即耳轮 4 区	睾丸炎、附睾炎、外阴瘙痒症
肛门	在三角窝前方的耳轮处，即耳轮 5 区	痔疮、肛裂
耳尖前	在耳廓向前对折上部尖端的前部，即耳轮 6 区	发热、感冒、痔疮、肛裂、结膜炎
耳尖	在耳廓向前对折的上部尖端处，即耳轮 6 区、7 区交界处	发热、高血压、急性结膜炎、麦粒肿、牙痛、失眠
耳尖后	在耳廓向前对折上部尖端的后部，即耳轮 7 区	发热、扁桃体炎、上呼吸道感染、结膜炎
结节	在耳轮结节处，即耳轮 8 区	头晕、头痛、高血压
轮 1	在耳轮结节下方的耳轮处，即耳轮 9 区	发热、扁桃体炎、上呼吸道感染
轮 2	在轮 1 下方的耳轮处，即耳轮 10 区	发热、扁桃体炎、上呼吸道感染
轮 3	在轮 2 下方的耳轮处，即耳轮 11 区	发热、扁桃体炎、上呼吸道感染
轮 4	在轮 3 下方的耳轮处，即耳轮 12 区	发热、扁桃体炎、上呼吸道感染

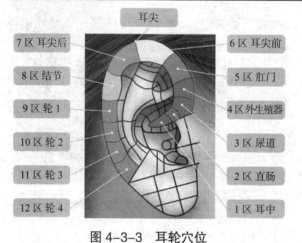

图 4-3-3　耳轮穴位

2. 耳舟穴位

耳舟分为 6 个区，自上而下依次为耳舟 1 区、耳舟 2 区、耳舟 3 区、耳舟 4 区、耳舟 5 区、耳舟 6 区。穴位名称、部位及主治见下表（表 4-3-2，图 4-3-4）。

表 4-3-2 耳舟穴位定位及主治

穴位名称	部位	主治
指	在耳舟上方处，即耳舟 1 区	甲沟炎、手指麻木和疼痛
腕	在指区的下方处，即耳舟 2 区	腕部疼痛
风溪	在耳轮结节前方，指区与腕区之间，即耳舟 1、2 区交界处	荨麻疹、皮肤瘙痒症、过敏性鼻炎、哮喘
肘	在腕区的下方处，即耳舟 3 区	肱骨外上髁炎、肘部疼痛
肩	在肘区的下方处，即耳舟 4、5 区	肩关节周围炎、肩部疼痛
锁骨	在肩区的下方处，即耳舟 6 区	肩关节周围炎

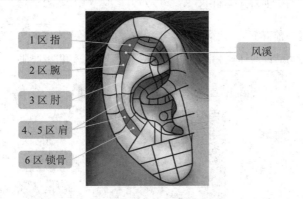

图 4-3-4 耳舟穴位

3. 对耳轮穴位

对耳轮分为 13 个区。对耳轮上脚分为上、中、下 3 等份，下 1/3 为对耳轮 5 区，中 1/3 为对耳轮 4 区；上 1/3 又分为上、下 2 等份，下 1/2 为对耳轮 3 区；再将上 1/2 分为前后 2 等份，后 1/2 为对耳轮 2 区，前 1/2 为对耳轮 1 区。

对耳轮下脚分为前、中、后 3 等份，中、前 2/3 为对耳轮 6 区，后 1/3 为对耳轮 7 区。

对耳轮体从对耳轮上、下脚分叉处至轮屏切迹分为 5 等份，再沿对耳轮耳甲缘将对耳轮体分为前 1/4 和后 3/4 两部分，前上 2/5 为对耳轮 8 区，后上 2/5 为对耳轮 9 区，前中 2/5 为对耳轮 10 区，后中 2/5 为对耳轮 11 区，前下 1/5 为对耳轮 12 区，后下 1/5 为对耳轮 13 区。穴位名称、部位及主治见下表（表 4-3-3，图 4-3-5）。

表 4-3-3 对耳轮穴位定位及主治

穴位名称	部位	主治
跟	在对耳轮上脚前上部，即对耳轮 1 区	足跟痛
趾	在耳尖下方的对耳轮上脚后上部，即对耳轮 2 区	甲沟炎、趾部疼痛

穴位名称	部位	主治
踝	在趾、跟区下方处，即对耳轮 3 区	踝关节扭伤
膝	在对耳轮上脚中 1/3 处，即对耳轮 4 区	膝关节疼痛、坐骨神经痛
髋	在对耳轮上脚的下 1/3 处，即对耳轮 5 区	髋关节疼痛、坐骨神经痛、腰骶部疼痛
坐骨神经	在对耳轮下脚的前 2/3 处，即对耳轮 6 区	坐骨神经痛、下肢瘫痪
交感	在对耳轮下脚前端与耳轮内缘交界处，即对耳轮 6 区前端	胃肠痉挛、心绞痛、胆绞痛、输尿管结石、自主神经功能紊乱
臀	在对耳轮下脚的后 1/3 处，即对耳轮 7 区	坐骨神经痛、臀筋膜炎
腹	在对耳轮体前部上 2/5 处，即对耳轮 8 区	腹痛、腹胀、腹泻、急性腰扭伤、痛经、产后宫缩痛
腰骶椎	在腹区后方，即对耳轮 9 区	腰骶部疼痛
胸	在对耳轮体前部中 2/5 处，即对耳轮 10 区	胸胁疼痛、肋间神经痛、胸闷、乳腺炎
胸椎	在胸区后方，即对耳轮 11 区	胸痛、经前乳房胀痛、乳腺炎、产后泌乳不足
颈	在对耳轮体前部下 1/5 处，即对耳轮 12 区	落枕、颈椎疼痛
颈椎	在颈区后方，即对耳轮 13 区	落枕、颈椎综合征

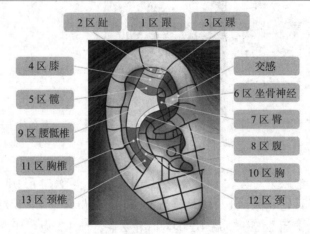

图 4-3-5   对耳轮穴位

4. 三角窝穴位

三角窝分为 5 个区。将三角窝由耳轮内缘至对耳轮上、下脚分叉处分为前、中、后 3 等份，中 1/3 为三角窝 3 区；再将前 1/3 分为上、中、下 3 等份，上 1/3 为三角窝 1 区，中、下 2/3 为三角窝 2 区；再将后 1/3 分为上、下 2 等份，上 1/2 为三角窝 4 区，下 1/2 为三角窝 5 区。穴位名称、部位及主治见下表（表 4-3-4，图 4-3-6）。

表 4-3-4　三角窝穴位定位及主治

穴位名称	部位	主治
角窝上	在三角窝前 1/3 的上部，即三角窝 1 区	高血压
内生殖器	在三角窝前 1/3 的下部，即三角窝 2 区	痛经、月经不调、白带过多、功能失调性子宫出血、阳痿、遗精、早泄
角窝中	在三角窝中 1/3 处，即三角窝 3 区	哮喘
神门	在三角窝后 1/3 的上部，即三角窝 4 区	失眠、多梦、戒断综合征、癫痫、高血压、神经衰弱
盆腔	在三角窝后 1/3 的下部，即三角窝 5 区	盆腔炎、附件炎

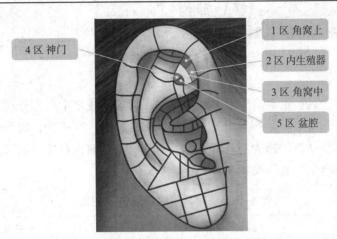

图 4-3-6　三角窝穴位

5. 耳屏穴位

耳屏分为 4 个区。耳屏外侧面分为上、下 2 等份，上部为耳屏 1 区，下部为耳屏 2 区；将耳屏内侧面分为上、下 2 等份，上部为耳屏 3 区，下部为耳屏 4 区。穴位名称、部位及主治见下表（表 4-3-5，图 4-3-7）。

表 4-3-5　耳屏穴位定位及主治

穴位名称	部位	主治
上屏	在耳屏外侧面上 1/2 处，即耳屏 1 区	咽炎、鼻炎
下屏	在耳屏外侧面下 1/2 处，即耳屏 2 区	鼻炎、鼻塞
外耳	在屏上切迹前方近耳轮部，即耳屏 1 区上缘处	外耳道炎、中耳炎、耳鸣
屏尖	在耳屏游离缘上部尖端，即耳屏 1 区后缘处	发热、牙痛、斜视
外鼻	在耳屏外侧面中部，即耳屏 1、2 区之间	鼻前庭炎、鼻炎
肾上腺	在耳屏游离缘下部尖端，即耳屏 2 区后缘处	低血压、风湿性关节炎、腮腺炎、链霉素中毒、眩晕、休克
咽喉	在耳屏内侧面上 1/2 处，即耳屏 3 区	声音嘶哑、咽炎、扁桃体炎、失语、哮喘
内鼻	在耳屏内侧面下 1/2 处，即耳屏 4 区	鼻炎、上颌窦炎、鼻衄
屏间前	在屏间切迹前方耳屏最下部，即耳屏 2 区下缘处	咽炎、口腔炎

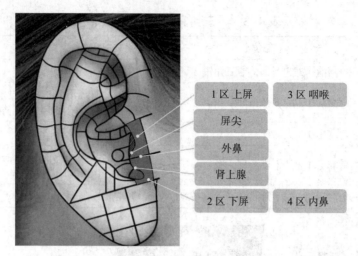

图 4-3-7 耳屏穴位

6. 对耳屏穴位

对耳屏分为 4 个区。由对屏尖及对屏尖至轮屏切迹连线之中点，分别向耳垂上线作两条垂线，将对耳屏外侧面及其后部分成前、中、后 3 区，前为对耳屏 1 区，中为对耳屏 2 区，后为对耳屏 3 区。对耳屏内侧面为对耳屏 4 区。穴位名称、部位及主治见下表（表 4-3-6，图 4-3-8）。

表 4-3-6　对耳屏穴位定位及主治

穴位名称	部位	主治
额	在对耳屏外侧面的前部，即对耳屏 1 区	头痛、头晕、失眠、多梦
屏间后	在屏间切迹后方对耳屏前下部，即对耳屏 1 区下缘处	额窦炎
颞	在对耳屏外侧面的中部，即对耳屏 2 区	偏头痛、头晕
枕	在对耳屏外侧面的后部，即对耳屏 3 区	头晕、头痛、癫痫、哮喘、神经衰弱
皮质下	在对耳屏内侧面，即对耳屏 4 区	痛证、间日疟、神经衰弱、假性近视、失眠
对屏尖	在对耳屏游离缘的尖端，即对耳屏 1、2、4 区交点处	哮喘、腮腺炎、睾丸炎、附睾炎、神经性皮炎
缘中	在对耳屏游离缘上，对屏尖与轮屏切迹之中点处，即对耳屏 2、3、4 区交点处	遗尿、内耳性眩晕、尿崩症、功能失调性子宫出血
脑干	在轮屏切迹处，即对耳屏 3、4 区之间	眩晕、后头痛、假性近视

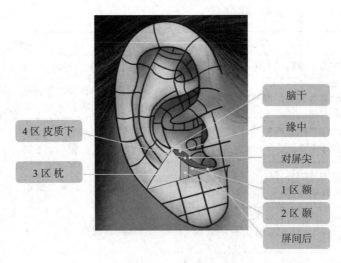

图 4-3-8　对耳屏穴位

7. 耳甲穴位

　　将耳甲用标志点、线分为 18 个区。在耳轮的内缘上，设耳轮脚切迹至对耳轮下脚间中、上 1/3 交界处为 A 点；在耳甲内，由耳轮脚消失处向后作一水平线与对耳轮耳甲缘相交，设交点为 D 点；设耳轮脚消失处至 D 点连线的中、后 1/3 交界处为 B 点；设外耳道口后缘上 1/4 与下 3/4 交界处为 C 点。从 A 点向 B 点作一条与对耳轮耳甲艇缘弧度大体相仿的曲线；从 B 点向 C 点作一条与耳轮脚下缘弧度大体相仿的曲线。

　　BC 线前段与耳轮脚下缘间分成 3 等份，前 1/3 为耳甲 1 区，中 1/3 为耳甲 2 区，后 1/3 为耳甲 3 区。ABC 线前方，耳轮脚消失处为耳甲 4 区。将 AB 线前段与耳轮脚上缘及部分耳轮内缘间分成 3 等份，后 1/3 为 5 区，中 1/3 为 6 区，前 1/3 为 7 区。将对耳轮下脚下缘前、中 1/3 交界处与 A 点连线，该线前方的耳甲艇部为耳甲 8 区。将 AB 线前段与对耳轮下脚下缘间耳甲 8 区以后的部分，分为前、后 2 等份，前 1/2 为耳甲 9 区，后 1/2 为耳甲 10 区。在 AB 线后段上方的耳甲艇部，将耳甲 10 区后缘与 BD 线之间分成上、下 2 等份，上 1/2 为耳甲 11 区，下 1/2 为耳甲 12 区。由轮屏切迹至 B 点作连线，该线后方、BD 线下方的耳甲腔部为耳甲 13 区。

　　以耳甲腔中央为圆心，圆心与 BC 线间距离的 1/2 为半径作圆，该圆形区域为耳甲 15 区。过 15 区最高点及最低点分别向外耳门后壁作两条切线，切线间为耳甲 16 区。15、16 区周围为耳甲 14 区。将外耳门的最低点与对耳屏耳甲缘中点相连，再将该线以下的耳甲腔部分为上、下 2 等份，上 1/2 为耳甲 17 区，下 1/2 为耳甲 18 区。穴位名称、部位及主治见下表（表 4-3-7，图 4-3-9）。

表 4-3-7　耳甲穴位定位及主治

穴位名称	部位	主治
口	在耳轮脚下方前 1/3 处，即耳甲 1 区	面瘫、口腔炎、胆囊炎、胆石症、戒断综合征、牙周炎、舌炎
食管	在耳轮脚下方中 1/3 处，即耳甲 2 区	食管炎、食管痉挛

穴位名称	部位	主治
贲门	在耳轮脚下方后 1/3 处，即耳甲 3 区	贲门痉挛、神经性呕吐
胃	在耳轮脚消失处，即耳甲 4 区	胃痉挛、胃炎、胃溃疡、消化不良、恶心呕吐、前额痛、牙痛、失眠
十二指肠	在耳轮脚及部分耳轮与 AB 线之间的后 1/3 处，即耳甲 5 区	十二指肠溃疡、胆囊炎、胆石症、幽门痉挛、腹胀、腹泻、腹痛
小肠	在耳轮脚及部分耳轮与 AB 线之间的中 1/3 处，即耳甲 6 区	消化不良、腹痛、腹胀、心动过速
大肠	在耳轮脚及部分耳轮与 AB 线之间的前 1/3 处，即耳甲 7 区	腹泻、便秘、咳嗽、牙痛、痤疮
阑尾	在小肠区与大肠区之间，即耳甲 6、7 区交界处	单纯性阑尾炎、腹泻
艇角	在对耳轮下脚下方前部，即耳甲 8 区	前列腺炎、尿道炎
膀胱	在对耳轮下脚下方中部，即耳甲 9 区	膀胱炎、遗尿、尿潴留、腰痛、坐骨神经痛、后头痛
肾	在对耳轮下脚下方后部，即耳甲 10 区	腰痛、耳鸣、神经衰弱、肾盂肾炎、遗尿、遗精、阳痿、早泄、哮喘、月经不调
输尿管	在肾区与膀胱区之间，即耳甲 9、10 区交界处	输尿管结石绞痛
胰胆	在耳甲艇的后上部，即耳甲 11 区	胆囊炎、胆石症、胆道蛔虫症、偏头痛、带状疱疹、中耳炎、耳鸣、急性胰腺炎
肝	在耳甲艇的后下部，即耳甲 12 区	胁痛、眩晕、经前期紧张综合征、月经不调、更年期综合征、高血压、假性近视、单纯性青光眼
艇中	在小肠区与肾区之间，即耳甲 6、10 区交界处	腹痛、腹胀、胆道蛔虫症
脾	在 BD 线下方，耳甲腔的后上部，即耳甲 13 区	腹胀、腹泻、便秘、食欲不振、功能失调性子宫出血、白带过多、内耳性眩晕
心	在耳甲腔正中凹陷处，即耳甲 15 区	心动过速、心律不齐、心绞痛、无脉症、神经衰弱、癔症、口舌生疮
气管	在心区与外耳门之间，即耳甲 16 区	哮喘、支气管炎
肺	在心、气管区周围处，即耳甲 14 区	咳嗽、胸闷、声音嘶哑、皮肤瘙痒症、荨麻疹、便秘、戒断综合征
三焦	在外耳门后下，肺与内分泌区之间，即耳甲 17 区	便秘、腹胀、上肢外侧疼痛、水肿、耳鸣、耳聋、糖尿病
内分泌	在屏间切迹内，耳甲腔的底部，即耳甲 18 区	痛经、月经不调、更年期综合征、痤疮、间日疟、甲状腺功能减退或亢进症

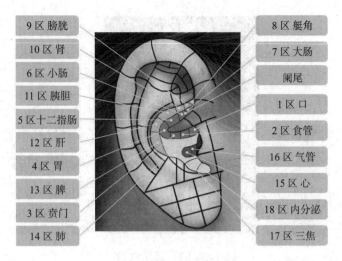

图 4-3-9 耳甲穴位

9区 膀胱
10区 肾
6区 小肠
11区 胰胆
5区 十二指肠
12区 肝
4区 胃
13区 脾
3区 贲门
14区 肺

8区 艇角
7区 大肠
阑尾
1区 口
2区 食管
16区 气管
15区 心
18区 内分泌
17区 三焦

8. 耳垂穴位

耳垂分为 9 个区。在耳垂上线（经屏间切迹与轮垂切迹所做的直线）至耳垂下缘最低点之间作两条等距离平行线，于上平行线上引两条垂直等分线，将耳垂分为 9 个区。上部由前到后依次为耳垂 1 区、耳垂 2 区、耳垂 3 区；中部由前到后依次为耳垂 4 区、耳垂 5 区、耳垂 6 区；下部由前到后依次为耳垂 7 区、耳垂 8 区、耳垂 9 区。穴位名称、部位及主治见下表（表 4-3-8，图 4-3-10）。

表 4-3-8 耳垂穴位定位及主治

穴位名称	部位	主治
牙	在耳垂正面前上部，即耳垂 1 区	牙痛、牙周炎、低血压
舌	在耳垂正面中上部，即耳垂 2 区	舌炎、口腔炎
颌	在耳垂正面后上部，即耳垂 3 区	牙痛、颞颌关节功能紊乱症
垂前	在耳垂正面前中部，即耳垂 4 区	神经衰弱、牙痛
眼	在耳垂正面中央部，即耳垂 5 区	急性结膜炎、电光性眼炎、睑腺炎、假性近视
内耳	在耳垂正面后中部，即耳垂 6 区	内耳性眩晕症、耳鸣、听力减退、中耳炎
面颊	在耳垂正面眼区与内耳区之间，即耳垂 5、6 区交界处	周围性面瘫、三叉神经痛、痤疮、扁平疣、面肌痉挛、腮腺炎
扁桃体	在耳垂正面下部，即耳垂 7、耳垂 8、耳垂 9 区	扁桃体炎、咽炎

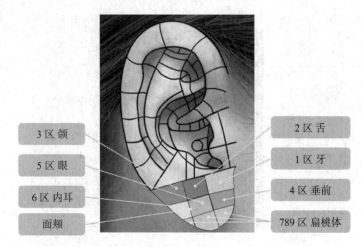

图 4-3-10　耳垂穴位

9. 耳背穴位

耳背分为 5 个区。分别过对耳轮上、下脚分叉处耳背对应点和轮屏切迹耳背对应点作两条水平线，将耳背分为上、中、下 3 部，上部为耳背 1 区，下部为耳背 5 区，再将中部分为内、中、外 3 等份，内 1/3 为耳背 2 区，中 1/3 为耳背 3 区，外 1/3 为耳背 4 区。穴位名称、部位及主治见下表（表 4-3-9，图 4-3-11）。

表 4-3-9　耳背穴位定位及主治

穴位名称	部位	主治
耳背心	在耳背上部，即耳背 1 区	心悸、失眠、多梦
耳背肺	在耳背中内部，即耳背 2 区	哮喘、皮肤瘙痒症
耳背脾	在耳背中央部，即耳背 3 区	胃痛、消化不良、食欲不振
耳背肝	在耳背中外部，即耳背 4 区	胆囊炎、胆石症、胁痛
耳背肾	在耳背下部，即耳背 5 区	头痛、头晕、神经衰弱
耳背沟	在对耳轮沟和对耳轮上、下脚沟处	高血压、皮肤瘙痒症

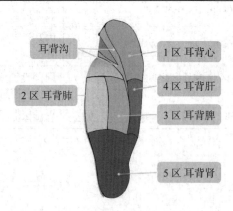

图 4-3-11　耳背穴位

10. 耳根穴位

耳根的穴位名称、部位及主治见下表（表 4-3-10，图 4-3-12）。

表 4-3-10 耳根穴位定位及主治

穴位名称	部位	主治
上耳根	在耳廓与头部相连的最上处	鼻衄
耳迷根	在耳轮脚沟的耳根处	胆囊炎、胆石症、胆道蛔虫症、腹痛、腹泻、鼻塞、心动过速
下耳根	在耳廓与头部相连的最下处	低血压、下肢瘫痪、小儿麻痹后遗症

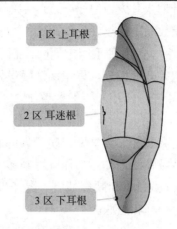

图 4-3-12 耳根穴位

（四）耳穴治疗的操作步骤

1.耳穴的选取原则

（1）按相应部位选穴：即选用与病变部位相对应的耳穴，如胃病取胃穴、目病选眼穴、膝关节痛选膝穴等。

（2）按脏腑辨证选穴：根据脏腑理论，按各脏腑的生理功能和病理反应辨证取穴，如眼疾选肝穴、耳疾选肾穴、皮肤疾选肺穴等。

（3）按经络辨证选穴：根据十二经脉循行和其病候取穴，如坐骨神经痛取膀胱或胰胆穴、牙痛取大肠穴等。

（4）按西医理论选穴：耳穴中一些穴名是根据西医理论命名的，如交感、肾上腺、内分泌等。这些穴位的功能基本与西医理论一致，选穴时应予以考虑，如炎性疾病取肾上腺穴。

（5）按临床经验选穴：临床实践发现有些耳穴具有治疗本部位以外疾病的作用，如枕是止晕要穴，神门穴是止痛、镇静的要穴等。

2.耳穴的诊察

疾病发生时往往会在耳廓的相应区域出现不同的病理反应（阳性反应），如皮肤色泽、形态改变，局部压痛明显，耳穴电阻下降等。对这些病理反应点进行诊查，既可以结合临床症状辅助诊断，又可以为拟定耳穴处方提供依据。常用的耳穴诊查方法有以下3种。

（1）望诊法：在自然光线下，用肉眼或放大镜直接观察耳廓皮肤有无变色、变形等征象，如脱屑、丘疹、硬结、水疱、充血、色素沉着以及血管的形状、颜色的变异等。

（2）压痛法：用弹簧探棒、毫针针柄或火柴棒等工具以均匀的压力，在与疾病相应的耳穴区，由周围逐渐向中心探压；或自上而下、自外而内对整个耳廓进行普查。当探查至痛点时，患者会出现皱眉、眨眼、呼痛、躲闪等反应。

（3）皮肤电阻测定法：用耳穴探测仪测定耳廓皮肤电阻、电位、电容等变化，如电阻值降低，导电量增加，形成良导点者，可供诊断参考。

3. 耳穴贴压的操作步骤

（1）耳穴埋针法：是将撳针埋入耳穴以防治疾病的一种方法，适用于慢性疾病和疼痛性疾病，起到持续刺激、巩固疗效和防止复发的作用。

［操作方法］耳穴常规消毒后，医者押手固定耳廓，刺手用镊子或止血钳夹住撳针针柄，刺入耳穴，用医用胶布固定并适度按压。根据病情嘱患者每日自行按压 3~5 次。一般取患侧耳廓，必要时也可取双耳进行治疗。一般留置 1~3 天后取出撳针，并消毒埋针部位，5 次为 1 个疗程。

（2）耳穴压丸法：使用一定丸状物贴压耳穴以防治疾病的一种方法。具有安全、无创、无痛，且能起到持续刺激的作用。压丸材料多为王不留行籽、油菜籽、小米、莱菔子等表面光滑、大小和硬度适宜、易于获取的丸状物。目前，临床上广泛使用的是王不留行籽和磁珠。

［操作方法］将压丸贴附在 0.6cm×0.6cm 大小的医用胶布中央，操作时，耳廓常规消毒，医者一手固定耳廓，另一手用镊子夹取耳穴压丸贴片，用镊子夹住胶布，贴敷在选用的耳穴上，并适度按揉，使耳廓有发热、肿痛感。根据病情嘱患者每日定时按揉 3~5 次，2~4 天更换一次，两耳交替进行。

四、适应证、禁忌证和注意事项

（一）适应证

（1）疼痛性疾病：如头痛、肋间神经痛等神经性疼痛；扭伤、挫伤等外伤性疼痛；各种外科手术后所产生的伤口痛及胃痛、胆绞痛等内脏痛。

（2）炎症性疾病：如急性结膜炎、中耳炎、牙周炎、咽喉炎、扁桃体炎、腮腺炎、气管炎、肠炎、盆腔炎、风湿性关节炎、面神经炎、末梢神经炎等。

（3）功能紊乱性疾病：如眩晕症、心律不齐、高血压、多汗症、胃肠神经症、月经不调、遗尿、神经衰弱、癔症等。

（4）变态反应性疾病：如过敏性鼻炎、哮喘、过敏性结肠炎、荨麻疹等。

（5）内分泌代谢性疾病：如甲状腺功能亢进或低下、单纯性肥胖症、围绝经期综合征等。

（6）传染性疾病：如细菌性痢疾、疟疾、扁平疣等。

（7）其他：可用于针刺麻醉、催产、催乳、预防感冒、晕车、晕船、美容、戒烟、戒毒、延缓衰老、防病保健等。

（二）禁忌证

（1）耳穴局部有湿疹、溃疡、冻疮时，禁用耳针。

（2）有习惯性流产史的孕妇禁用耳针；妊娠期间慎用耳针。

（3）凝血机制障碍患者禁用耳穴刺血法。

（三）注意事项

（1）严格消毒，防止感染。

（2）紧张、疲劳、虚弱患者宜卧位刺激以防晕针。

五、典型应用案例

（一）支气管哮喘耳穴贴压

案例描述：张爷爷，男，70岁，患有支气管哮喘多年，秋冬季发作，表现为呼吸困难，有哮鸣音。

［选取穴位］肺，支气管，交感，肾上腺，风溪，内分泌。

［操作方法］耳豆贴压，3~5天更换一次，双耳交替，每日按揉3~5次。

（二）便秘耳穴贴压

案例描述：李奶奶，女，74岁，习惯性便秘，3~4天一解，排便时间长。

［选取穴位］大肠，三焦，脾，腹，皮质下，肺。

［操作方法］耳豆贴压，3~5天更换一次，双耳交替，每日按揉3~5次。

（三）高血压耳穴贴压

案例描述：王爷爷，男，70岁，高血压，常年服用降压药，经常出现头晕、头痛等症状。

［选取穴位］耳尖，降压沟，心，额，皮质下，交感，肝，枕，神门。

［操作方法］耳豆贴压，3~5天更换一次，双耳交替，每日按揉3~5次。

（四）中风后遗症耳穴贴压

案例描述：张爷爷，男，65岁，去年因生气突然出现中风，左侧肢体活动障碍，口角歪斜，流涎，吞咽困难，语言謇涩。

［选取穴位］皮质下，脑干，肝，三焦，瘫痪部位相对应的耳穴，失语加心、脾；吞咽困难加口、耳迷根、咽喉。

［操作方法］耳豆贴压，3~5天更换一次，双耳交替，每日按揉3~5次。

临床常见病耳穴取穴见下表（表4-3-11）。

表 4-3-11　临床常见病耳穴取穴表

病名	穴名
头痛	耳尖、神门、皮质下
牙痛	口、三焦、颌、牙
三叉神经痛	面颊、额、颌、神门
足跟痛	足跟、肾、神门、皮质下

续表

病名	穴名
近视	肝、肾、眼、脾
感冒	内鼻、肺、咽喉
支气管炎	耳尖、气管、肺、神门
慢性咽炎	咽喉、内分泌、肾上腺、气管、口、肺
慢性胃炎	胃、脾、皮质下、神门
胃、十二指肠溃疡	胃、十二指肠、皮质下、神门、交感
慢性胆囊炎	交感、胆、肝、内分泌
胆结石	肝、胆、十二指肠、神门、交感
神经衰弱	耳尖、神门、心、皮质下、枕
痤疮	肺、脾、大肠、内分泌、肾上腺、耳尖、面颊
痛经	内分泌、缘中
功能失调性子宫出血	缘中、内分泌、肝、脾、肾
遗尿	肾、膀胱、肝、皮质下、内分泌、尿道
心律失常	心、皮质下、小肠
低血压	肾上腺、缘中、心
高血压	耳尖、心、额、皮质下
哮喘	肺、气管、交感、肾上腺、皮质下
呃逆	胃、神门
习惯性便秘	大肠、三焦、皮质下、腹
腹泻	直肠、大肠、神门、交感、内分泌

任务四　艾灸保健

学习目标
知识目标
1. 掌握灸法的定义及作用。
2. 熟悉灸法的种类。
3. 掌握艾炷灸、艾条灸、温灸器灸的操作技巧。
4. 掌握保健灸的作用，及常用保健灸的穴位定位及主治。
能力目标
1. 能正确完成灸法操作。
2. 能运用灸法指导老年人防病保健。
素养目标
1. 激发学生学习中医的兴趣，培养一丝不苟的做事态度。
2. 培养学生灸法的规范化操作意识，树立工匠精神。

　　情境导入：南宋绍兴年间，有一个叫王超的军人，退役后遁入江湖做了江洋大盗，无恶不作。他年轻时曾经遇到一个得道的异人，传授给他一套"黄白住世之法"。王超按照这套方法修炼，年过九十还精神饱满，肌肤腴润，健步如飞……后来犯案被抓，判了死刑。临刑前，监官问他：你这么高的年龄，还有这么好的身体，有什么养生秘术吗？王超回答说："秘术我没有，只有年轻时师傅教我在每年的夏秋之交，在小腹部的关元穴，用艾条施灸千壮。久而久之，冬天不怕冷，夏天不怕热，几日不吃饭也不觉得饿，脐下总是像有一团火那样温暖。"

　　请问：1. 艾灸的作用有哪些？
　　　　　　2. 常用的保健灸穴位有哪些？

一、艾灸的认知

　　灸，灼烧的意思。灸法主要是指借灸火的热力和药物的作用，对腧穴或病变部位进行烧灼、温熨，以起到温经通络、调和气血、扶正祛邪的作用，从而达到防治疾病目的的一种方法。

　　灸法具有操作简便、易于掌握的特点，擅治寒证、虚证、阴证，《素问·异法方宜论篇》中说："北方者，天地所闭藏之域也，其地高陵居，风寒冰冽，其民乐野处而乳食，脏寒生满病，其治宜灸焫。"同时灸法可补针、药之不足，常与针刺、药物合用，相互补充，相辅相成，《医学入门》中记载："凡病药之不及，针之不到，必须灸之。"说明灸法在临床上具有重要作用。另外，灸法保健预防效果显著，《外台秘要》中提到："三里养先后天之气，灸三里可使元气不衰，故称长寿之灸。"

二、艾灸的作用

（一）温经散寒

灸火的温和热力具有温通经络、祛散寒邪的功用。《素问·异法方宜论篇》说："脏寒生满病，其治宜灸焫。"说明灸法更适合治疗寒性病证。临床上常用于治疗寒凝血滞、经络痹阻所引起的寒湿痹痛、胃脘痛、腹痛、泄泻、痢疾、痛经、经闭等病症。

（二）扶阳固脱

灸法具有扶助阳气、举陷固脱的功能。《扁鹊心书·须识扶阳》记载："真阳元气虚则人病，真阳元气脱则人死，保命之法，灼艾第一。"说明阳气下陷或欲脱之危证，可用灸法。临床上多用于治疗脱证和中气不足、阳气下陷而引起的遗尿、阴挺、久泻、脱肛、崩漏、带下等病症。

（三）消瘀散结

灸法具有行气活血、消瘀散结的作用。《灵枢·刺节真邪》说："脉中之血，凝而留止，弗之火调，弗能取之。"气为血帅，血随气行，气得温则行，气行则血亦行。灸能使气机通调，营卫和畅，故瘀结自散。所以，临床常用于治疗气血凝滞之疾，如乳痈初起、瘰疬、瘿瘤等病症。

（四）防病保健

灸法可以激发人体正气，增强抗病能力。未病施灸有防病保健、益寿延年的作用，古人称之为"逆灸"，今人称之为"保健灸"。《扁鹊心书·须识扶阳》说："人于无病时，常灸关元、气海、命门、中脘，虽未得长生，亦可保百年寿也。"孙思邈在《备急千金要方》中提出："若要安，三里常不干。"说明常灸强壮要穴能够强身健体，抵御外邪。

（五）引热外行

艾火的温热能使皮肤腠理开放，毛窍通畅，热有去路，从而引热外行。《医学入门·针灸》说："热者灸之，引郁热之气外发。"故临床上可用灸法治疗疖肿、带状疱疹、丹毒、甲沟炎等某些实热病证。对阴虚发热，也可使用灸法，但要注意施灸量不宜过大。如选用膏肓穴等治疗骨蒸潮热、虚痨咳喘。

三、艾灸的操作方法

艾灸主要分为艾炷灸、艾条灸、温针灸和温灸器灸等。

（一）艾炷灸

用手工或器具将艾绒制成的圆锥状物，称为艾炷（图4-4-1）。将艾炷置于穴位或病变部位上，点燃施灸的方法称为艾炷灸。每燃1个艾炷，称为灸1壮。艾炷的大小以患者、病

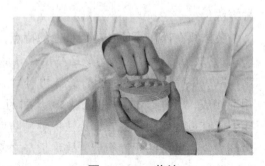

图 4-4-1　艾炷

程、病情、病性、病位、补泻、穴位、有无受灸经验、是否要求化脓及气候条件而定。艾炷灸又分直接灸与间接灸两类。

1. 直接灸

直接灸又称为着肤灸，是将艾炷直接置于皮肤上施灸的方法。施灸时如将皮肤烧伤化脓，愈后留有瘢痕者，称为瘢痕灸，又称化脓灸；施灸时不使皮肤烧伤化脓，不留瘢痕者，称为无瘢痕灸，又称非化脓灸。

（1）瘢痕灸：施灸前可先将拟灸腧穴部位涂以少量大蒜汁，以增强黏附和刺激作用。然后将大小适宜的艾炷置于腧穴上，从上端点燃施灸。每壮艾炷必须燃尽，除去灰烬后，方可继续易炷再灸，直至拟灸壮数灸完为止。施灸时，由于艾火烧灼皮肤，可能产生剧痛，此时可用手在施灸腧穴周围轻轻拍打，以缓解疼痛。正常情况下，灸后 1 周左右，施灸部位无菌性化脓（脓液色白清稀）形成灸疮，经 5~6 周，灸疮自行痊愈，结痂脱落后留下瘢痕。瘢痕灸会损伤皮肤，施灸前必须征求患者同意方可使用。在灸疮化脓期间，需注意局部清洁，避免继发感染。

临床上常用于治疗哮喘、风湿顽痹、瘰疬等慢性顽疾。

（2）无瘢痕灸：施灸前可先在拟灸腧穴部位涂以少量凡士林，便于艾炷黏附。然后将大小适宜的艾炷置于腧穴上，从上端点燃施灸，当艾炷燃剩 1/3 左右而患者感到微有灼痛时，即用镊子将艾炷夹去，易炷再灸，直至拟灸壮数灸完为止。一般应灸至局部皮肤出现红晕而不起疱为度。因皮肤无灼伤，故灸后不化脓，不留瘢痕。

一般虚寒性疾患均可采用此法。

2. 间接灸

间接灸是指用药物或其他材料将艾炷与施灸腧穴皮肤之间隔开而施灸的方法，故又称隔物灸、间隔灸，间隔材料因病症而异。临床常用的间接灸法如下。

（1）隔姜灸：将鲜姜切成直径 2~3cm，厚度约 0.3cm 的薄片，中间以针刺数孔，置于腧穴或患处，再将艾炷放在姜片上点燃施灸。若患者有灼痛感可将姜片提起，使之离开皮肤片刻，再行灸治。艾炷燃尽，易炷再灸，直至灸完应灸壮数。一般应以局部皮肤出现红晕而不起疱为度（图 4-4-2）。

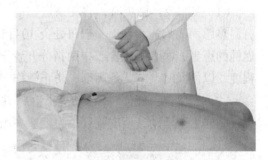

图 4-4-2　隔姜灸

此法有温胃止呕、散寒止痛的作用，常用于因寒而致的呕吐、腹痛以及风寒痹痛等。

（2）隔蒜灸：将鲜大蒜头切成厚约 0.3cm 的薄片，中间以针刺数孔，置于腧穴或患处，再将艾炷放在蒜片上点燃施灸。操作方法与隔姜灸相同（图 4-4-3）。

此法有清热解毒、杀虫等作用，多用于治疗瘰疬、肺结核及疮疡初起等。

（3）隔盐灸：用干燥的食盐填敷于脐部，

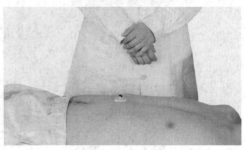

图 4-4-3　隔蒜灸

或于盐上再置一薄姜片，上置大艾炷施灸（图4-4-4）。

此法有回阳、救逆、固脱之功，多用于治疗伤寒阴证或吐泻并作、中风脱证等。注意要连续施灸，不拘壮数，以期脉起、肢温、证候改善。

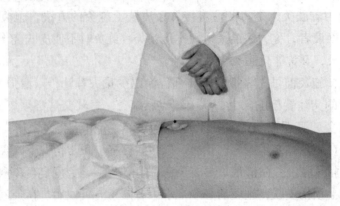

图4-4-4　隔盐灸

（4）隔附子饼灸：将附子研成粉末，用酒调和做成直径约3cm，厚约0.8cm的药饼，中间以针刺数孔，放在应灸腧穴或患处，上置艾炷，点燃施灸，直至灸完应灸壮数为止。

此法有温补肾阳等作用，多用于治疗命门火衰而致的阳痿、早泄、宫寒不孕或疮疡久溃不敛等。

（二）艾条灸

以艾绒为主要成分卷成的圆柱形长条称为艾条。点燃艾条施灸的方法称为艾条灸。

艾条灸常用的方式为悬起灸，即将艾条的一端点燃，悬于腧穴或患处一定高度之上，使热力较为温和地作用于施灸部位。根据操作方法的不同，可分为温和灸、雀啄灸和回旋灸。

（1）温和灸：施灸时，将艾条点燃的一端对准应灸部位，距皮肤2~3cm，使患者局部有温热感而无灼痛为宜。一般每处灸10~15分钟，至皮肤红晕为度。对于昏厥、局部知觉迟钝的患者，医者可将食、中两指分开置于施灸部位两侧，以医者手指感知患者局部受热程度，以便及时调节艾条高度，防止烫伤。多用于灸治慢性病（图4-4-5）。

（2）雀啄灸：施灸时，艾条点燃的一端与施灸部位皮肤的距离并不固定，而是如鸟雀啄食一样上下活动，至皮肤红晕为度。多用于灸治急性病（图4-4-6）。

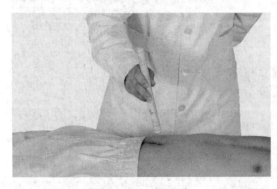

图4-4-5　温和灸

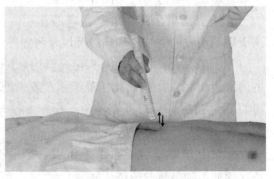

图4-4-6　雀啄灸

（3）回旋灸：施灸时，艾条点燃的一端与施灸部位皮肤虽然保持一定距离，但艾条并不固定，而是左右移动或反复旋转施灸。多用于灸治急性病（图4-4-7）。

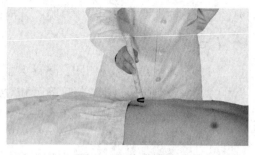

图4-4-7　回旋灸

（三）温针灸

毫针留针时，在针柄上置以艾绒（或艾条段）施灸的方法，称为温针灸。

操作方法：先将毫针刺入腧穴，得气并施行适当的补泻手法后，将针留在适当的深度，再将纯净细软的艾绒包裹于针尾，或将2~3cm长的艾条段直接插在针柄上，点燃施灸，待艾绒或艾条燃尽后除去灰烬，将针取出。应用时须注意防止艾火脱落烧伤皮肤。此法将针刺与艾灸结合应用，适用于既需要留针又适宜用艾灸的病症（图4-4-8）。

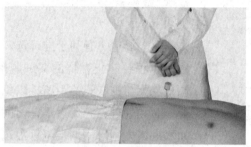

图4-4-8　温针灸

（四）温灸器灸

温灸器又称灸疗器，指专门用于施灸的器具。临床常用的温灸器有灸架、灸盒和灸筒（图4-4-9）。用温灸器施灸的方法称为温灸器灸。

操作方法：施灸时，将艾绒或艾条装入温灸器，点燃后置于腧穴或应灸部位进行熨灸，以所灸部位的皮肤红晕为度。具有调和气血、温中散寒的作用，临床需要灸治者，一般均可应用，对小儿、妇女及畏灸者尤为适宜。

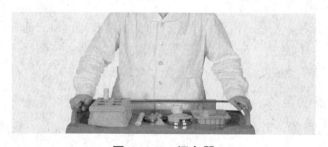

图4-4-9　温灸器

四、适应证、禁忌证和注意事项

（一）适应证

灸法的适应范围广泛，可用于内、外、妇、儿、五官等各科疾病，例如内科的感冒、头痛、三叉神经痛、哮喘、肺心病、胃下垂、慢性胃炎、肝炎、肝硬化、中风后遗症、面瘫等；妇科的月经不调、痛经、闭经、崩漏、带下病等；儿科的小儿上呼吸道感染、小儿腹泻、小儿厌食、小儿夜啼等；外科的疖肿、乳腺炎、阑尾炎等；骨科的落枕、扭挫伤、软组织损伤、骨性关节炎等；皮肤科的湿疹、皮肤瘙痒症、褥疮、冻疮等；五官科的睑腺炎、鼻炎、内耳性眩晕症、中耳炎、牙痛以及黄褐斑、雀斑等。

（二）禁忌证

（1）阴虚阳亢、邪实内闭及热毒炽盛等慎用灸法。

（2）一般空腹、过饱、极度疲劳和对灸法恐惧者，应慎施灸。

（3）孕妇的腹部和腰骶部不宜施灸。

（4）面部穴位、乳头、大血管等处均不宜使用直接灸，以免烫伤形成瘢痕。关节活动部位亦不适宜用化脓灸，以免化脓溃破，不易愈合，甚至影响功能活动。

（三）注意事项

（1）体位要求舒适，有利于准确选穴，也利于安放艾炷，顺利施灸。

（2）施灸过程要防止燃烧的艾绒脱落烧伤皮肤和衣物；施灸过程中随时了解患者反应，及时调整灸火与皮肤间的距离，以免施灸太过引起灸伤。

（3）灸疮后的处理：施灸过量，时间过长，局部会出现水疱，只要不擦破，可任其自然吸收，如水疱较大，可用消毒毫针沿边缘刺破水疱，放出水液，再涂以烫伤油或消炎药膏等。瘢痕灸者，在灸疮化脓期间，不宜从事体力劳动，注意休息，要保持局部清洁，并用敷料保护灸疮，以防感染；若灸疮脓液呈黄绿色或有渗血现象者，可用消炎药膏或玉红膏涂敷。

五、典型应用案例

（一）中风后遗症艾灸

案例描述：陈爷爷，男，65岁，因家里出现状况，生大气，突然中风，表现为一侧肢体瘫痪，活动障碍，说话不清楚。

［选取穴位］天柱，心俞，肝俞，肾俞，曲池。上肢瘫：加曲池，合谷，臑俞，手三里，阳池。下肢瘫：加秩边，环跳，足三里，阳陵泉，绝骨，三阴交。

［操作方法］艾条灸或艾炷灸，每次施灸15~20分钟。

（二）腰背痛艾灸

案例描述：孟爷爷，男，70岁，年轻的时候患腰椎间盘突出，现经常腰酸痛，坐的时间长即加重。

［选取穴位］大杼，肝俞，肾俞，次髎，委中，承山。

［操作方法］艾条灸或艾炷灸，每次施灸15~20分钟。

（三）感冒艾灸

案例描述：张爷爷，男，70岁，洗澡后受风，怕冷，发热，流鼻涕，咽痛，头痛，关节痛，项强。

［选取穴位］风门，大椎，太阳，尺泽，合谷，外关，足三里。专灸风门、足三里可预防流感。

［操作方法］艾条灸或艾炷灸，每次施灸15~20分钟。

（四）慢性胃肠炎艾灸

案例描述：张爷爷，男，70岁，经常胃胀，反酸，恶心，食欲差，诊断为慢性胃炎。

[选取穴位] 上脘，中脘，梁门，脾俞，偏历，足三里。

[操作方法] 艾条灸或艾炷灸，每次施灸15~20分钟。

（五）膝关节痛艾灸

案例描述：徐奶奶，女，70岁，每遇阴雨天膝关节疼痛，关节变形，诊断为风湿性关节炎。

[选取穴位] 内膝眼，外膝眼，足三里，阳陵泉，委中，梁丘。

[操作方法] 艾条灸或艾炷灸，每次施灸15~20分钟。

> **拓展：**
>
> 日本德川幕府，将三里灸列入政府健民政策的内容，曾颁发文告说："春秋施灸，以防疾患。人固应勤于所业，然有所患则业废身蔽，不可不知，妇孺亦然。"
>
> 日本习俗在养生灸中提倡：婴儿期灸身柱，以促进健康发育；十七八岁灸风门，以预防感冒；二十四五岁灸三阴交，以使生殖系统健康；三十岁以后灸足三里，以健胃强身，防止衰老，预防一切疾病；到了老年则增加曲池之灸，以防止视力减退，抵抗病邪，使耳聪目明，牙齿坚实，血压降低，预防中风。
>
> 日本东京小儿研究所曾对小儿艾灸身柱穴进行了研究，结果显示，艾灸的小儿比不灸的孩子发育显著良好，夜哭也在数日后痊愈。故人们普遍认为小儿出生百日内灸身柱可以无病成长，因而几乎所有小儿都进行了身柱灸。

临床上常用的保健灸穴位以及定位、特性、主治见表4-4-1。

表4-4-1 常用的保健灸穴位定位、特性、主治表

穴名	定位	特性	主治
大椎	第7颈椎棘突下凹陷中	位于督脉，手足六阳经皆交会于此，督脉上通于脑，有总督诸阳的作用，称为阳脉之海，有解表通阳、清脑宁神之功效	（1）呼吸系统疾患：上呼吸道感染、肺结核、肺气肿、咳嗽、哮喘、支气管炎 （2）神经系统疾患：癫痫、精神分裂症 （3）血液系统疾患：可增加白细胞 （4）发热：为全身退热穴 （5）其他：治衄血、呕吐、黄疸、中暑、荨麻疹、角弓反张、项背及脊中拘急、疼痛等，还有强壮全身和解尿毒的作用
风门	第2胸椎棘突下旁开1.5寸	属太阳膀胱经，所谓风门即风邪之门户，出入之要道。又名热府，是热气聚集之意。此穴能泻诸阳经热气，泻胸中之热，不论内伤外感，一切风证皆主之，有宣通肺气、疏散风邪、调理气机的功效	（1）防治感冒：风门穴既是感冒的预防穴，也是治疗穴 （2）呼吸系统疾患：防治小叶性肺炎、肺门淋巴结核、初期肺浸润、哮喘、支气管炎等 （3）预防脑出血：灸风门能预防中风 （4）耳鼻咽喉科疾患：鼻炎、鼻窦炎、咽喉炎等 （5）其他：肩酸痛、肩背软组织劳损、头痛、颈部挛急

穴名	定位	特性	主治
身柱	第3胸椎棘突下凹陷中	为督脉之气所发，在上背部正中，接近肺脏，通于脑髓，名为身柱，含有全身之柱之意，具有理肺气、补虚损、解疔毒、宁神志之功效	（1）可健全神经系统，防止疲劳和促进疲劳的恢复，可防止神经衰弱、失眠、头痛等 （2）通治儿科百病，对婴儿消化不良、吐乳、泄泻、食欲缺乏、精神萎靡、夜不眠、夜哭、哮喘、支气管炎、百日咳、抽风、发育不良、面黄肌瘦，都有预防和治疗作用 （3）预防呼吸系统疾患，可预防和治疗感冒。
脾俞	第11胸椎棘突下旁开1.5寸	脾为后天之本，主运化水谷，主四肢、肌肉，能统摄血液，开窍于口唇，胃主受纳，共同主宰中焦、脾、胃、十二指肠、小肠、胆、胰等的消化和吸收。故脾脏具有运化五谷精气及输布津液于全身的功能，是供给五脏六腑营养的源泉。脾俞穴具有调理脾气、运化水谷、渗利除湿、和营统血的功效	（1）消化系统疾病：急慢性胃炎、胃及十二指肠溃疡、胃下垂、消化不良、食欲不振、急慢性肠炎、痢疾、泄泻、肝炎、黄疸、胃痉挛等 （2）治慢性出血性疾病、贫血、子宫脱垂 （3）治营养不良、水肿、四肢沉重、失眠、喘息 （4）治湿疹、荨麻疹等
肾俞	第2腰椎棘突下旁开1.5寸	肾藏精与志，通于脑，肾主水，其华在发，开窍于耳，肾为先天之本，受五脏六腑之精而藏之，为人身精气出入之源泉，又主宰一身之元气。肾与泌尿系、生殖系、神经系、消化系、呼吸系均有关系。如果肾气足，则人体精力充沛，强劲有力，生殖力强，脑功能精巧灵敏，消化旺盛。肾俞穴属足太阳膀胱经，具有调理肾气、强健脑脊、聪耳明目、健身体、壮元阳的功效	（1）泌尿生殖系统疾病：急慢性肾炎、肾绞痛、肾下垂、遗精、遗尿、阳痿、月经不调、盆腔炎、不孕症、膀胱炎、糖尿病、淋病等 （2）治腰痛、腰肌劳损、腰神经痛、下肢麻痹 （3）治贫血、身体虚弱、面色㿠白、畏寒、四肢不温、慢性腹泻、耳鸣、耳聋、脱发、毛发干枯、多梦、失眠 （4）治肾虚引起的支气管哮喘
中脘	在腹部，脐上4寸	中脘穴，又名太仓，位于中焦中点，适在胃上，"胃为水谷之海，主腐熟水谷"。为手太阳小肠、手少阳三焦、足阳明胃经三经之所生，任脉之所发，手太阴肺经之所始，足厥阴肝经之所终。是胃经的募穴，六腑之会，凡腑病皆治之。故中脘穴具有调胃和中、补虚益气、纳谷化湿、降逆止呕之功效	（1）治急慢性胃炎、腹部胀满、呕吐、呃逆、胃痛、胃下垂、胃溃疡、胃扩张、消化不良、腹泻、便秘、肠梗阻、胃酸缺乏或过多、食欲缺乏、痢疾、肝炎 （2）治高血压、神经衰弱、胃肠神经官能症、精神病 （3）治心下痞满、中气不足、气短

穴名	定位	特性	主治
关元	在腹部,脐下3寸	关元,别名丹田,为一身元气之所在,男子藏精,女子蓄血之处,又是冲脉、督脉、任脉所起之所,肝经、脾经、肾经和任脉的交会穴。《难经·六十六难》集注云:"丹田者,人之根元也,精神之所藏,五气之根元,太子之府也。男子藏精,女子主月水,以生养子息,合和阴阳之门户也。"故关元穴具有培肾固本、调气回阳、主生殖、主原气之功效,主治诸虚百损,壮一身之气	(1)治泌尿生殖器疾患,如肾炎、睾丸炎、尿道感染、膀胱炎、急性尿潴留、前列腺炎、夜尿、遗精、早泄、阳痿不举、月经不调、痛经、盆腔炎、赤白带、功能失调性子宫出血、不孕症、子宫脱垂 (2)治慢性腹泻、腹胀、元气不足、虚喘、休克、虚脱、肠绞痛、痢疾 (3)治全身衰弱、少气乏力、精神不振、下腹部虚寒
曲池	屈肘成90°时,在肘横纹外侧端与肱骨外上髁连线的中点	曲池穴是手阳明大肠经合穴,合治内腑,有调节全身的功能。能够祛风解表,清热利湿,调和营卫,强壮明目,有主泻逆气的功效	(1)治疗眼科疾患。古代认为曲池穴是"目灸"名穴,灸曲池穴可使眼睛明亮,治疗眼睑炎、结膜炎等,对于角膜白斑、睑腺炎、虹膜炎、角膜实质病变等可减轻症状 (2)治皮肤病。对于荨麻疹、湿疹、汗疹,可灸曲池,再灸肩髃;对于疔、痈、疖,除灸曲池外,可并灸手三里、合谷;对于痈疽,除灸曲池外,可在患部附近施灸 (3)治上肢疼痛。用于肱桡神经痛、臂肘神经痛、肩胛神经痛、肩胛关节周围炎、风湿痛、肘关节炎、上肢神经麻痹等 (4)治各种发热、血压高、面赤头胀、半身不遂 (5)治胸膜炎、腭扁桃体炎、牙痛、鼻炎、口腔炎、头痛等
郄门	在前臂内侧面,掌横纹上5寸,当桡侧腕屈肌腱和掌长肌之间	郄门穴是手厥阴心包经的郄穴,有救急作用,多用于顽固性病和急性病。善治胸部诸疾。心包是心脏的外围,有传达心主命令和意志的职责,代心行事,代心受邪。具有宁心安神、理气宽膈、解痉镇痛的功效	(1)治心血管疾病,如冠心病、心绞痛发作或预防心律不齐、心包炎、心动缓慢 (2)治胸膜炎、胸痛、胸闷、休克、乳腺炎 (3)治神经系统疾患,如膈肌痉挛、癔症发作、精神刺激性休克、肋间神经痛、前臂神经痛或麻痹

穴名	定位	特性	主治
足三里	屈膝，外膝眼下3寸，胫骨外缘一横指	足三里是胃经合穴，合治内腑，六腑疾病均可用之，胃为五脏六腑之海，主要职责是受纳，运化水谷，输布精气、津液于全身。足三里是胃经主要穴位，具有理脾胃、调气血、主消化、补虚弱的功效。灸足三里能调整消化系统，使之功能旺盛，吸收营养增加能源，对全身各系统都有强壮作用	（1）常灸足三里可养生保健：能增强体力，解除疲劳，强壮神经，预防衰老，对结核病、伤风感冒、高血压、低血压、动脉硬化、冠心病、心绞痛、风心病、脑出血都有防治作用 （2）防治肠胃病。"肚腹三里留"，对于腹部疾病，如胃肠虚弱、功能低下、食欲缺乏、羸瘦、腹膜炎、肠鸣、腹泻、便秘、消化不良、肝脏疾患、胃痉挛、急慢性胃炎、口腔及消化道溃疡、急慢性肠炎、胰腺炎、肠梗阻、胃下垂等有效果 （3）健步作用：能加强下肢肌力，防治四肢肿满、倦怠、股膝疼痛、软弱无力诸症 （4）补益肾气：对耳鸣、眩晕、腰痛、尿频、遗尿、小便不通、遗精、阳痿、早泄、哮喘等有效 （5）其他：治头痛、失眠、贫血、神经衰弱、半身不遂等 （6）治慢性病，如眼疾、视力减退、鼻病、耳病、过敏性疾病等
阳陵泉	腓骨小头前下方凹陷中	阳陵泉是胆经合穴，合治内腑，又是八会穴之一的筋会，具有清肝利胆、祛除湿邪、强壮筋骨、健胃制酸的功效	（1）肝胆系统疾患：对急慢性肝炎、胆囊炎、胆结石、胆道蛔虫症、黄疸有治疗作用；有改善肝功能、降低转氨酶的效能 （2）治胃酸过多有良效，亦可促进胆汁分泌，帮助消化；治疗习惯性便秘 （3）治高血压、偏头痛、半身不遂、胸膜炎、肋间神经痛 （4）治肩关节周围炎、膝关节炎、坐骨神经痛或麻痹、下肢痉挛及麻木不仁、小儿麻痹后遗症
三阴交	内踝尖直上3寸，胫骨后缘	三阴交穴是足三阴经的交会穴，有主治肝、脾、肾三脏的作用，具有健脾和胃化湿、疏肝益肾、调经血、主生殖之功效	（1）消化系统疾患：腹部胀满、消化不良、食欲缺乏、腹痛、腹泻、下痢、脾胃虚弱、肠鸣、食物不化、便血、便秘 （2）泌尿、生殖系统疾患：夜尿、小便不利、膀胱炎、急慢性肾炎、阳痿、遗精、睾丸炎、月经不调、痛经、带下、经闭、功能失调性子宫出血、不孕症、难产、子宫收缩无力、死胎不下、胎盘滞留 （3）神经精神系统疾患：神经衰弱、心悸、失眠 （4）心血管疾患：高血压、冠心病 （5）其他疾患：下肢内侧神经痛及麻痹、小儿麻痹后遗症、足外翻、神经性皮炎、湿疹、荨麻疹

各系统保健灸配穴处方见表 4-4-2。

表 4-4-2 保健灸配穴处方

疾病	穴位	操作方法
呼吸系统疾病	风门、身柱、足三里、肺俞	如为强壮保健目的，3~5 日或 7 天艾灸 1 次，每次每穴灸 3~7 壮，艾炷如麦粒大小即可；如急性病或急性发作时，可每日施灸或 1 日灸数次，艾炷及壮数也可加大加多
心血管系统疾病——高血压	风门、曲池、足三里、绝骨	
心血管系统疾病——冠心病	身柱、郄门、三阴交、膻中、内关	
消化系统疾病	脾俞、中脘、足三里、阳陵泉、胃俞	
神经系统疾病	大椎、身柱、肾俞、足三里	
泌尿生殖系统疾病	肾俞、关元、三阴交、足三里、命门	
一般强壮	可取足三里、中脘、关元，或单灸足三里。小儿灸身柱穴	

任务五 推拿保健

学习目标

知识目标

1. 掌握推拿手法的定义。

2. 熟悉推拿手法的分类。

3. 掌握推拿手法的操作技巧及动作要领。

4. 熟悉推拿手法的作用、应用部位及注意事项。

能力目标

1. 能正确进行推拿手法操作。

2. 能运用推拿手法治疗老年颈肩腰腿痛。

素养目标

1. 培养学生爱心、耐心的仁爱精神。

2. 树立生命至上，规范操作的工匠精神。

情境导入：张爷爷，男，65 岁，年轻时患腰椎间盘突出，每遇天气变化腰痛加重，其子女带他到推拿科咨询，想缓解一下疼痛。

请问：1. 推拿有什么作用？

2. 对张爷爷这种情况，可采用哪些推拿手法进行治疗？

一、推拿手法的认知

推拿手法起源于远古时期，至今已有几千年的历史，以独特的治疗方法，神奇的疗效被人们所重视，在治病、防病、保健等方面起着重要作用。

（一）手法的概念

手法就是用手或肢体的某些部位，按特定的技巧作用于患者体表，使产生的力达到防病、治病、保健的目的。

（二）手法的基本要求

手法的基本要求是持久、有力、均匀、柔和，从而达到深透和渗透的目的。

（1）持久：指按手法的动作要领作用一段时间。

（2）有力：指手法要有一定的力度，达到一定的层次。在用力时应根据患者的体质、病情选择适当的力量。力量是可大可小的，大时力量可达肌肉、骨骼；小时仅达皮肤和皮下。

（3）均匀：指手法的力量、速度及操作幅度要均匀。在操作时力量不可时轻时重，速度不可时快时慢，幅度不可时大时小。

（4）柔和：指手法要轻柔缓和，不使用蛮力、暴力，做到"轻而不浮，重而不滞"。

（5）深透：指每个手法应用完之后，均能使该部位的浅层组织和深层组织得到充分放松。

（6）渗透：指一些手法产生的效果是从浅层组织渗透到深层组织，如应使擦法产生的热逐渐渗透到深层组织，这称为"透热"。

（三）形体的基本要求

（1）体松，即身体放松。要做到身体放松，首先是精神放松，其次是全身放松，做到颈肩部放松以保证肩关节下沉，即沉肩；肩及上臂部放松以保证肘关节自然下垂，即垂肘；肘及前臂放松以保证肘及腕关节能自由屈伸；两下肢要保持稳定与放松。

（2）体正，即身体正直。在手法操作过程中，身体要保持正直。

（四）呼吸的基本要求

手法操作时保持自然呼吸，不要憋气，做到呼吸平静、缓慢、深沉、均匀，以保证能够连续、持久地应用手法。

（五）用力的基本原则

（1）以近带远。以近端带动远端。如掌揉法是以上肢带动手掌进行按揉；拇指拨法是以上肢带动拇指进行操作，而拇指的掌指关节及指间关节不动。

（2）刚柔相济。即刚中有柔，柔中有刚。有些手法以刚为主，而有些手法以柔为主。在施用以刚为主的手法时，患者应感觉到力量很大但能忍受；在施用以柔为主的手法时，患者应感觉到很舒适但手法有一定的力度。

（3）整体用力。在施用手法时，是在大脑的指挥下，身体各部协同运动、发力。用力方法是：起于根，顺于中，发于梢。其中，根是指足、丹田或肢体的近端；中是指下肢、腰、上肢；梢是指掌、指或着力部位。切忌以掌着力时力发于掌、以指着力时力出于指。

手法是防病、治病、保健的关键，因此要达到良好的效果，首先必须熟练掌握每个手法的操作、动作要领、作用、手法的特点及手法的注意事项。其次应该细心揣摩练习，达到由生到熟，由熟到巧，并能得心应手地运用。

二、推拿手法的作用和分类

手法的作用可概括为缓解肌肉痉挛，放松止痛，活血祛瘀，消除肿胀，温通经络，疏通狭窄，分解粘连，滑利关节，整复错位。

（一）按手法的主要作用分类

（1）放松类手法：具有缓解肌肉痉挛、放松止痛、活血祛瘀、消除肿胀的作用。如一指禅推法、㨰法、揉法、拿法、搓法、拨法等。

（2）温通类手法：具有温通经络的作用。如摩法、擦法、推法、扫散法、点法、捏法、捻法、振法、拍法等。

（3）助动类手法：具有疏通狭窄、分解粘连、滑利关节的作用。常用的有摇法、背法、抖法、屈伸法。

（4）整复类手法：具有整复关节错位的作用。常用的有按法、拔伸法、扳法等。

（二）按手法操作时动作形态特点分类

（1）摆动类手法：即具有摆动特点的手法。常用的有一指禅推法、㨰法、揉法等。

（2）摩擦类手法：即具有摩擦特点的手法。常用的有摩法、擦法、推法、搓法、扫散法等。

（3）挤压类手法：即具有挤压特点的手法。常用的有按法、点法、拿法、捏法、捻法、拨法等。

（4）叩击类手法：即具有叩击特点的手法。常用的有击法、拍法、弹法等。

（5）振动类手法：即具有振动特点的手法。常用的有振法、抖法。

（6）运动关节类手法：即可以使关节产生运动的手法。常用的有摇法、背法、拔伸法、扳法等。

三、推拿手法的操作方法

（一）按压类手法

1. 按法

以指、掌或肘尖着力，先轻渐重，由浅而深地反复按压治疗部位的手法称按法。根据其着力部位不同，可分为拇指按法、掌根按法、掌按法。临床上按法常与揉法结合使用，组成"按揉"复合手法。指按法接触面积小，刺激较强，有较强的止痛作用，适用于全身各部穴位，如太阳、肩井、背俞穴、中脘、天枢。掌按法接触面积大，压力大，适用于腰背和腹部、脊柱部。

【操作方法】

（1）指按法：以拇指螺纹面着力于施术部位，余四指张开，置于相应位置以固定助力。上臂发力，使上臂部发出的力贯穿腕关节和拇指掌指关节到达拇指螺纹面，垂直向下按压。当按压力达到所需的力度后，要稍停3~10秒，即"按而留之"，然后松劲收力，如此反复按压，使其深层产生"得气"感。

（2）掌按法：站立位，肘关节略屈，以单掌或叠掌置于施术部位，身体前倾，重心前移，沉肩夹肘，利用自身重力，腰部和肩部紧张以助力，通过上臂、前臂传至手掌部，垂直向下按压，用力原则同指按法。

【动作要领】

（1）按法宜慢发慢收，按而留之，力达深部，不可急速按压数次便草草结束。

（2）本法要充分利用自身重力，并注意利用大力肌群替代小力肌群，肘关节屈曲不宜过大，否则下压力不够沉实，且易疲劳。

（3）按压的用力方向垂直于治疗面，节奏缓慢而富有节律。

（4）用力要由轻到重，稳而持续，使刺激充分达到机体组织的深部。

2. 点法

以拇指着力，按压人体深层组织的手法，为点法。点法方便易行，刺激较强，力量强弱易控制，常用于点穴，具有放松肌肉、镇痛活血之功效。

【操作方法】

拇指端点法：沉肩、垂肘、悬腕，手握空拳，拇指伸直并紧靠于食指中节，以拇指端着力于施术部位或穴位上。前臂与拇指主动发力，进行持续点压。亦可采用拇指按法的方式，用拇指端进行持续点压。

【动作要领】

（1）拇指端点法宜手握空拳，拇指螺纹面应贴紧食指中节外侧，以免用力时扭伤拇指指间关节。

（2）用力要由轻到重，由浅入深，稳而持续，要使刺激充分达到机体的组织深部，要有"得气"的感觉，以能忍受为度。

（3）用力方向宜与受力面相垂直。

3. 拿法

用拇指与食、中二指，或其余四指，或全掌缓缓地对称用力，将治疗部位夹持、提起，并同时捻搓揉捏的手法，称为拿法。拿法刺激量较轻，可祛风散寒、开窍止痛、疏经活络、缓解痉挛，适用于颈项、肩背、四肢等肌肉丰厚处。

【操作方法】

以拇指和其余手指的指面相对用力，捏住施术部位夹持、提起，揉捏捻搓，然后放下，如此反复操作。

【动作要领】

（1）拿法的目标物是皮下的筋肉组织，而不是皮肤，因此将皮下筋肉夹持、提起才算成功。

（2）吸定后再夹持、提起，不可用指端抠掐，不可蹭皮。

（3）在治疗部位上移动时要找准时机，不可拖擦移动。

（4）本法刚柔相济，对手部肌肉力量、灵活性、协调性要求较高，需长期训练和体会才能掌握。

4. 捻法

用拇指和食指夹持住受术者的指、趾等治疗部位，做来回搓揉的手法，称为捻法。捻法刺激量较轻，动作较小，可滑利关节、畅通气血、消肿止痛，适用于指间小关节。

【操作方法】

用拇指螺纹面与食指桡侧缘或螺纹面相对夹持住施术部位，拇指、食指主动运动，稍用力做对称性的快速搓揉动作，并向远端移动，如捻线状。

【动作要领】

（1）拇指与食指在捻动时揉劲宜多，搓劲宜少，两指捻动的方向相反。

（2）捻动的速度宜稍快，而在施术部位移动的速度宜慢。

（3）捻动时动作要灵活连贯，柔和有力，略施牵引。

5. 拨法

术者用手指端面沿与肌腱等条索状组织相垂直的方向，做来回揉拨，状如弹拨琴弦的手法，称为拨法，又称弹拨法。拨法主要适用于颈、肩、背、腰、臀、四肢等部位的肌肉、肌腱、韧带、痛性筋索等生理病理性条索状组织，具有剥离粘连、调理筋膜、消散结聚、解痉镇痛的功效。

【操作方法】

以拇指端，或食、中二指指端着力于施术部位，余指置于相应位置以助力，在条索状组织隆起部或其内外侧适当用力下压至一定深度，待有酸胀感时，再做与肌纤维或肌腱、韧带垂直方向的单向或来回拨动。若单手指力不足时，亦可以双拇指重叠进行操作。

【动作要领】

（1）拨动力方向要与条索状组织方向垂直。

（2）吸定后再行拨动，不可在治疗部位表面拖擦蹭皮，不可用爪甲抠掐，以免损伤皮肤。

（3）用力稍重，以患者耐受为度。充分放松，提高患者痛阈后方可施术。

（4）骨折愈合期、急性软组织损伤者，禁用本法。

（二）摩擦类手法

1. 摩法

以手掌掌面或指腹着力于一定的部位或穴位，以腕关节连同前臂做均匀而有节奏的摩动，称为摩法。本法轻柔缓和，和中理气，消积导滞，特别适用于消化系统疾病。药王孙思邈的益寿之道即为"食后行百步，常以手摩腹"。

【操作方法】

（1）指摩法：指掌部自然伸直，食指、中指、无名者和小指并拢，腕关节略屈。以食指、中指、无名指和小指螺纹面附着于施术部位，肘关节屈曲，肩部发力带动手臂和腕关节随动，指面随同腕关节做环形平移摩擦。操作频率为每分钟 100~120 次。

（2）掌摩法：手掌自然伸直，腕关节略背伸，将手掌平放于体表施术部位上。肩部发力带动手臂和腕关节随动，使手掌随同腕关节连同前臂做环旋摩动。

【动作要领】

（1）摩法发力部位在肩部，故肩关节和手臂都应充分放松，前臂和手腕自然按于治疗面，不可用力下压。指摩法时腕关节要保持一定的紧张度，掌摩法时腕部要放松。

（2）摩法的摩擦只发生在施术者皮肤和治疗面之间，不能带动皮下组织。动作不宜急，不宜缓，不宜轻，不宜重。

2. 擦法

擦法是指以手掌掌面或掌根着力于体表一定部位，做直线来回摩擦。擦法透热是一种柔和温热的刺激，适用于寒证、痹证、痛证。擦法具有温经通络、行气活血、消肿止痛、活血祛瘀的功效。伤筋在推拿结束时，损伤局部用擦法，使热力深透，加强疗效。

【操作方法】

以手掌置于体表施术部位。腕关节伸直，前臂或上臂发力，使手的着力部分在体表做均匀的直线往返摩擦移动，使施术部位产生一定的热量。

【动作要领】

（1）本法动作幅度宜大，推擦距离应尽量拉长。

（2）操作时，着力部位要紧贴体表，用力均匀适中，不可重力按压。

（3）本法以透热为度。

（4）本法操作时应保持自然呼吸，切不可屏气猛擦。开始动作稍慢，随后逐渐加快。可使用各种推拿介质增加疗效。

3. 揉法

以掌、掌根为着力点，在治疗部位带动受术皮肤一起做轻柔缓和的回旋动作，使皮下组织层之间产生内摩擦的手法，即为揉法。揉法作用力轻柔缓和而深透，通过揉动产生的内摩擦，可在组织深层产生温热作用，适用于全身各部操作。

【操作方法】

沉肩，肘关节略屈，腕关节放松并略背伸，手指自然弯曲，以掌根部附着于施术部位。腰腹发力，肩部和上臂助力，贯穿前臂，带动腕及手掌作小幅度的回旋揉动，并带动该处的皮下组织一起运动。

【动作要领】

（1）揉法要做到吸定，不可推擦蹭皮。

（2）动作要灵活而有节律性，揉动幅度由小到大，力度由轻到重。移动时应掌握好时机，在吸定的基础上进行。

（3）揉法和摩法两者区别主要在于：揉法着力较重，操作时指掌吸定一个部位，带动皮下组织运动，和体表没有摩擦动作；摩法则着力较轻，操作时指掌在体表作环旋摩擦，不带动皮下组织。揉法临床上常和按法结合使用而成按揉法。

4. 搓法

用双手掌面夹住一定的部位，相对用力作快速搓揉，同时作上下往返移动，称为搓法。搓法主要以上肢部最为常用，一般作为推拿治疗的结束手法。具有调和气血、疏通经络的作用。

【操作方法】

站立位，以双手掌面夹持施术部位，受术者肢体放松。前臂与上臂部发力，做相反方向的较快速搓动，并同时做上下往返移动。

【动作要领】

（1）搓法施术时手掌与施术部位之间为滚动摩擦，故双掌应对称用力，夹持不宜过紧。操作时动作要协调、连贯，不可推擦蹭皮。

（2）搓动的速度应快，而上下移动的速度宜慢，所谓"紧搓慢移"。

（三）摆动类手法

1. 一指禅推法

以拇指指端、螺纹面或偏峰着力于人体的一定部位，以肘为支点，以前臂摆动带动腕部，拇指关节作屈伸动作的一种推拿手法。该法具有舒筋活络、调和营卫、行气活血、健脾和胃的作用，适用于人体各个穴位，以及头面、胸腹、四肢等部位。

【操作方法】

手握空拳，拇指伸直，腕关节屈曲，以拇指端吸定于体表施术部位或穴位上。沉肩、垂肘、悬腕、掌虚、指实，前臂作旋前和旋后交替动作，带动前臂及腕关节内外摆动，进而带动拇指指间关节屈伸活动。

【动作要领】

一指禅推法操作时要求术者姿势端正，精神内守，肩、肘、腕各部位贯穿一个"松"字，做到发力于指，将功力集中于拇指端，才能使手法柔和有力，形神俱备。本法用力以柔和为贵。

2. 㨰法

㨰法是指小鱼际侧部或掌指关节部附着于人体的一定部位上，通过腕关节的屈伸动作及前臂的旋转运动，连续往返活动的一种推拿手法。㨰法接触面积大，压力大，深透强，多用于颈项、肩背、腰臀及四肢等肌肉丰厚部位，具有舒筋活血、通络止痛、滑利关节、缓解痉挛，改善血液循环及消除肌肉疲劳等作用。

【操作方法】

术者沉肩、垂肘、竖掌，拇指自然伸直，余指自然屈曲，无名指与小指的掌指关节屈曲，以第 5 掌指关节背侧为吸点吸附于体表施术部位上。以肘关节为支点，前臂主动作内外旋转运动，带动腕关节做较大幅度的屈伸活动，使小鱼际和手背尺侧部在施术部位上进行持续不断的作用，手法频率为每分钟 120~160 次。

【动作要领】

（1）㨰法着力点要吸定于治疗部位上，不能在治疗面上来回拖擦和滑移。

（2）肩关节放松下垂，肘关节自然屈曲，腕关节放松。手指自然弯曲，不能过度屈曲或挺直。

（3）㨰法对体表产生连续的滚动刺激，来回滚动着力轻重基本相同，前滚时的压力略大于回滚。

（四）叩击类手法

用虚掌拍打体表的一种手法，称为拍法或拍打法。拍法具有舒筋通络、活血化瘀、缓急止痛、消除疲劳、强壮的作用。

【操作方法】

沉肩、垂肘、虚掌。腕关节放松，上臂发力，使肘关节交替屈伸，带动腕关节做虚掌拍击施术部位。用双掌拍打时，宜交替操作。

【动作要领】

（1）拍法发力部位在上臂，手腕要充分放松，力量通过放松了的腕关节传递到掌部，使刚劲化为柔和。

（2）拍击时，手掌接触皮肤即弹起，不可在皮肤上进行停留，更不可拖擦移动。

（3）拍击时动作要平稳，使整个掌、指周边同时接触体表，声音清脆而无疼痛。

（4）直接接触皮肤拍打时，以皮肤轻度充血发红为度。

（五）振动类手法

以中指端或手掌为着力点，用前臂伸、屈肌群小幅度、快速地交替收缩所产生的轻柔振颤，持续作用于治疗部位的手法，称为振法或振颤法。其中，以其着力部位不同可分为中指振法与掌振法。振法具有祛瘀消积、和中理气、消食导滞、调节肠胃功能等作用。振法渗透力强，适用于全身各部位和穴位。如指振（拇指、中指）太阳、印堂等穴，掌振多应用于腹部。

【操作方法】

掌心向下，以食指、中指螺纹面或以掌面置于施术部位或穴位上，注意力集中于掌或指部，前臂腕屈肌群和腕伸肌群小幅交替收缩用力，产生快速振动，传导至受术部位或穴位深层，使之产生温热感或放松感。

【动作要领】

（1）注意力要高度集中于掌、指部。做到以意领气，以气生力，以力发振，切不可闭气靠肌肉痉挛强力发振，这样振动不但无法传导至受术部深层，久之还可损伤正气造成内伤。切记"用意不用力"。

（2）上臂和前臂发力时，手部宜放松，不可一同紧张，手掌自然压放即可。

（3）此法初学者不易掌握，需长时间训练方可运用自如。

（六）助动类手法

沿关节运动轴的方向，在起始位至最大病理位或至功能位的运动区位之间，进行的使四肢关节前后屈伸、内收外展、内旋外旋，脊柱俯仰、侧屈、左右旋转以及环转等被动运动的一类手法，称摇法。摇法具有滑利关节、疏理筋肉、恢复关节的功能，适用于四肢关节及颈项等。

【操作方法】

（1）项部摇法：受术者取坐位，颈项部放松。术者立于其背后或侧后方，以一手扶按其头顶后部，另一手托扶于下颌部，两手臂协调运动，反方向施力，使头颈部按顺时针或逆时针方向进行环形摇转，可反复摇转数次。

（2）肩关节摇法：受术者取坐位，肩部放松，被施术侧肘关节屈曲，术者站于其侧，两腿呈弓步式，身体上半部略微前俯。以一手扶按住肩关节上部，另一手托于其肘部，使其前臂放在术者前臂上，然后手臂部协同用力，做肩关节顺时针或逆时针方向的中等幅度的环转摇动。

（3）髋关节摇法：受术者取仰卧位，一侧屈髋屈膝。术者一手扶按其膝部，另一手握其足踝部或足跟部，将其髋、膝屈曲的角度均调整到90°左右，然后双手协调用力，使髋关节做顺时针或逆时针方向的摇转运动。

（4）膝关节摇法：受术者取仰卧位，一侧下肢伸直放松，另一侧下肢屈髋屈膝。以一手托扶其屈曲侧下肢的腘窝部，另一手握其足踝部或足跟部，按顺时针或逆时针方向环转摇动。

（5）踝关节摇法：受术者取仰卧位，下肢自然伸直。术者坐于其足端，用一手托握起足跟以固定，另一手握住足趾部，在稍用力拔伸的情况下做顺时针或逆时针方向的环转摇动。

【动作要领】

（1）摇转的幅度要在人体生理活动范围内进行。应由小到大，逐渐增加。人体各关节的活动幅度不同，因此各关节的摇转幅度亦不同。

（2）转的速度宜慢，尤其是刚开始操作时的速度要缓慢，可随摇转次数的增加及受术者的逐渐适应稍微增快速度。

（3）摇动时施力要协调、稳定，除被摇的关节、肢体运动外，其他部位不应随之晃动。

（七）整复类手法

扳法，是指术者双手置于受术关节两端，沿着关节运动轴的方向，在病理位的"扳机点"处，做瞬间、快速、有控制的发力，将受术关节从最大病理位扳至功能位的手法。扳法具有舒筋通络、理筋整复、滑利关节、松解粘连等作用，应用于颈椎、腰椎、骶髂关节。

【操作方法】

（1）颈部扳法：患者取坐位，颈项部放松。术者站于其侧后方。以一手拇指顶按住病变颈椎棘突旁，另一手托住对侧下颏部，令患者低头，屈颈至拇指下感到棘突活动、关节间隙张开时，即保持这一前屈幅度，再使其向患侧屈至最大限度。然后将其头部慢慢旋转，当旋转到有阻力时略停顿一下，随即用"巧力寸劲"做一个有控制的增大幅度的快速扳动。此时常可听到"喀"的弹响声，同时拇指下亦有棘突弹跳感。

（2）腰部扳法：患者取侧卧位，患侧下肢在上，屈髋屈膝，健侧下肢在下，自然伸直。术者以一肘或手抵住其肩前部，另一肘或手抵于臀部，两肘或两手协调施力，先做数次腰部小幅度的扭转活动，即按于肩部的肘或手同按于臀部的另一肘或手同时施用较小的力使肩部向前下方、臀部向后下方按压，压后即松，使腰部形成连续的小幅度扭转而放松。待腰部完全放松后，再使腰部扭转至有明显阻力时，略停片刻，然后施以"巧力寸劲",做一个突然的、增大幅度的快速扳动,常可听到"喀喀"的弹响声。

【动作要领】

(1)操作时要分阶段进行,首先摆位,将关节极度地伸展或屈曲、旋转,在保持这一位置的基础上,再实施扳法。

(2)扳法所施之力须为"巧力寸劲",禁用蛮劲。

(3)扳动发力的时机要准,用力要适当,不强求弹响声。

四、适应证、禁忌证和注意事项

(一)适应证

(1)按法临床常用于各种痛证的治疗。

(2)点法常用于颈、肩、腰、腿痛,胃脘痛,肢体麻木等疾病。

(3)捻法主治关节的肿胀酸痛、麻木不仁、屈伸不利。

(4)拍法适用于肩背、腰臀及下肢,主治风湿、局部感觉迟钝或肌肉痉挛。

(5)摇法用于关节功能障碍、关节错缝、韧带损伤等疾病。

(6)扳法主治关节错位,关节功能障碍,颈椎病,腰椎间盘突出,骶髂关节错位,颈、腰椎小关节紊乱等疾病。

(二)禁忌证

对于关节或脊柱强直畸形、骨质疏松、脊柱滑脱、年老体弱、久病体虚等禁用扳法。

(三)注意事项

(1)搓法和捻法动作要领大致相同,搓法着力部位为手掌,所夹部位较大,如上下肢、胸胁,用力亦较大。捻法着力部位为手指,所夹持部位较小,用于指、趾关节,用力不宜太大。

(2)扳法治疗时,患者肌肉要放松,不可抵抗用力,医者动作轻巧准确,用力稳妥着实,不可硬扳,更不可施以暴力,注意稳、准、巧。扳动因人、因部而宜,不能超过关节的生理范围,扳动脊柱时不可强求弹响声。

五、典型应用案例

(一)颈肩痛推拿保健

案例描述:周阿姨,女,52岁,右肩周疼痛2个月。无明显诱因发生右肩疼痛并逐渐加重,活动极度受限,右手不能梳头,不能上举、后旋、外展,如一不小心碰一下则剧痛难忍,尤其是夜间剧痛影响睡眠。原有高血压病史和脑中风史1年5个月。检查见痛苦面容,活动受限,上举30°,外展50°,叉腰试验不能做,右肱二头肌长头肌附着处压痛非常明显,喙突下压痛明显,斜方肌有压痛。诊断为肩关节周围炎。

[选取穴位] 肩井、大椎、天宗、肩髃、手三里、外关、阿是穴等。

[操作方法] 在斜方肌、三角肌等处施行滚法、掌揉法,在穴位处施行点按法、指揉

法，在肌肉放松之后，可施行肩关节扳法，活动到周阿姨能到的最大限度，停留一会。

案例分析：周阿姨肩部的压痛点明显，选取局部痛点操作，因周阿姨有高血压病史和脑中风史，在对其进行手法操作的时候要密切关注其耐受性，在其可以忍受的范围内逐渐加力，以确保操作的安全性。

（二）腰背痛推拿保健

案例描述：吴爷爷，57 岁，司机，1 年前无明显诱因出现腰痛，疼痛为钝痛、酸痛，并向左侧臀部、大腿后方、小腿外侧放射，呈持续发作，弯腰、久坐、久站及咳嗽加重，卧床休息症状可减轻。2 天前因搬重物致腰痛加重，不能翻身和坐起，伴左下肢放射痛，小腿外侧麻木。诊断为腰脊痛。

［选取穴位］肾俞、腰阳关、阿是穴、命门、阳陵泉、环跳、委中、承山等。

［操作方法］让吴爷爷俯卧位趴在床上，操作者站立于其左侧，用掌根揉法放松腰臀部肌肉，再用弹拨法放松深层肌肉，点按穴位，最后横擦腰骶部，透热为度。

案例分析：吴爷爷由于职业关系长期久坐，因未有影像学检查佐证，初步诊断为"腰脊痛"，推拿具有放松局部肌肉、疏通经络、缓解疼痛的效果，为不耽误治疗，建议吴爷爷做进一步检查，并嘱咐其注意腰部保暖。

（三）胃肠病推拿保健

案例描述：金阿姨，女，56 岁，平素爱吃肉，体胖，运动少，大便 3~5 日 1 次，偶有口臭，深受其恼，医院肠镜检查未见异常，中医诊断为便秘。

［选取穴位］天枢、中脘、上巨虚。

［操作方法］顺时针摩腹 300 次，点按揉天枢穴。

案例分析：经分析，金阿姨为热秘，按照"虚则补之，实则泻之"的原则采用泻法。

（四）膝关节痛推拿保健

案例描述：赵奶奶，5 年前开始出现左膝关节反复疼痛，持续性钝痛未向他处放射，疼痛可因体位改变而诱发，遇阴天下雨等天气加重，由于病情较轻没有进行特殊治疗。近日，出现左膝关节僵硬，疼痛加重，休息后不能缓解，余可。诊断为退行性膝关节炎。

［选取穴位］鹤顶、血海、梁丘、伏兔、委中、阳陵泉、足三里。

［操作方法］赵奶奶取仰卧位，先以拿捏法施术于大腿股四头肌，重点在髌骨上部，约 5 分钟，并按揉鹤顶、血海、梁丘、伏兔等穴，每穴 1 分钟。以按揉与弹拨法交替作用在髌韧带、内外侧副韧带，重点在鹤顶、内外膝眼、阳陵泉、血海、梁丘等穴周围进行操作，并提拿髌骨。赵奶奶取俯卧位，以擦法施术于大腿后侧、腘窝及小腿后侧约 5 分钟，并按揉委中、承山穴。在赵奶奶左膝周围施擦法，以透热为度，结束手法。

案例分析：膝关节周围肌肉因受到刺激首先表现为痉挛，所以采取局部放松法，也应注重平时的膝关节锻炼，嘱赵奶奶坚持每日做膝关节的主动屈伸和旋转活动。

任务六　腹针疗法

学习目标

知识目标

1. 了解腹针疗法的概述。

2. 掌握腹针常用穴位及功能。

3. 掌握常见病的腹针治疗。

4. 掌握腹针的适应证和禁忌证。

能力目标

1. 能准确画出神龟图。

3. 能熟练掌握腹针操作规范。

4. 能运用腹针治疗常见骨关节病。

素养目标

1. 培养学生耐心、爱心的仁爱精神。

2. 培养学生严谨求实、精益求精的工匠精神。

3. 培养学生敬爱生命、生命至上的精神。

4. 培养学生实事求是、以平为期的科学精神。

5. 培养学生的文化自信和民族自豪感。

情境导入：张某，男，68岁，曾做颈椎手术，退休后经常爬香山，现腿痛，行动不便，走路迈不开腿，到针灸门诊就诊，经腹针治疗后，腿痛改善立竿见影，走路好转。

请问：1.什么是腹针疗法？

2.为什么针刺腹部可以治疗腿痛等疾病？

一、腹针疗法的认知

（一）腹针疗法概念

薄智云教授在长期的针灸实践过程中，发现了以神阙穴为主的腹部，可作为一个系统来研究，并首次提出了神阙调控系统理论，发明并创建了以神阙系统为核心的一种新的针灸疗法——腹针疗法。

腹针疗法是以中医理论为基础，神阙调控系统为核心，通过针刺腹部穴位治疗全身慢性病、疑难病为主的一种疗法。腹壁浅层有一个影响全身的系统，全身部位均可找到应答关系的穴位，我们只需要按照要求，于腹壁的浅层刺激相关穴位，就可以迅速产生疗效。腹针疗法具有安全、无痛、高效、快捷等优点。

（二）腹针疗法的发明

薄智云教授首次用腹部穴位治疗腹部以外的疾病是在 1972 年。当时一位老工人因腰扭伤合并坐骨神经痛前来治疗。在使用了传统的几种针灸法治疗后，病情毫无改善。薄智云教授突然想起任脉与督脉相表里，用任脉的气海、关元治疗了一下，意想不到的是，针刺不到 5 分钟，患者腰痛及坐骨神经痛完全消失了。不久，另一位老工人也患同样的病，结果取同样的穴位，也是只治疗了一次便康复了。腹部穴位为何有如此神奇的疗效？从此，薄智云教授开始了对腹部经络长达 20 多年的探索和研究，于 1992 年编写完成了《腹针疗法》一书。

薄智云教授在长期的临床观察中发现，以脐为核心的腹部是人体许多重要穴位的富集区，除大家熟知的腹部穴位外，还有许多特效穴分布在脐周围，随着向脐的远端延伸而逐渐消失。这些穴位的排布不但有序，而且浅表，虽然针刺时常常无任何针感，但与全身的应答关系非常明确，有时止痛的速度甚至可以秒来计算，许多患者形象地描述刺到腹部的相应穴位时，疼痛就像摁电钮一样会马上消失，并且这些有序的穴位排布与已知的经络理论并不相关。

二、腹针疗法的作用

（一）腹针的作用机制

薄智云教授对腹部进行深入研究时发现，人体的经络系统是与生俱来的，经络是运行气血的通道，任何组织均需要经络供给气血才能保持正常的生理状态。在胚胎期，胎儿是通过母体供给气血逐渐成形的，母体供给胎儿气血的通道是脐带，因此，薄智云教授认为脐带是经络形成的最初的通道和调控系统，以脐带为核心的系统便是最早的经络系统，即先天经络系统。当胎儿在母体发育成熟后，随着胎儿的娩出，营养摄入方式发生了改变，脐部输布气血的功能降到了一个次等的地位，一些血管与周围的血管建立新的关系，一些组织闭锁，一些成为结缔组织，从而被人们所忽略。但是，这一固有的输布气血的系统依然存在，当人体发生疾病时，便可以在腹部找到与全身应答关系非常明确的相关位置点，只要根据腹部先天经络分布的特点进行相应的轻微刺激，许多疾病症状便会在很短的时间内缓解。

三、腹针疗法的操作方法

（一）腹针常用的穴位及功能

腹针疗法常用的穴位、定位及主治见表 4-6-1。

表 4-6-1　腹针常用穴位、定位及主治表

名称	定位	主治	
		传统主治	腹针主治
中脘	神阙穴上 4 寸的任脉上	胃的募穴，主治胃炎、胃溃疡、胃下垂、胃痛、消化不良、呕吐、腹胀、腹泻、便秘、痢疾、高血压、神经衰弱、精神病、虚劳吐血、气喘等疾病	相当于口，可以治疗口、鼻、牙及头面部各种疾病

名称	定位	主治	
		传统主治	腹针主治
下脘	神阙穴上 2 寸的任脉上	任脉的经穴，可以治疗消化不良、胃痛、胃下垂、腹泻、反胃等疾病	相当于第 7 颈椎，可以治疗相应部位的疾病
水分	神阙穴上 1 寸的任脉上	主治腹水、呕吐、腹泻、肾炎、肠鸣泻痢、小便不通等疾病	相当于第 7 胸椎，治疗相应部位疾病
神阙	脐之正中	主治急慢性肠炎、慢性痢疾、小儿乳痢脱肛、肠结核、水肿、鼓胀、中风脱证、中暑、妇人血冷不受胎气等疾病	禁针
气海	神阙穴下 1.5 寸的任脉上	主治下焦虚冷、呕吐不止、腹胀、腹痛、肠麻痹、遗尿、尿频、尿潴留、遗精、阳痿、赤白带下、月经不调、虚阳不足、惊恐不卧、神经衰弱、四肢厥冷等疾病	相当于第 2、3 腰椎，可以治疗第 2、3 腰椎的疾病
关元（别名：丹田）	神阙穴下 3 寸的任脉上	主治诸虚百损、脐下绞痛、腹痛腹泻、肾炎、月经不调、妇女不孕、痛经、盆腔炎、血崩、子宫脱垂、遗精、阳痿、遗尿、闭经、带下、尿路感染、产后恶露不止、疝气等疾病	相当于第 4、5 腰椎，可以治疗第 4、5 腰椎的疾病
商曲	下脘旁开 5 分处	主治腹中切痛、积聚、不嗜食、目赤痛从内眦始、腹膜炎、颈肩疼痛等疾病	相当于颈肩结合部，治疗相应部位的疾病
气旁	气海旁开 5 分	主治腰肌劳损、腰部疼痛、酸困、下肢无力等疾病	相当于第 2、3 腰椎旁，治疗相应部位的疾病
气穴	关元旁开 5 分	主治奔豚痛引腰脊、月经不调、带下、不孕症、尿路感染、泄痢、腹泻等疾病	相当于 4、5 腰椎旁，治疗相应部位的疾病
滑肉门	水分穴旁开 2 寸处	主治癫痫、呕逆、吐血、重舌、舌强、胃肠炎、肩关节炎等疾病	相当于肩，治疗肩关节周围疾病
天枢	脐正中旁开 2 寸处	主治呕吐、泄泻、赤白痢、消化不良、水肿、腹胀肠鸣、冷气绕脐切痛、烦满便秘、赤白带下、月经不调、淋浊、不孕、癫痫等疾病	相当于侧腰，治疗各种腰肌的疼痛及疾病
外陵	阴交穴旁开 2 寸处	主治腹痛心下如悬、下引脐痛、疝气、月经痛、髋关节疼痛、坐骨神经痛等疾病	相当于髋，治疗髋关节及股骨头周围疾病
大横	脐正中旁开 3.5 寸处	主治绕脐腹痛、腹寒泄利、咳逆、心痛、疝痛	祛湿，健脾，滑利关节

名称	定位	主治	
		传统主治	腹针主治
上风湿点	滑肉门穴外5分上5分	—	相当于肘，治疗肘关节周围疾病
上风湿外点	滑肉门穴外1寸	—	相当于腕，治疗腕关节周围疾病
下风湿点	外陵穴下5分外5分	—	相当于膝，治疗膝关节的各种疾病
下风湿下点	下风湿点下5分外5分	—	相当于踝，治疗踝关节的各种疾病

（二）腹针取穴方法

穴位是针灸治疗的施术部位，每个穴位都在体表有标准定位点，腹部穴位有"差之毫厘，谬以千里"的特点，必须严格按照腹针的定位标准和操作规范执行。

1. 标志点

（1）中庭穴：胸剑联合上凹陷中。

（2）神阙：肚脐之中央，褶皱汇聚的点。

（3）曲骨穴：耻骨联合上缘之中点。

（4）侧腹部：与神阙同水平的腹外侧缘。

2. 腹部比例寸取穴法

（1）上腹部比例寸：中庭穴到神阙穴为8寸。

（2）下腹部比例寸：神阙穴到曲骨穴为5寸。

（3）侧腹部比例寸：神阙穴到侧腹部水平为6寸。

3. 以任脉为中心标记

从解剖上来看，任脉应在腹白线的下边，故将腹白线作为任脉的体表标记，有的人腹白线是直的，有的人腹白线在上腹部有扭曲，有的人腹白线在下腹部是偏移的，但无论腹白线是直的、扭曲的、偏移的，都将其作为任脉的体表标志。

首先，依据比例寸，标记任脉上的穴位，依次为中脘、下脘、水分、阴交、气海、关元。

其次，依据神阙穴到侧腹部水平线为6寸，标记两侧足阳明胃经的天枢穴、滑肉门穴、外陵穴，足少阴肾经的阴都穴、商曲穴、气旁穴、气穴。

再次，依据上腹部纵向0.5寸的度量和横向0.5寸的度量，标记上风湿点、上风湿外点；依据下腹部纵向0.5寸的度量和横向0.5寸的度量，标记下风湿点、下风湿下点。

腹针神龟图如下（图4-6-1）。

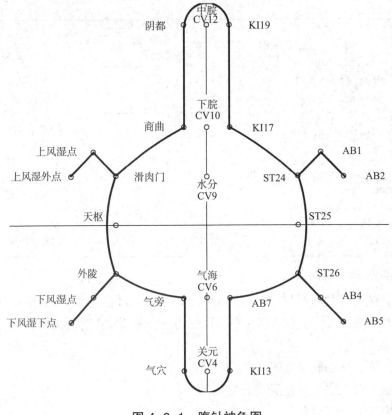

图 4-6-1 腹针神龟图

（三）腹针操作流程

1. 治疗前的准备

（1）询问病史、现病史，并做好记录。

（2）进行详细的检查，在结合病史明确诊断的同时，观察平卧体位时患者的阳性体征。

（3）根据患者的体型、疾病的病位，选择针具和灸具。

2. 治疗时的体位

腹针治疗时，患者采取平卧体位，四肢放松，腿可伸直或半屈曲。在治疗的过程中，患者可以根据舒适程度适当调整体位。

3. 进针方法

（1）术者应根据自己的习惯决定操作的方位，左利手站在患者的左侧，右利手站在患者的右侧。

（2）根据处方的需要对每个穴位进行度量，在腹部标记。

（3）左手持套管针按压在穴位上（针尖朝下），用套管针直刺，垂直于床面。依顺序进行针刺和对穴位针刺的深浅进行调整。为了避免针刺意外的发生，便于控制进针深度，腹针治疗时通常同一个患者使用同一长度的针具来进行治疗。

（4）进行平卧体位的治疗前后对照，根据对照结果，决定是否对处方或穴位针刺深浅进行调整。

（5）操作过程完成后，选择适当的器具对腹部进行加盖保暖。

4. 针刺注意事项

（1）进针深度：腹壁层较厚，针刺时不仅疼痛程度较轻而且便于施术。由于在腹壁的不同层面分布着腹部的不同经络系统，因此，针刺的深度会影响不同的腹部经络系统。腹针根据腹部的经络分布特点，对于初学者首先要求将腹针的进针深度分为浅刺、深刺。

①浅刺：将针灸针刺入皮下，即为浅刺。浅刺时，会对腹部的全息经络系统产生影响，患者可以没有任何感觉，但当针尖进入相应的深度时，治疗的相应病变部位的感觉会很快改善。

②深刺：将针灸针刺入较深的皮下组织中，即为深刺。深刺时，会对腹部传统的经络系统产生影响，患者可有轻微的酸、麻、胀、痛感觉。但深刺时不能把针尖刺入腹腔内，因为腹部的经络存在于腹壁的组织中，因此，深刺的深度以患者的感觉为度。应当在不断的临床实践中，提高手法的熟练程度。

腹针疗法提出"疾病有浮沉，针刺有浅深"，便是要求针刺的深度必须根据疾病的病位进行判定。腹针要求的"刺至病所"便是指疾病的病位深应当针刺深，疾病的病位浅应当针刺浅，根据疾病发生的病位来决定针刺的深浅。

（2）进针手法：腹针进针时应首先避开毛孔、血管，在准确定位的前提下，根据处方的要求，按照顺序进行针刺。

腹针进针时要求针体进入体内的长度不得超过针体长度的2/3。进针快可以减轻患者的疼痛感，取穴准才能保证有较好的临床疗效。

套管进针法：为了强化消毒观念，避免交叉感染，我们提倡使用一次性针具或专人专具，采用套管进针法。套管进针法不仅卫生，定位准确，而且操作简单，可以缩短大家学习进针的时间。

腹针与传统针灸的差异是进针时对取穴的准确性有更高的要求。

5. 留针

操作过程完成后，选择适当的器具罩在腹部，对针刺在腹部的针具进行保护，根据室内的温度或气候的环境温度加盖在患者的腹部保暖。

腹针的留针时间一般在30分钟。

在腹针治疗的过程中，由于腹针要求"刺至病所"，因此，不可以把患者对针刺局部的主观感觉作为针刺深浅是否适度的客观指标，而应以临床症状的改善作为针刺适度的客观标准。

6. 起针

（1）腹针起针时必须根据处方的进针顺序依序起针。

（2）腹针起针时，应当保持留针时深度水平缓慢地将针捻转提出，并用干棉球对穴位进行轻轻按压。

（3）腹针起针时不能进行大幅度的提插和大幅度的捻转。

7. 观察和记录

检查治疗后的临床症状改善情况，与治疗前做对照，并进行记录。

8. 腹针的疗程

一般疾病 6 次为 1 个疗程，慢性病和疑难病 10 次为 1 个疗程。

（四）适应证和禁忌证

1. 适应证

腹针是以调整脏腑功能来治疗全身疾病的一种方法。因此，腹针的治疗以调动与调节人体的内脏功能为目的，使之运转逐渐地有序化，因而较大地依赖于人体的本身。

一般而言，腹针的适应证为内因性疾病，即内伤性疾病或久病及里的疑难病、慢性病，具体如下。

（1）病程较久的内伤脏腑的全身性疾病，如脑血管病后遗症、老年性痴呆、脑动脉硬化、心血管病、高血压、癔症等。

（2）脏腑失衡后引起的疾病，如血栓性耳聋、眼底出血、球后视神经炎、视神经萎缩等。

（3）虽病程较短，但与脏腑的正气不足相关的疾病，如肩周炎、坐骨神经痛、关节炎、颈椎综合征、腰痛、双腿麻木及酸困等。

（4）其他的针灸适应证，经治疗疗效不佳者，均可为腹针的适应证。

2. 禁忌证

一切原因不明的急腹症均为禁忌证，以免因针刺而引起误诊。此外，急性腹膜炎、肝脾肿大引起的脐静脉曲张、腹腔内部肿瘤并广泛转移、妇女大月份妊娠期均为禁忌证。对患慢性病而致体质衰弱的患者，在施术时亦需谨慎处理。如肝脾肿大，则需注意针刺两胁时不宜太深，以免损伤实质性脏器。

四、常见病的腹针疗法

腹针疗法通过针刺腹部穴位，调节脏腑经络治疗全身疾病，特别是慢性病、疑难病，往往取得立竿见影的效果。

目前，广泛应用于临床医学和康复医学、减肥、美容、健康保健中，治疗范围涉及骨科、妇科、内科、神经科、康复科、肿瘤科、精神科等多学科病症，在国际医学界得到了认可。腹针疗法具有处方标准化、操作规范化、辨证条理化的现代科学方法特征，以下介绍腹针治疗骨关节的处方，作为学习腹针疗法的基础（表 4-6-2）。

表 4-6-2　腹针治疗骨关节疾病处方表

病名	基本处方	辨证加减	备注
落枕	中脘（D），商曲（患 S），滑肉门（患 M）	颈项双侧疼痛：商曲（双），滑肉门（双） 颈项后正中疼痛：下脘、商曲（双）	—
肩凝症	中脘（D），商曲（健 M），滑肉门三角（患 S）	以肩峰为中心，外侧痛甚加滑肉门外三角，内侧痛加滑肉门内三角	三角针—以主穴位顶点向上或向下各距 3~5 分，分别刺 2 针，使 3 针形成等腰或等边三角形，这种针法适宜于症状比较局限的疾病，如膝关节疼痛、局部关节疼痛等。针与针的距离则由患病部位的大小定远近

病名	基本处方	辨证加减	备注
肘、腕痛	中脘（D），商曲（健M），滑肉门（患M），上风湿点（患S）	肘部疼痛较剧加上风湿点三角（患S）；手腕的局部疾病，加上风湿外点（患S）	上风湿点三角：以上风湿点为中心，根据疼痛的部位加减，肘以上疼痛的在上风湿点与滑肉门连线上加针，肘以下疼痛的在上风湿点与上风湿外点的连线上加针
颈椎病	中脘（D），关元（D），商曲（双S），滑肉门（双M）	神经根型：加石关（双S）。取石关时，依颈项部疼痛的部位而变动，如痛在两侧项肌的外侧，取穴离腹白线稍远，如在两侧项肌的内侧，则取穴离腹白线略近 椎动脉型：加下脘上（S）。取穴时依据骨质增生的部位高低不同而上下移动，如颈7增生取下脘穴，颈4~5增生取下脘上5分，依此类推 上肢麻木、疼痛：加患侧滑肉门三角（S） 头痛、头晕、记忆下降：加气穴（双M） 耳鸣、眼花：加气旁（双M）	神经根型：颈项强直、疼痛、活动受限，积久累及上肢，致上肢麻木、手部肌肉萎缩 椎动脉型：颈项疼痛、活动不利，清阳不能上举而伴头晕、头痛、耳鸣眼花、眩晕、失眠、记忆力下降等
腰椎间盘突出症	水分（M），气海（D），关元（D）	陈旧性腰椎间盘突出：气穴（双M） 急性腰椎间盘突出：人中，印堂 以腰痛为主：外陵（双M），气穴（双M），四满（双M） 合并坐骨神经痛：气旁（健M），外陵（患S），下风湿点（患S），下风湿下点（患S）	—
腰背痛	中脘（D），气海（D），关元（D），大横（双D）	背痛较甚：滑肉门（双M），太乙（双M），石关（双M），上风湿点（双M） 腰背俱痛：商曲（双M），天枢（双M） 腰痛较甚：外陵（双M），气旁（双M） 劳损性：商曲（双S），四满（双M），气穴（双M） 寒湿性：上风湿点（双M），下风湿点（双M） 肾虚性：下风湿点（双M），水道（双M）	—

续表

病名	基本处方	辨证加减	备注
膝关节痛	中脘（D），关元（D），滑肉门（患M），外陵（患M），气旁（健M），下风湿点（患S），下风湿内点（患S）	内侧损伤加下风湿内点三角，外侧损伤加下风湿点三角	—
上呼吸道感染	中脘（S），下脘（S），上风湿点（双M）	咽部疼痛：下脘下（S） 高热不退：气海（D），关元（D）	—

注：内容引自薄智云《腹针疗法》《腹针无痛治百病》。D代表深刺，M代表中刺，S代表浅刺；患代表患病的一侧，健代表正常的一侧，双代表双侧。

任务七　穴位贴敷保健

情境导入： 刘爷爷，男，70岁，习惯性腹痛、腹泻，自述年轻时贪凉，喜吃凉食，喝凉啤酒，因有高血压、高血糖、高血脂、冠心病等基础疾病，平素服用药物较多，故中医科就诊，咨询是否可以选择外治法改善腹痛腹泻的症状。医生采用神阙贴敷法进行治疗。

请问： 1.穴位贴敷有什么作用？

　　　　2.除了神阙穴还可以选择哪些穴位进行贴敷帮助刘爷爷呢？

一、穴位贴敷的认知

穴位贴敷法是指在穴位上贴敷药物，通过药物和穴位的共同作用以防治疾病的方法。其中某些带有刺激性的药物贴敷穴位后，可以引起局部皮肤发疱化脓如"灸疮"，则又称为"天灸"或"自灸"，现代也称发疱疗法。

二、穴位贴敷的作用

穴位贴敷法既有穴位刺激的作用，又通过皮肤组织对药物有效成分的吸收，发挥明显的药理效应，因而具有双重治疗作用。药物经皮肤吸收，极少通过肝脏代谢，也不经过消化道，避免了肝脏及消化液、消化酶对药物成分的分解破坏，因而保持了更多有效成分，同时也减少了一些不良反应的发生，可更好地发挥治疗作用。

除极少数有毒药物外，本法一般无危险性和毒副作用，使用较为安全方便，对于老年体衰、药入即吐患者尤为适宜。穴位贴敷与西医学的"透皮给药系统"颇有相似之处，随着西医学"透皮给药系统"研究的不断深入，中药透皮治疗与经络腧穴相结合将为中医外治开拓广阔的应用前景。

三、穴位贴敷的操作方法

（一）贴敷药物

1.药物的选择

临床上有效的汤剂、丸剂，一般都可以熬膏或研末用作穴位贴敷。因给药途径不同，与内服药物相比，贴敷用药又具有以下特点。

（1）常用通经走窜、开窍活络之品，通经走络、开窍透骨、拔毒外出之品为引，以引领诸药开结行滞，直达病所，祛邪外出。常用的药物有冰片、麝香、丁香、花椒、白芥子、乳香、没药、肉桂、细辛、白芷、姜、葱、蒜等。

（2）多选气味醇厚，甚或力猛有毒之品，如生南星、生半夏、生川乌、生草乌、巴豆、斑蝥、蓖麻子、大戟等。

（3）选择适当溶剂调和贴敷药物或熬膏使用，达到药力专、吸收快、收效速的目的。醋调贴敷药，能起到解毒、化瘀、敛疮等作用，虽用药猛，可缓其性；酒调贴敷药，则有行气、活血、通络、消肿、止痛作用，虽用药缓，可激其性；油调贴敷药，可润肤生肌。常用溶剂有水、白酒或黄酒、醋、姜汁、蜂蜜、蛋清、凡士林等。此外，还可针对病情应用药物的浸剂作为溶剂。

2.药物剂型

根据病情及药物性能的不同，临床中有多种剂型可供穴位贴敷使用，如膏剂、丸剂、散剂、糊剂、泥剂、膜剂、饼剂、熨贴剂等，其中膏剂又可分为软膏剂、硬膏剂。

（二）操作方法

1.选穴处方

穴位贴敷法以经络腧穴理论为基础，以辨证选穴为主选取贴敷的腧穴，取穴力求少而精。也可选择病变局部或阿是穴、经验穴贴敷药物，如吴茱萸贴敷涌泉治疗小儿流涎等。

2.贴敷方法

贴敷药物之前，先对腧穴局部皮肤进行常规消毒。

（1）贴法：将已制备好的药物直接贴压于穴位上，然后外敷医用胶布固定；或先将药物置于医用胶布粘面正中，再对准穴位粘贴。硬膏剂可直接或温化后将其中心对准穴位贴牢。

（2）敷法：将已制备好的药物直接涂搽于穴位上，外覆医用防渗水敷料，再以医用胶布固定。

（3）填法：将药膏或药粉填于脐中，外覆纱布，再以医用胶布固定。

（4）熨贴法：将熨贴剂加热，趁热外敷于穴位。或先将熨贴剂贴敷于穴位上，再以艾火或其他热源温熨药物。

贴敷穴位皮肤出现色素沉着、潮红、微痒、烧灼感、疼痛、轻微红肿、轻度水疱，皆属于正常反应。

3.换药

换药重新贴敷时，可用无菌干棉球或棉签蘸温水、植物油或石蜡油清洁皮肤上的药物，擦干后即可再贴敷。一般情况下，刺激性小的药物，每隔 1~3 天换药 1 次；不需溶剂调和的药物，还可适当延长到 5~7 天换药 1 次；刺激性大的药物，应视患者的反应和发疱程度确定贴敷时间，数分钟至数小时不等，如需再贴敷，应待皮肤愈后再贴敷。小的水疱一般不必特殊处理，让其自然吸收；大的水疱应以消毒针具挑破其底部，排尽液体，消毒，以防感染；破溃的水疱做消毒处理后，外用无菌纱布包扎，以防感染。

四、适应证、禁忌证和注意事项

（一）适应证

穴位贴敷法适用范围较为广泛，主要用于慢性病的治疗，也可治疗某些急性病，如哮喘、咳嗽、腹痛、胁痛、头痛、眩晕、面瘫、便秘、小儿咳嗽、小儿哮喘、小儿泄泻、小儿夜啼、厌食、遗尿、腰腿痛、乳痈、乳核、口疮、牙痛、遗精、阳痿、经行腹痛、月经不调、蛇串疮等。此外，还可用于预防保健。

（二）禁忌证

久病体虚者、孕妇、幼儿以及疾病的发作期应尽量避免贴敷走窜药力较强的药物。颜面部、糖尿病患者慎用。

（三）注意事项

除遵循针灸施术注意事项外，运用穴位贴敷法还应注意以下方面。

（1）若用膏剂贴敷，温度不宜超过 45℃，以免烫伤。

（2）贴敷后注意局部防水和观察贴敷皮肤反应。由于药物大多数性味辛温，对皮肤有较强的刺激作用，故贴敷后局部皮肤多出现红晕、潮红及灼热感，要根据皮肤感觉情况决定敷药时间。

（3）残留在皮肤上的药膏，不宜用刺激性物质擦洗。

（4）对胶布过敏者可改用无纺布制品固定贴敷药物。

（5）若出现范围较大、程度较重的皮肤红斑、水疱、瘙痒现象，应立即停药，进行对症处理。出现全身性皮肤过敏症状者，应及时到医院就诊。

项目五　养生指导

学习目标

知识目标

1. 熟悉食物的性味功能。

2. 熟悉四季养生的特点。

3. 了解中国传统的养生功法。

能力目标

1. 能指导老人选择适合的食疗方。

2. 能运用四季养生的理念指导老人健康生活。

素养目标

1. 树立天人相应的整体观。

2. 激发学生对中医学的自信心和自豪感。

任务一　指导老年人进行食疗养生

情境导入： 徐奶奶，女，68岁，睡眠不好，心烦，爱生气，脾气急，想调理一下，降降肝火，但特别怕苦，不想喝中药，问大夫有没有什么好办法，医生就给她开了玫瑰花、白梅花、代代花三花汤，嘱代茶饮，喝了一段时间心情好了，气色有所改善。

请问： 你知道的药食同源的食物有哪些？

一、中医饮食疗法认知

中医是我国特有的传统医学，在疾病防治与养生康复中具有独特优势和作用。在长期的医疗实践中，除药物、针灸、推拿等医疗手段外，古人也注意到饮食在维护人体健康与疾病恢复中同样扮演着重要角色，并逐渐将中医理论与日常饮食相结合，形成了一套基于中医理论的食疗方法，即饮食疗法，被广泛地用于调理人体功能，辅助疾病治疗。

在宋元时期，运用饮食进行疾病防治的方法有了进一步发展，出现了一批专论食疗的著作，其中宋朝医学家陈直所著的《寿亲养老新书》与元朝饮膳太医忽思慧所著《饮膳正要》对后世影响颇大。其中《寿亲养老新书》载有162首食疗方剂，是一部专论治疗老年疾病治疗与养生保健的著作，强调老年人尤应注重饮食养生，以食治病为养老之大法。元代饮膳太医忽思慧所著的《饮膳正要》则是我国第一部有名的营养学专著，书中所记食品，分别注有养生功效和医用功效，并附有详尽的烹制方法，另附插图20余幅。

随着人民生活水平的不断提高，中医食疗开始进入医疗、护理、家政、养老等诸多行业。不少单位已开展了食疗相关的研究工作，本节从食物的性能与老年人生理、病理状态出发，列举相适宜的食疗配方以供学习与应用。

二、食物的性能

在中医学中，药物的性能主要是指药物的四气、五味、归经、升降浮沉、补泻等功能，这些不同的性能具有不同的治疗作用，从而适用于不同的病症。药物的性能与病患的病机契合是发挥治疗效果的关键。经过长期的生活与医疗实践，古人根据中医学的理法方药理论与医学实践经验，在药物性能的基础上，形成了食物的性能概念。食物的性能和药物的性能一致，分为四气、五味、归经、升降浮沉等内容。因此，掌握食物的食性理论，运用食物进行疾病治疗至关重要。

（一）食物的四气和五味

四气五味的理论最早可见于《神农本草经》的序录之中，书中云："药有酸咸甘苦辛五味，又有寒热温凉四气。"

1. 四气

四气也称为四性。根据中医的理论与临床实践，不同气（性）的药物，具有不同的功效。由于诸多药物也属于食物范畴，因此食物的功效也由药物的功效类比而来，故食物同样具有四气，如属温、热性质食物，多有温经、散寒、助阳、补火等作用。相反，属寒、凉性质食物，则多有清热、泻火、滋阴、凉血等作用。

2. 五味

酸、苦、甘、辛、咸，被称为五味，不仅指五种味道，也指五种功效。在《内经》中，对五味的作用总结概括为辛散、酸收、甘缓、苦坚、咸软。

（1）辛味：属辛味的食物具有发散、解表、行气等作用，如姜、葱、茴香等。

（2）甘味：属甘味的食物具有补虚、和中、缓急等作用，如大枣、饴糖等，多用于元气虚弱、身体诸痛等调护。

（3）酸味：属酸味的食物具有固精缩尿、固崩止带、固表止汗、敛肺止咳、涩肠止泻等收敛固涩作用，如山楂、乌梅等，可用于体虚多汗、肺虚久咳、久泻久痢、遗精、遗尿、月经过多等病症的调护。

（4）苦味：属苦味的食物具有清泄火热、燥湿坚阴、降气通便等作用，如苦瓜、苦杏仁等，可用于热证、气逆咳喘、大便秘结等病症的调护。

（5）咸味：属咸味的药物具有软坚散结、软化坚硬、消散结块等作用，如海带、紫菜、海藻等，多用于瘰疬、瘿瘤、癥瘕、大便燥结等病症的调护。

（6）淡味：五味之外，还有淡味及涩味。淡味能渗能利，有渗湿利小便的作用，一些渗湿利尿药多具有淡味。淡味药多用于治疗水肿、脚气、小便不利等病症，如茯苓、薏苡仁等。涩与酸味类似，同样具有收敛固涩的作用，如菠萝皮。

根据中医阴阳理论，五味也可分为阴阳两类，即辛、甘、淡属阳，酸、苦、咸属阴。根据中医五脏与五味理论，五脏失调可用相应五味进行调理，即《素问·宣明五气篇》中记载："酸入肝，辛入肺，苦入心，咸入肾，甘入脾。"其含义为酸味具有收敛肝阴的功用，辛味具有散肺气之郁的功用，苦味具有清泻心火的功用，咸味具有填补肾虚的功用，甘味具有补脾气之虚的功用。

（二）食物的归经

食物归经，表示的是食物对人体某些脏腑、经络、部位等的特异选择性。中医认为，"归经"与"五味"有一定的联系，《素问·至真要大论篇》："夫五味入胃，各归其所喜……物化之常也。"五味与归经的对应规律如下。

辛味多入肺经，故辛味食物适用于治疗病位在表与肺的病症。

甘味入脾经，故甘味食物可治疗病位在脾的病症。

酸味入肝经，故酸味食物可治疗病位在肝胆的病症。

苦味多入心经，故苦味食物可治疗病位在心的病症。

咸味多入肾经，故咸味食物可治疗病位在肾的病症。

（三）食物的升降浮沉

《素问·六微旨大论篇》中云："升降出入，无器不有。"说明人体气机升降是生命活动的基础，从而产生了升降浮沉的中医理论。前人将升降浮沉与食物的气味与阴阳理论结合，对食物的升浮沉降规律进行了如下总结。

质地轻薄、属阳的食物，性多温热，往往具有向外发散的升浮作用，如葱、薄荷等能散表邪，故可治疗感冒。

质地沉实、属阴的食物，性多寒凉，往往具有沉降作用，如苦瓜、莲藕等能清内热，故可用于内热证。

（四）食物的补泻

补虚与泻实，不仅是中药的性能，也是食物的性能。与中药相同，补虚性能的食物具有补火助阳、滋阴养血等补益功效；泻实性能的食物一般具有解表、清热泻火、燥湿祛痰、活血化瘀、泻下攻积等功效。因此，在配置食疗配方时，应当根据患者的中医病机，选择补泻食材。

三、中医食疗配方

根据食物的性能，将不同的食物进行搭配，起到增强食物功效与可食用性的目的，称为配伍，通过食物的配伍，形成了食疗配方。在诸多食疗配方中，所用的食材，同时也属于药材，这些药材被记载于药典当中。在应用时，应注意食疗配方的性能与适用的中医病证及禁忌，对配方成分过敏者不宜使用。

根据老年人气血阴阳不足与失调，各脏腑病症多发，以及痰湿、水饮、内热等病理产物易于蓄积的特点，从中医古籍中选出配方精炼、易于制备、具有对应食疗功用的粥、饮、汤羹。各配方按解表、清热、化痰止咳平喘、活血、理气、平肝息风、补虚、润肠通便、行水利尿、祛风湿的功用进行分类，以便于根据所患病证，选择适宜的辅助食疗。

（一）解表类食疗配方

1.姜糖苏叶饮（《本草汇言》）

［功用与主治］散寒解表。适用于风寒感冒，胃寒所致的呕逆、腹痛、泄泻等寒性

病证。

　　［配方］生姜 3g，紫苏叶 3g，红糖 15g。

　　［做法］洗净生姜与紫苏叶，将生姜切丝，紫苏叶捻碎后，与红糖一同放入杯中，并用沸水冲调，盖杯盖，泡 10 分钟后顿服。

　　［禁忌证］本方辛温以散寒邪，故不适用于阴虚内热者。

　　［注意事项］本配方具有解表功效，表解后停用，以免辛温助热。

　　2. 荆芥粥（《养老奉亲书》）

　　［功用与主治］辛凉清热。适用风热感冒等外感病症的辅助治疗。

　　［配方］荆芥 9g，薄荷 6g，淡豆豉 6g，粳米 60g。

　　［做法］材料洗净后，煎煮荆芥、薄荷、淡豆豉，过滤后取汁。同时，煮粳米，待将米煮烂，加入所取汁混合成粥。每日 1 剂，每日 2 次，热服。

　　［禁忌证］本方辛香发散，故肝阳偏亢、表虚汗多者不宜食用本方。

　　［注意事项］本配方具有解表功效，应在表解后停用，以免正气耗散。

（二）清热类食疗配方

　　1. 五汁饮（《温病条辨》）

　　［功用与主治］清热解毒，生津止渴。五汁饮由五种汁液制成，食性偏寒，可清上焦之热，适用于肺热消渴者，及邪热内生病位偏上的调养。

　　［配方］麦冬压榨取汁 10g，鲜芦根压榨取汁 25g，荸荠（去皮）压榨取汁 20g，梨（去皮）压榨取汁 30g，藕（去皮）压榨取汁 20g。

　　［做法］取上述榨取液，加水后混合调匀，代茶饮。不喜饮冷者，可倒置锅内，加热后饮用。

　　［禁忌证］本方甘寒，不适于阳虚者食用。

　　［注意事项］本方偏寒，不宜久服，出现虚寒症状时，也不宜继续服用。

　　2. 生芦根粥（《食医心鉴》）

　　［功用与主治］清热生津，除烦止呕。适用于中焦胃热证。

　　［配方］鲜芦根 100g，竹茹 15g。

　　［做法］鲜芦根洗净后切段，向锅中加水并放入鲜芦根与竹茹同煮，过滤出汁液，再与粳米一同煮粥。在粥快煮熟时，加生姜 2 片，继续煮至粥熟，待粥凉后食用。

　　［禁忌证］本方偏寒，不适于胃寒阳虚者食用。

　　［注意事项］本方偏寒，故不宜久服，出现脾虚便溏等虚寒症状时，也不宜继续服用。

　　3. 马齿苋粥（《太平圣惠方》）

　　［功用与主治］清热利湿，凉血解毒。适用于湿热痢疾，热毒血痢，湿热泄泻及湿热脚气，小便淋涩等热在下焦的病症。

　　［配方］马齿苋 150g，粳米 100g。

　　［做法］马齿苋洗净、切段后，将马齿苋与粳米同煮成粥，空腹食用。

　　［禁忌证］本方能清热凉血，故不适于阳虚者食用。

　　［注意事项］本方偏寒，故不宜久服，当出现虚寒症状时，也不宜继续服用。

（三）化痰止咳平喘类食疗配方

1. 杏仁粥（《食医心镜》）

［功用与主治］止咳平喘。适用于喘嗽胸满等不适的辅助食疗。

［配方］杏仁（去皮尖）10g，粳米100g。

［做法］洗净粳米放入锅内，加水煮粥，粥欲成时，放入杏仁，待粥煮成后食用。

［禁忌证］杏仁具有润肠通便的功用，故便溏泄泻者不适合食用。

［注意事项］过量食用杏仁可引起氢氰酸中毒，因此本配方不宜久服、多服，烹制时必须煮熟。

2. 贝母粥（《针灸资生经》）

［功用与主治］清化热痰，润肺止咳。适用于喘咳，痰黄，胸膈胀满而偏于痰热者。

［配方］粳米100g，贝母粉5g，适量冰糖（或白糖）。

［做法］洗净粳米放入锅内，加水煮粥，待粥将熟时加入川贝母粉与糖，至粥煮成后食用。

［禁忌证］配方中贝母性寒，故阴寒阳虚者不适合食用。

［注意事项］配方偏寒，故不宜久服，当出现虚寒症状时，也不宜继续服用。

3. 橘皮粳米粥（《调疾饮食辨》）

［功用与主治］燥湿化痰，理气健脾。适用于咳嗽，痰多，胸腹胀满而偏于痰湿者。

［配方］干橘皮20g，粳米100g。

［做法］先煎煮橘皮，过滤取汁备用，再将橘皮汁与粳米同煮成粥。日服2次。

［禁忌证］配方中所用橘皮性温，故偏于阳热者不适合食用。

［注意事项］配方偏热，不宜久服，以避免出现燥热内生。

（四）活血类食疗配方

1. 三七藕蛋羹（《同寿录》）

［功用与主治］凉血化瘀止血。适用于吐血、咳血、便血等出血或跌打损伤、瘀血肿痛诸证的辅助食疗。

［配方］三七粉5g，鲜藕汁1杯，鲜鸡蛋1个。

［做法］鲜藕汁加水煮沸后备用，将鲜鸡蛋打散，加三七粉调匀后，放入煮沸的汤中，羹汤煮成后，稍加盐调味即可食用，日2次，佐餐温服。

［禁忌证］三七性温，故阴虚内热者不宜服用。

［注意事项］本方不宜过量久服。

2. 兰花粥（《粥谱》）

［功用与主治］活血调经，利水消肿。适用于跌扑损伤，瘀血内阻，身面浮肿，小便不利等血瘀兼水邪的辅助食疗。

［配方］泽兰30g，粳米50g。

［做法］煮泽兰过滤取汁，备用，将汁液与粳米同煮为粥，空腹食。

［禁忌证］泽兰性凉利尿，故偏于阳虚、小便过多者不宜服用。

［注意事项］本方不宜久服，以免过度利尿。

（五）理气类食疗配方

1. 苏杏粥（《济众新编》）

[功用与主治] 调中利气，通利二便。适用于喘逆、咳嗽、便秘、小便不利等因肺失宣降所致病症的辅助治疗。

[配方] 苏子15g，炒白芥子10g，杏仁10g，粳米50g，蜂蜜20ml。

[做法] 先煮苏子，炒白芥子与杏仁，滤渣取汁备用，将所取汁液与粳米同煮为粥，并根据口感加入蜂蜜后食用。

[禁忌证] 本方整体偏温热，故阴虚内热者不宜食用。

[注意事项] 过量食用杏仁可引起氢氰酸中毒，因此本配方不宜久服、多服，烹制时必须煮熟。

2. 小茴香粥（《寿世青编》）

[功用与主治] 健脾暖胃，行气止痛。适用于脘腹冷痛，小肠疝气，睾丸偏坠胀，食少呕吐等中焦气机失调及阴寒内生等证的治疗。

[配方] 炒小茴香20g，粳米100g。

[做法] 包煎小茴香，去渣取汁，再将汁液与粳米同煮为粥后食用。食用时可加少许精盐、味精调味。

[禁忌证] 小茴香性热，实热证及阴虚火旺者不宜用。

[注意事项] 配方偏热，不宜久服，以避免出现燥热内生。

3. 佛手柑粥（《宦游日札》）

[功用与主治] 疏肝理气化痰。适用于脘腹胀痛，连及两胁等肝气横逆中焦等证的辅助治疗。

[配方] 佛手柑15g，粳米50g。

[做法] 煮佛手柑，滤渣取汁备用，将过滤的汁液与粳米同煮为粥后食用。

[禁忌证] 佛手性温味辛，善治气疏肝，故阴虚有火、无气滞症状者不宜食用。

[注意事项] 配方偏热，不宜久服，以避免出现燥热内生。

（六）平肝息风类食疗配方

1. 决明子粥（《粥谱》）

[功用与主治] 平肝潜阳。适用于高血压、头晕、头痛、目赤肿痛、大便不畅等肝阳上扰与肝火亢盛等证的辅助治疗。

[配方] 炒决明子12g，白菊花9g，粳米100g，冰糖少许。

[做法] 先煎炒决明子和白菊花，去渣取汁，再入粳米煮粥，加冰糖少许。

[禁忌证] 本方偏寒，脾胃虚寒、泄泻者不宜食用。

[注意事项] 配方偏寒，故不宜久服，当出现虚寒症状时，也不宜继续服用。

2. 葛粉羹（《饮膳正要》）

[功用与主治] 滋养肝阴，息风开窍。适用于中风言语謇涩、手足瘫废等肝阴不足，肝风内动等证的治疗。

[配方] 葛粉250g，荆芥穗50g，豆豉150g，面粉适量。

［做法］先将荆芥穗与豆豉加水煮沸，过滤留汁备用，再将葛粉与面粉混合制成面条后，加入所取汁液同煮为羹，空腹食。

［禁忌证］葛粉味辛，性凉，故脾胃虚寒、泄泻者不宜食用。

［注意事项］配方偏寒，故不宜久服，当出现虚寒症状时，也不宜继续服用。

（七）补虚类食疗配方

1. 补虚正气粥（《圣济总录》）

［功用与主治］建中补虚。用于年老体弱、气短神疲、脾虚羸瘦等气虚诸证的调补。

［配方］炙黄芪 20g，党参 10g，粳米 100g，白糖适量。

［做法］黄芪、党参洗净切片后，用清水浸泡 40 分钟，泡好后，煮取汁液并浓缩至 30ml 备用。粳米洗净煮粥，待粥欲成时加入浓缩液，至粥煮成后食用。

［禁忌证］本方补虚专用，不适用于纯实无虚者。

［注意事项］正气恢复后，不宜久服，以免进补过度，也不宜与萝卜同食。

2. 落花生粥（《粥谱》）

［功用与主治］养血益气。适用于血虚失养、气虚乏力诸证的调补。

［配方］花生 45g（不去红衣），怀山药 30g，粳米 100g，冰糖适量。

［做法］将花生、山药捣碎，并与粳米混合后同煮为粥。待煮熟后加入冰糖调匀食用。

［禁忌证］本方补虚专用，不适用于纯实无虚者。

［注意事项］花生含有大量脂肪，因此，胆汁分泌障碍以及高血脂者不宜多服久服。

3. 苁蓉羊肉粥（《本草纲目》）

［功用与主治］补肾助阳，健脾益胃，温阳通便。本品属温热性药粥，适于冬季服食，以 5~7 天为 1 个疗程。

［配方］肉苁蓉 10g，精羊肉 60g，粳米 60g，细盐少许，葱白 2 茎，生姜 3 片。

［做法］将肉苁蓉、羊肉洗净、切细后备用，用砂锅先煎肉苁蓉，滤渣留汁，再将羊肉、粳米放入锅中同煮，待煮沸后加入细盐、葱白、生姜，待粥成后食用。

［禁忌证］肉苁蓉温热助阳，并能润肠通便，故不适于阴虚内热以及性功能亢进、便溏者服用，夏季亦不宜服用。

［注意事项］配方偏热，不宜久服，以避免出现燥热内生。

4. 天冬粥（《调疾饮食辨》）

［功用与主治］养阴清热，润肺滋肾。适用于内热消渴，大便秘结，痰黏咳嗽等阴液不足，虚热内生等证的辅助食疗。

［配方］天冬 15g，粳米 100g，冰糖少许。

［做法］先煎煮天冬，去渣取汁，后入粳米煮粥，候熟，入冰糖少许，稍煮，空腹食用。

［禁忌证］天冬甘寒质润，故不适于虚寒便溏者。

［注意事项］配方偏寒，故不宜久服，当出现虚寒症状时，也不宜继续服用。

（八）润肠通便类食疗配方

1. 苏麻粥（《食鉴本草》）

［功用与主治］润肠通便，疏理肝气。适用于大便干结难下，偏于实证者。

［配方］苏子 10g，麻仁 10g，粳米 100g。

［做法］将苏子、麻仁加水研磨至泥状后过滤取汁，将汁液与粳米同煮为粥，空腹食用。

［禁忌证］本方偏温，并能润肠，故偏于虚寒者不宜食用。

［注意事项］配方偏热，不宜久服，以避免出现燥热内生。

2. 菠菜粥（《**本草纲目**》）

［功用与主治］和中通便。适用于虽有便意，但无力排便，偏于虚证者。

［配方］菠菜 250g，粳米 50g。

［做法］先煮粳米粥，在粥快熟时倒入洗净的菠菜，煮熟后食用。

［禁忌证］对配方过敏者禁用。

［注意事项］避免与含钙丰富的豆类、豆制品类等食物同时食用，以免因为菠菜中草酸含量高，使草酸与豆制品中的钙离子结合，形成草酸钙，引起结石。

（九）行水利尿类食疗配方

1. 桑白皮粥（《**必用全书**》）

［功用与主治］泻肺利水消肿。适用于面目浮肿，小便不利，或胸闷喘促等肺失宣降，水饮内停等证的饮食治疗。

［配方］桑白皮 30g，青粱米 100g。

［做法］煎煮桑白皮，过滤取汁备用，将所取汁液与青粱米同煮为粥，空腹食。

［禁忌证］桑白皮善泄肺火，其性偏寒，故肺虚无热，阴寒内生，脾虚便溏者不宜服桑白皮粥。

［注意事项］配方偏寒，故不宜久服，当出现虚寒症状时，也不宜继续服用。

2. 白茯苓粥（《**仁斋直指方**》）

［功用与主治］健脾益胃，利水消肿。适用于四肢浮肿，小便不利，大便溏泄，食欲不振等属脾失健运，水湿内停的饮食治疗。

［配方］白茯苓粉 15g，粳米 60g。

［做法］将上述材料加水煮粥，粥成后可加少许胡椒粉、盐、味精或糖等调味后食用。

［禁忌证］白茯苓功善利水，因此阴虚火旺、燥热内生等津液不足者不适用本方，同时也不适用于对配方过敏者。

［注意事项］本方不宜久服多服，以免过度利尿。

3. 鲤鱼羹（《**饮膳正要**》）

［功用与主治］健脾补肾，利水消肿。适用于水肿胀满，大便溏薄等属肾阳衰虚，水湿泛滥的辅助食疗。

［配方］鲤鱼 1 条，赤小豆 30g，陈皮 5g，花椒 2g，草果 5g。

［做法］去鱼鳞、鳃及内杂，洗净；其余诸药洗净，纳入鱼腹内，把鱼放入大碗中，加入少许葱、姜、盐，上屉蒸熟，食鱼饮汤。

［禁忌证］本方偏温热，属发物，故阴虚火旺、火热内生者不宜食用。

［注意事项］配方偏热，不宜久服，以避免出现燥热内生。

（十）祛风湿类食疗配方

1. 木瓜羹（《饮膳正要》）

［功用与主治］祛风通络，散寒除湿。适用于关节疼痛、屈伸不利、游走不定等风湿痹证的辅助治疗。

［配方］木瓜4个，白蜜500g。

［做法］木瓜蒸熟后，剥皮，用勺取果肉压成泥状，放入碗中，加入白蜜调和均匀，保存于阴凉处。食用时取10~15ml，用开水调匀后服用。

［禁忌证］木瓜性寒，体质虚弱、有胃肠疾病的人要慎用。

［注意事项］避免木瓜与四环素类药和补铁类食物以及人参一起使用。

2. 牛膝粥（《圣济总录》）

［功用与主治］祛风湿，强腰膝。适用于腰膝无力，膝盖疼痛等风湿痹证，属肝肾不足者。

［配方］牛膝叶30g，豆豉10g，粟米100g。

［做法］煮豆豉，过滤取汁，将汁液加入牛膝叶与粟米中，同煮为粥，可加姜、葱等佐料调味后食用。

［禁忌证］方中牛膝苦泄下降，有引血下行、导热下泄之功，故中气下陷、脾虚泄泻、下元不固者不适用本方。

［注意事项］脾虚者不宜过服本方，以免加重脾虚症状。

四、注意事项

进行食疗的过程中，应注意食疗配方的偏性，避免食不对证，如苁蓉羊肉粥偏温热，故适于阳虚证，而不适于实热证的食疗，又如天冬甘寒质润，虚寒便溏患者慎用。另外，也要注意避免食用有碍于食疗的食物，如食疗配方中含有人参，则不宜与萝卜同食。特别需要注意的是，在食疗当中，各食疗配方均不可一味地连续食用，应当根据身体的情况进行调整或停用。

任务二　指导老年人进行四季养生

情境导入：张爷爷，男，70岁，经常给孩子们讲"冬吃萝卜，夏吃姜，不用先生开药方"这样的谚语，说夏天可以喝羊汤，秋冬喝银耳百合莲子粥，说这样养生才能健康长寿。

请问：如何理解夏天喝羊汤、秋冬喝银耳百合莲子粥可以养生呢？

因时而养是养生的重要环节。《素问·四气调神大论篇》指出："夫四时阴阳者，万物之根本也。所以圣人春夏养阳，秋冬养阴，以从其根，故与万物沉浮于生长之门。逆其根，则伐其本，坏其真矣。故阴阳四时者，万物之终始也，死生之本也，逆之则灾害生，从之则苛疾不起，是谓得道。"换言之，"春夏养阳，秋冬养阴"是顺应四时养生的基本原则，只有顺应四时阴阳的规律，人体才能健康长寿。

一、春季养生

（一）春季的特点

春季从立春开始，历经立春、雨水、惊蛰、春分、清明、谷雨 6 个节气。春季阳气生发，万象更新，自然界生机盎然，欣欣向荣。《素问·四气调神大论篇》云："春三月，此谓发陈，天地俱生，万物以荣，夜卧早起，广步于庭，被发缓形，以使志生，生而勿杀，予而勿夺，赏而勿罚，此春气之应，养生之道也。逆之则伤肝，夏为寒变，奉长者少。"春季养生要顺应春天阳气生发、万物始生的特点，注意保护阳气，使之不断充沛，逐渐旺盛，避免耗伤、阻碍阳气。

（二）春季调养的脏器

春季在五行中属木，与人五脏中肝相对应，故春季养生要重视肝脏的调养。

从中医藏象理论来看，肝藏血，喜条达舒畅，因此，生态养生建议，春天养生要保持心胸开阔，情绪乐观，不要烦恼生气。

1. 多饮水

多喝水可补充体液，增强血液循环，促进新陈代谢，多喝水还有利于消化吸收和排出废物，减少代谢产物和毒素对肝脏的损害。

2. 少饮酒

少量饮酒有利于通经、活血、化瘀和肝脏阳气之升发，但不能贪杯，因为肝脏代谢酒精的能力是有限的，多饮必伤肝！

3. 饮食平衡

"肝主青色"，青色的食物可以起到养肝的作用。在春季食用一些天然原味的绿色蔬菜，如菠菜、芹菜等，具有滋阴润燥、疏肝养血的功效，鸡肝、鸭血都是养肝的佳品。

4. 心情舒畅

由于肝喜疏恶郁，故生气发怒易导致肝脏气血瘀滞不畅而成疾。首先要学会制怒，尽量做到心平气和，乐观开朗，使肝火熄灭，肝气正常生发、调顺。

5. 适量运动

在春季开展适合时令的户外活动，如散步、踏青、打球、打太极拳等，既能使人体气血通畅，促进吐故纳新，强身健体，又可怡情养肝。

6. 安排好作息

中医子午流注认为，肝胆在 23 时至次日凌晨 3 时最兴奋，各个脏腑的血液都经过肝，肝胆在此刻发挥其解毒作用达到最高峰，人在此时也应顺应自然，保证充足的休息，所谓"静卧血归肝"就是这个道理。安排好作息，避免过度劳累是护肝的关键。

7. 应重视精神调养

五脏之中，肝主魂，管理、推动、转化人的精神和情绪，老百姓常说："万病气上来"，"怒伤肝"，所以，春季养肝要在精神上保持愉快，遇到情绪不舒畅时，切勿暴怒伤肝。

（三）春季常见疾病

春天温暖多风，细菌、病毒等微生物易繁殖传播，因而易发生流感、病毒性肝炎、肺结核、猩红热、腮腺炎、眼病以及病毒性心肌炎等疾病。俗话说："百草回芽，百病发作"，就是说，春季容易引发一些旧病宿疾，如偏头痛、慢性咽炎、慢性支气管炎、过敏性哮喘、高血压、精神病等，特别是患有高血压、心脏病的中老年人，更应注意防寒保暖，以预防中风、心肌梗死等疾病的发生。

（四）春季生态养生

1.情志养生

人的精神活动必须顺应气候的变化。有些人对春天气候的变化无法适应，易引发精神疾病。西医学研究表明，不良的情绪易导致肝气郁滞不畅，使神经内分泌系统功能紊乱，免疫功能下降，容易引发精神病、肝病、心脑血管病、感染性疾病。因此，春天应注意情志养生，保持乐观开朗的情绪，以使肝气顺达，起到防病保健的作用。

2.饮食养生

中医学认为五色青、赤、黄、白、黑与人体的肝、心、脾、肺、肾相应，青应肝，所以春天要多吃各种青菜以养肝。春天新陈代谢旺盛，饮食宜甘而温，富含营养，以健脾扶阳为食养原则，忌过食酸涩和油腻生冷，尤不宜多进大辛大热之品，如参茸、附子、烈酒等，以免助热生火。宜多吃含蛋白质、矿物质、维生素（特别是 B 族维生素）丰富的食品，如瘦肉、豆制品、蛋类、胡萝卜、菜花、大白菜、柿子椒、芹菜、菠菜、韭菜等。此外，还应注意不可过多贪吃冷饮等，以免伤胃损阳。如要进行食补，则应选择平补、清补的饮食，以免适得其反。

3.起居养生

春天应该晚睡早起，这时千万不可贪图睡懒觉，因为这不利于阳气升发。春天很容易出现春困现象，这是季节交替带来的一种生理变化。所以，要调整好睡眠，春日里最好不要熬夜。衣着宽松，古人主张春季穿衣应该"下厚上薄"，以养阳气，春天气候多变，时寒时暖，所以春天到来之时不要马上脱去厚衣服，尤其是老年人和体质虚弱者。

4.运动养生

气候变暖，万物勃发，正是中老年人锻炼的好机会。老年人应走出家门，多到户外活动，如到公园、景区，那里花草树木繁多，空气新鲜，拥有温煦的阳光，在这些地方做运动，如散步、慢跑、打拳、做操等能够改善机体免疫力，增加新陈代谢，加快血液循环等，从而可达到舒展筋骨、畅通气血、强身健体、增强机体抵抗力的目的。春天室内外温差大，故老年人在太阳初升后以外出锻炼为宜。锻炼时不宜大汗淋漓，以见微汗为好。实践证明，春季经常锻炼的人，抗病力强，很少患呼吸系统疾病。

二、夏季养生

（一）夏季的特点

夏季包括立夏、小满、芒种、夏至、小暑、大暑6个节气，起于立夏，止于立秋。夏季气候炎热，生机旺盛。《素问·四气调神大论篇》指出："夏三月，此谓蕃秀，天地气交，万物华实，夜卧早起，无厌于日，使志无怒，使华英成秀，使气得泄，若所爱在外，此夏气之应，养长之道也。逆之则伤心，秋为痎疟，奉收者少，冬至重病。"长夏指农历6、7月，气温高、湿度大、闷热难耐，称为"桑拿天"。长夏气候偏湿，湿与人体的脾关系最为密切。夏季养生基本原则是盛夏防暑邪，保护人体阳气，防止因避暑而过分贪凉，从而伤害体内的阳气，长夏防湿邪，养护脾胃。

（二）夏季调养的脏器

1. 夏季养心

夏天人体的心脏功能处于旺盛时期，心主血，藏神，主神志，为君主之官。西医学认为，心脏的作用是推动血液流动，向器官、组织提供充足的血液，以供应氧和各种营养物质，并带走代谢的终产物（如二氧化碳、尿素等），使细胞维持正常的代谢和功能。体内各种激素和一些其他体液因素，也要通过血液循环来运送。此外，血液防卫功能的实现，以及体温相对恒定的调节，也都要依赖血液在血管内不断循环流动。

心为五脏六腑之大主，心神受损又必涉及其他脏腑。心是人体各个功能器官正常运转的原动力，人体各器官所需的气血、津液以及营养物质，都要由心的正常搏动才能输送至全身。夏天出汗多，也是伤心阴、耗心阳最多的时候，所以夏天要重点养心。

（1）在炎热的夏季，尤其要注重精神的调养，以养心气。要做到神清气和，快乐欢畅，胸怀宽阔。养生家嵇康说："夏季炎热，更宜调息静心，常如冰雪在心。"这就是"心静自然凉"的养心法，静则生阴，阴阳协调，才能保养心脏。

（2）夏天要降低活动强度，避免高温环境，多到树荫下乘凉，避免过度出汗，并适当喝一点淡盐水。

（3）多食用一些养心安神的食物，如茯苓、麦冬、小枣、莲子、百合、竹叶、柏子仁，以及阿胶、动物血、心脏之类，动植物中红色似心形的果实，都有养心阴补心血的功能。同时，还要多吃养阴生津之品，如藕粉、银耳、西瓜、鸭肉等。除此，夏天不妨吃点"苦"，因为苦入心，可养阴清热除烦，如苦瓜、绿豆等。

（4）心阳在夏季最为旺盛，功能最强，夏天一旦患感冒，不可轻易发汗，以免出汗多而伤心。老年人更要注意避免气血瘀滞，防止心脏病的发作。老年人在夏天要善于养心阳和心阴。

2. 长夏养脾

长夏，延于盛夏止于秋凉，占一年的中央时段，大多数的农作物在此时渐成熟，孕育籽实，故长夏的生化作用为"化"。中医认为长夏属土，人体五脏中的脾也属土；长夏的气候偏湿，湿与人体的脾关系最为密切，所谓"湿气通于脾"，生态养生学认为，长夏的养生重点是养护脾胃。

人体的脾胃位于身体的中央，脾胃和三焦构成人体上输下传的枢纽，起着升清降浊的作用。人降生以后，食物就成了主要的能量来源，脾胃承担着消化食物、供应营养的作用。脾的功能最多，主病也最多，除了主消化、主运化水液、主四肢肌肉，还主统血，如同土之厚德养育万物，所以中医把脾胃定为后天之本，中医所称的"正气"都是来自于脾胃之气。

长夏最大的特点是湿气太重，此时，人体最脆弱的内脏就是脾。由于长夏天热，人体阳气外泄多，故而中寒脾胃虚弱，最容易发生胃肠道疾病、流行性消化系统传染病等。脾喜燥恶湿，最怕湿邪来犯。当气候过湿，则影响了脾的正常功能，会导致循环、内分泌、血液、泌尿、肌肉、骨骼等多个系统的疾病，人体抵抗力也会降低。历代养生家都很重视脾胃的养护，西医学证明，调理脾胃功能可有效提高机体免疫力，防老抗衰。老年人大多有不同程度的脾胃病症，因此长夏是健脾、养脾、治脾的重要时期。

长夏主化，包括熟化、消化，是人体脾胃消化、吸收营养的大好时期，所以养脾可喝芳香之饮，如用薄荷、藿香、佩兰泡水饮或自制香包佩戴身上。可吃清暑利湿之品如绿豆汤、绿茶、荷叶粥、芦根、竹叶、西瓜等。长夏时期多吃豆，有健脾利湿的作用，比如绿豆、白扁豆、四季豆、赤小豆、红豆、豌豆、青豆、黑豆等，此外，还可吃一些白薯、山药以健运脾气。

脾与胃互为脏腑表里，脾不好则胃不好，脾胃过旺或过衰，均易患脾、胁、背、胸、肺和肝等方面的疾病。

调理脾胃的方法可根据自身情况有选择地进行，如有以药物（包括中西药）调理的，有通过物理方法（电疗、磁疗、水疗等）调理的，有通过针灸方法来调理的。其中，饮食调理是保养脾胃的关键。长夏之季，饮食应有规律，三餐定时、定量，不暴饮暴食，以素食为主，荤素搭配。要常吃蔬菜和水果，以满足机体需求和保持大便通畅。少吃有刺激性和难以消化的食物，如酸辣、油炸、干硬和黏性大的食物，生冷的食物也要尽量少吃。养护脾应以精神调摄为主，保证心平气和，使肝气顺达，肝气理顺了，脾胃也能够正常工作。

（三）夏季常见疾病

（1）夏季阳光强烈，气候炎热，容易诱发皮肤病，如光感类皮肤病、汗排泄障碍类皮肤病、微生物感染性皮肤病、接触性皮炎等。

（2）因气温较高，食物容易腐坏变质，还容易发生食物中毒和肠道传染病，主要有霍乱、痢疾、甲肝、食物中毒、水中毒、急性肠胃炎等。

（3）高温容易使人烦躁不安，大量出汗会导致血液浓缩，这些因素都能引起血压升高，使心脏负担较重，故易患各种心脑血管疾病，如心气虚及心阳虚、冠心病、心肌炎、高血压、脑卒中、脑梗死等。

（4）夏天高温酷暑，人体体温调节失去平衡，机体大量蓄热，水盐代谢紊乱，容易发生中暑。夏季也是"红眼病"流行的季节。

（5）夏防暑湿，冬病夏治。根据中医学"春夏养阳"的原则，一些冬季常发的慢性疾病和一些阳虚阴寒内盛的疾患，如老年慢性支气管炎、肺气肿、肺心病等，可以通过伏天的调养治疗，使病情好转，乃至根治。

（四）夏季生态养生

1. 情志养生

在夏天，人们要睡眠充足，并保持一个愉快的心情。夏天人易产生生理及心理上的疲困，没精打采，只想在床上躺着，也不想吃饭，不想参加社会活动。碰到这样的情况，人们反而应走出户外，多和人交往，多去旅游或到公园赏景，要变"苦夏"为享受夏天。

2. 饮食养生

历代养生家都认为，夏三月的饮食宜清补，采取益气滋阴、清暑化湿的清补原则。从营养学角度看，清淡饮食在养生中有着不可替代的作用。夏季饮食宜温宜软，要多食杂粮，不可过食热性食物，以免助热；冷食瓜果应当适可而止，饮食不可生冷过度，以免损伤脾胃，特别是老年人，消化道功能明显减退，要尽量少吃冷饮，以免损伤脾胃；少吃辛辣生火和肥甘油腻、生痰助湿类的食品。中医认为，夏天心火易亢，苦味能泄暑热，燥暑湿，可以适当吃一些苦味食品，如苦瓜、苦菜、苦丁茶等。夏天出汗较多，可以喝一些淡盐水、盐茶水、盐绿豆汤等。

3. 起居养生

（1）夏季应该晚睡早起，还应该适当地午睡一会儿。有关学者总结发现，每天午睡30分钟可使冠心病发生率减少30%。午睡对健康有益，可以弥补睡眠不足，保持精力充沛，还能减少某些疾病如冠心病和心肌梗死的发生。有的人常以打盹代替午睡，这样做不利于消除疲劳。坐着午休使大脑血流更少，醒后会出现头昏、眼花、乏力等一系列大脑缺氧的症状。有人用手枕头，伏桌午休，也是一种不良习惯，这样会使眼球受压，久而久之易得眼疾。因此，正确掌握午睡的时间和方式，才能保持健康。

（2）夏季着装应选择轻、薄、柔软、透气性好的衣服，比如丝绸、麻织物等。夏天紫外线照射厉害，还应该戴太阳帽遮阳。

（3）夏季酷暑炎热，纳凉是消暑的方法之一，但纳凉也要有讲究，不适宜在风太大、风速快的地方纳凉。贪凉过度、彻夜露宿，或长时间吹电风扇、长时间待在空调房里，这些消暑降温的方式是夏季养生大忌。

（4）为避免中暑，要经常洗澡，沐浴是夏季最常见的，也是最主要的水疗方法。说起沐浴就要提到沐浴露。沐浴露应该选择那些质量优良、泡沫丰富、性质温和、不刺激皮肤和眼睛，有足够的去污能力，洗浴后皮肤不干燥的产品。特别是对于老年人，容易皮肤干燥，更要选择性质温和、安神宁气的沐浴液。

4. 运动养生

夏季也要加强体育锻炼，以提高机体的抗病能力。夏季运动最好选择在清晨或傍晚天气较凉爽时进行，场地宜选择河湖水边、公园庭院等空气新鲜的地方，有条件的人可以到森林、海滨地区去疗养、度假。锻炼的项目以散步、慢跑、太极拳、广播操为好，不宜做过分剧烈的活动，若运动过激，可导致大汗淋漓，汗泄太多，不但伤阴气，也损阳气。在运动锻炼过程中，出汗过多时，可适当饮用淡盐开水或盐绿豆汤，切不可饮用大量凉开水，更不能立即用冷水冲头、淋浴。夏天可以纳凉消暑，还可以养生健身，能有效防治肩周炎。

试验观察发现，夏天经常锻炼者比不坚持锻炼者的心脏功能、肺活量、消化功能都好，而且发病率低，但是要注意锻炼适度，防止过劳。

三、秋季养生

（一）秋季的特点

秋季包括首秋、仲秋、季秋，农历的 7、8、9 三个月。秋季是万物成熟、收获的季节。《素问·四气调神大论篇》云："秋三月，此谓容平，天气以急，地气以明，早卧早起，与鸡俱兴，使志安宁，以缓秋刑，收敛神气，使秋气平，无外其志，使肺气清，此秋气之应，养收之道也，逆之则伤肺，冬为飧泄，奉藏者少。"秋季气候干燥，与肺关系密切。秋季养生基本原则是保养内守的阴气，重视养肺。

（二）秋季调养的脏器

按中医阴阳五行理论看，秋季在五行中属金，在五气中为燥，在五脏中与肺关系密切。中医学认为肺为娇脏，就是说肺既怕冷也怕热，既怕干也怕湿。即使在其他季节没有注意养肺，在秋季也要对肺特别关注，因为在适合养肺的季节里多呵护肺，会得到事半功倍的效果。

肺是人体的呼吸器官。在中医藏象学中，一方面，肺脏具有主管人的呼吸之气和一身之气的功能；另一方面，肺对人体内水液的输布和排泄过程起着通调水道的调节作用。肺是脏腑中位置最高的一个器官，参与调节体内水液代谢。肺脏还具有辅助心脏生血和行血，以治理、调节血液循环的功能。肺脏娇嫩，不能耐受寒热，容易被邪气侵袭。鼻子是肺脏的外窍，与喉相通，是呼吸系统的第一道关口，所以外邪侵袭肺脏时，多从鼻喉而入。皮毛，包括皮肤、汗腺、毫毛等组织，是人体的防御屏障，依赖肺转输而来的营养物质，所以感受外邪，首先犯肺。

秋季天气干燥，最容易伤人阴津，易使皮肤黏膜水分加速蒸发，于是出现皮肤干涩、鼻燥、唇干、头痛、咽痛、手足心热、大便干结等。秋天燥邪为盛，最易伤人肺阴，容易出现肺部疾病，所以，要重视秋季肺的保健与养生。

（1）补水养肺。水为生命之本，干燥的秋天使人的皮肤日蒸发的水分在 600ml 以上，所以补水是秋季养肺的重要措施之一。饮水要合理，多次少饮，每天最好在清晨锻炼前和晚上临睡前各饮水 200ml，白天两餐之间各饮水 500ml，若活动量大、出汗多，应增加饮水量，这样可使肺腑安度金秋。

（2）饮食养肺。在饮食调理上，要以防燥护阴、滋阴润肺为基本原则，多食芝麻、核桃、鲜藕、梨、蜂蜜、银耳、绿豆等食物，以起到滋阴润肺养血的作用，饮食宜清淡、爽口。

（3）常笑养肺。中医认为笑能宣发肺气，调节人体气机的升降，可以消除疲劳，驱除抑郁，解除胸闷，恢复体力，加快血液循环，达到心肺气血调和。

（4）洁肤养肺。皮毛为肺的屏障，秋燥最易伤皮。经常洗澡有利于促进血液循环，使肺与皮毛气血流畅，从而起到润肤益肺的作用。

（5）老年人的体质相对较弱，对于老年人而言，养肺还应注意心理健康的保养，中医认为"悲伤肺"，所以老年人在秋季让自己保持轻松愉快和积极乐观的情绪，以避免悲伤的情绪损伤肺脏。强健肺脏的最佳方法是体育锻炼，如散步、做体操、练气功等。秋一般以收藏为主，以练静功为宜，因此练习气功是秋季养肺较好的方法之一。

（三）秋季常见疾病

（1）秋风起，秋风燥，秋燥之邪犯肺，容易发生呼吸道疾病，如咳嗽、哮喘、肺结核、支气管炎、咽炎、急性扁桃体炎等。

（2）天气转凉，人的食欲随之旺盛，食量增加，使肠胃的负担加重，导致胃病复发，重者还会引起胃出血、胃溃疡等并发症。秋天还容易发生急性肠胃炎、腹泻、胃病等消化系统疾病。

（3）秋天还要注意防止抑郁症和老寒腿（膝关节骨性关节炎）等。

（4）"肺者，其华在毛，其充在皮，通于秋气。"肺脏功能的盛衰，可以从毛发的荣枯上表现出来。肺气虚则毛发不固，故秋季脱发相对增多。至于老年人，毛发就更容易脱落了，也应该采取相应措施防止脱发。

（四）秋季生态养生

1. 情志养生

由于天气渐冷，秋风萧瑟，使人情绪不稳定，心情躁动，容易产生悲秋之感、垂暮之情。悲忧最易伤肺，宋代养生家陈直说："秋时凄风残雨，老人多动伤感，若颜色不乐，便须多方诱说，使悦其心神，则忘其忧思。"因此，秋季养生首先要培养乐观情绪，把眼光放在让人心情舒畅的一面，因势利导，宣泄积郁之情，培养乐观豁达之心，保持内心宁静，收敛神气，为阳气潜藏做好准备。

2. 饮食养生

中医认为，肺属金，肺气盛于秋。金克木，如果肺气太盛则损伤肝的功能。所以，在秋天要多食酸，以增加肝脏的功能，抑制肺气的亢盛。

一般说来，秋季养生可分为初秋、仲秋、晚秋三个阶段。初秋之时，饮食宜减辛增酸，以养肝气。仲秋气候干燥，容易疲乏，应多吃新鲜少油食品。晚秋时节，心肌梗死发病率升高，应多摄入富含蛋白质、镁、钙的食物。

秋天干燥，宜多吃生津增液的食物，如芝麻、梨、藕、香蕉、苹果、银耳、百合、柿子、橄榄，以及鸭肉、猪肺、蜂蜜、蔬菜等以润燥养肺。

3. 起居养生

《素问·四时调神大论篇》指出，秋季的起居调养宜早卧早起，与鸡俱兴。因为秋天自然界的阳气由疏泄趋向收敛、闭藏，早卧可顺阴精的收藏，以养"收"气，早起则以顺应阳气的舒长，使肺气得以舒展。

秋季昼热晚凉，应适度"秋冻"，不要急于多添衣服，注意耐寒锻炼，以增强机体对天气变化的适应能力。专家提醒，脚部受凉，特别容易引起上呼吸道黏膜毛细血管收缩，导致人体抵抗力下降。所以，此时还要养成睡前用热水洗脚的习惯，以防"寒从足生"。

不少老年人鼻黏膜对冷空气敏感，秋风一吹，便不断伤风感冒、打喷嚏、流清涕、咽痛、咳嗽。这就应从初秋起做预防工作，每天坚持用冷水洗脸、洗鼻，然后按摩鼻部，做法是将两拇指外侧相互搓热，沿鼻两侧（重点是鼻孔两旁的迎香穴）上下按摩 30 次，每天 1~2 遍，以增强耐寒能力。

4. 运动养生

要注意秋季气候变化，选择合适的运动项目，比如登高、慢跑、冷水浴等。秋季是由"盛长"转向"闭藏"的收敛过程，体内的阴阳、气血亦应随之产生"收"的改变，故此时应注意动与静的科学安排，以早动晚静为宜。动的锻炼以打太极拳等为佳，活动量不宜过大，不宜过度劳累，更不可经常大汗淋漓，使阳气外泄，伤耗阴津，削弱机体的抵抗力。应加强耐寒锻炼，以增强机体适应多变气候的能力。静的锻炼如静养打坐，只要持之以恒，效果非常显著。

秋天早晚温差大，气候干燥，所以运动要注意预防身体受凉、感冒、运动拉伤，运动后还要多补充水分。

四、冬季养生

（一）冬季的特点

冬季三月，包括立冬、小雪、大雪、冬至、小寒、大寒。冬季草木凋零，水寒成冰，大地龟裂，动物冬眠。《素问·四气调神大论篇》指出："冬三月，此谓闭藏，水冰地坼，无扰乎阳，早卧晚起，必待日光，使志若伏若匿，若有私意，若已有得，去寒就温，无泄皮肤，使气亟夺，此冬气之应，养藏之道也。逆之则伤肾，春为痿厥，奉生者少。"冬季养生的原则是顺从自然界闭藏的规律以敛阴护阳为根本。

（二）冬季调养的脏器

传统养生十分注重"天时"，中医学认为"肾者主蛰，封藏之本"。冬天补肾最合时宜。肾主藏精，肾中精气为生命之源，是人体各种功能活动的物质基础，人体生长发育、衰老以及免疫力、抗病力的强弱，都与肾中精气的盛衰密切相关。还有句俗话："冬不藏精，春必病温。"即在冬天要注意保护好肾，不使肾脏亏虚，否则到春天因肾亏而对疾病的抵抗力下降，容易生病。

1. 冬季养肾之说

中医认为，肾的生理功能广泛，不仅包括西医学肾脏的大部分功能，也包括其他器官的部分功能，在生理上占有十分重要的位置。肾位于腰部，左右各一，故称"腰为肾之府"。肾的主要功能是藏精、主水、主骨、生髓、纳气等，特别是肾的藏精功能，与人的生长、发育、生殖等密切相关，故称肾为"先天之本"。肾亏精损是引起脏腑功能失调，产生疾病的重要因素之一。人体衰老与寿命的长短在很大程度上取决于肾气的强弱，故许多养生家把养肾作为抗衰防老的重要措施。

冬三月草木凋零，冰冻虫伏，是自然界万物闭藏的季节，人的阳气也要潜藏于内。因此，冬季养生的基本原则也当讲"藏"。由于人体阳气闭藏后，新陈代谢相应较低，因而要依靠生命的原动力——"肾"来发挥作用，以保证生命活动适应自然界的变化。冬季肾脏功能正常，可调节机体适应严冬的变化，否则，会使新陈代谢失调而引发疾病。所以，冬季注意对肾脏的保养是十分重要的。

2. 冬季养肾之法

（1）肾虚有阴阳之分。肾阴虚者，可选用海参、枸杞子、甲鱼、银耳等进行滋补。肾阳虚者，应选择羊肉、鹿茸、补骨脂、肉苁蓉、肉桂、益智仁等补之。

（2）肢体的功能活动包括关节、筋骨等组织的运动，皆由肝肾所支配，故有"肾主骨，骨为肾之余"的说法，善于养生的人，在冬季更要坚持体育锻炼，以取得养肝补肾、舒筋活络、畅通气脉、增强自身抵抗力之功效，从而达到强身健体的目的。冬季锻炼还要注意保暖，特别是年老体弱者，锻炼出汗时应停止运动，一定要及时添加衣服，有条件者应换去汗湿的内衣，以防感冒。

（3）按摩疗法是冬季养肾的有效方法，常采取两种方法。一是搓擦腰眼，两手搓热后紧按腰部，用力搓30次，"腰为肾之府"，搓擦腰眼可疏通筋脉，增强肾脏功能。二是揉按丹田，两手搓热，在腹部丹田按摩30~50次。此法常用之，可增强人体的免疫功能，起到强肾固本、延年益寿的作用。

（4）中医强调"神藏于内"，除了保持精神上的安静以外，人们还要学会及时调整不良情绪，当处于紧张、激动、焦虑、抑郁等状态时，应尽快恢复心情平静。

（三）冬季常见疾病

（1）冬季疾病以呼吸道传染病为主，最常见的就是感冒、气管炎、支气管炎、肺炎等。年老体弱者、儿童、患有慢性病者和免疫力低下的人群容易患病。

（2）老年人在冬季容易诱发心血管、高血压、心脏病、颈椎病等慢性非传染性疾病，骨质疏松症、腰腿痛、肩周炎也是该季节的多发病，应适当运动，但要注意活动强度，不要去偏僻、高远的山城。

（3）老年人在冬季最冷的月份容易发作青光眼，其症状是眼痛、眼胀、视力减退，并伴有头痛、恶心等症状。同时皮肤瘙痒症在该季节也比较严重，治疗不当可引发如湿疹、红斑丘疹、糜烂流脓等多种并发症，甚至感染。所以，应当引起注意。

（4）天气寒冷、干燥，人的手、脚、耳朵等血液循环较差的部位，还容易发生干裂、瘙痒，以及口角炎、冻疮、鼻出血等。冬季要注意这些部位的保暖，避免冻伤。皮肤干燥时，还应注意皮肤护理。

（四）冬季生态养生

1. 情志养生

立冬之后天气逐渐寒冷，气候干燥，给人们的生理、心理带来诸多不良影响，稍不注意便会引起旧病复发或诱发新病，特别是一些呼吸系统疾病（如慢性支气管炎、肺气肿、支气管哮喘等）很容易在冬季发生，同时还可诱发心绞痛、心肌梗死等急症。因此，许多人，特别是老年人害怕过冬天，一到冬季常常给他们增加很多心理负担。其实冬季并不可怕，只要注意适应冬令气候特点，顺其自然，重视自我保健，就能平平安安地度过冬天。

2. 饮食养生

冬季饮食养生的基本原则应该以"藏热量"为主，同时，还要遵循"少食咸，多食苦"的原则，以养阴潜阳。在与自然界五色配属中，肾与冬相应，黑色入肾。多吃黑色食品可养肾，如芝麻、黑木耳、香菇等。另外根据前人的经验，冬月不宜多食油炸、黏硬、生冷食物，以免伤阳气。冬季肠胃消化吸收力强，除加强饮食调补外，还可施以药补，但最好在医生指导下进行，滥补无益。

3. 起居养生

冬日起居调养切记"养藏"。早睡晚起，避寒保暖。《黄帝内经》称："冬三月……早卧晚起，必待日光。"意思是说在冬季应该早睡晚起，等太阳出来以后再活动。因为冬季昼短夜长，人们的起居也要适应自然界变化的规律，适量地延长睡眠时间，才有利于人体阳气的潜藏和阴精的积蓄，以顺应"肾主藏精"的生理状态。要坚持以冷水洗脸，用温水刷牙和漱口，每晚在临睡前用热水泡脚或洗脚。

冬季加衣服的原则是应渐渐加厚，不可一遇寒冷就将所有御寒衣物都加上。冬天天气寒冷，皮肤易瘙痒，故在内衣裤的选择上要注意清洁、柔软、宽松、舒适，最好是纯棉制品，或者是亲肤性好的纤维，比如甲壳素纤维，它具有极强的吸湿性、透气性，有抗静电、防辐射、抗紫外线、抗菌等作用。用甲壳素纤维制成的内衣具有良好的保健作用，能减少冬季干燥寒冷的气候对皮肤的伤害。

冬季的早晨、夜晚格外寒冷，所以老年人最好避免在此时外出，以免受寒霜侵袭。

4. 运动养生

"冬练三九"是前人在长期的锻炼过程中总结出来的宝贵经验。实践证明，冬季积极锻炼，可强身健体，增加机体对寒邪的抵抗力，预防冬季常见病的发生。冬季应多参加室外活动，但锻炼前一定要做一些准备活动，如慢跑、拍打全身肌肉等。个人可根据自身情况选择步行、慢跑、拳剑、气功、健身操、羽毛球等项目。晨练不宜太早，以太阳初升为宜，以身体微热不出大汗为度。冬天天寒地冻，路面滑，老年人外出如不小心，跌倒后极易发生骨折。人未老而腿先老，所以，老年人外出时一定要注意安全。

任务三　指导老年人进行运动养生

情境导入：刘奶奶，女，70岁，自诉刚退休的时候感到特别失落，一下子闲下来反而没了着落，身体也觉得出了问题，经常感冒，乏力，后来在公园看到有些年纪比自己大的老人身体很好，活动很开心，就开始每日和他们一起打太极，之后精神越来越好，平常也很少生病，她说得益于中国的传统运动功法，改变了她的生活。

请问：你知道的中国传统养生功法有哪些呢？

中医运动养生有几千年的历史，又称为导引。导就是呼出体内浊气，吸入清气，即吐故纳新；引就是躯体运动。导引即利用呼吸吐纳之法，将体内气机变得平和顺调，再配合以肢体动作做俯仰屈伸运动，使机体更柔软坚韧。

中医导引术是通过主动性调摄及修炼而达到阴阳平和以实现益寿延年、防治疾病的锻炼方式的统称，中医导引术的精髓就是在形、气、神三者的指导下共同完成肢体运动及呼吸运动，区别于现代运动疗法。

导引术在意念的指导下将呼吸与形体动作相结合，动中有静，静中有动，刚柔相济，意气相合。导引术不仅可以调节人体的新陈代谢，也可以舒筋活血，调和阴阳，以提高人体免疫力，在现代防病治病方面具有独特优势。下面介绍几种养生功法。

一、八段锦

八段锦，最早出现在南宋洪迈所著《夷坚志》中："政和七年，李似矩为起居郎……尝以夜半时起坐，嘘吸按摩，行所谓八段锦。"这说明八段锦在北宋间已流传于世，并有坐势和站势之分。由于站势八段锦便于群习练，流传甚广。明清时期，站势八段锦有了很大的发展，并得到了广泛传播。清末《新出保身图说·八段锦》首次以"八段锦"为名，并绘有图像，形成了较完整的动作套路。其歌诀为："两手托天理三焦，左右弯弓似射雕；调理脾胃单举鼎，五劳七伤往后瞧；摇头摆尾去心火，两手攀足固肾腰；攒拳怒目增气力，马上七颠百病消。"从此，传统八段锦动作被固定下来。

预备势：并步站立，两臂自然垂于体侧，头项正直，两眼平视，呼吸自然，精神集中，意守丹田。

健身作用：宁静心神，端正身形，调整呼吸，从精神和肢体上做好练习前的准备。

第一式：两手托天理三焦

①两脚并立，两手自然下垂，呼吸自然。意想自己头顶天根，脚踏地轴，人在气中，气在人中，进入松静自然的功态。

②左脚平展与肩宽，两眼微开，默念"两手托天理三焦"口诀，两手自然上抬，举至额上方翻掌心向上，虎口相对，两臂撑圆，全身关节放松，缓缓地"吞云吐雾"。

③完毕，掌心翻转向下，落至平脐时，气贯丹田，收脚还原，松体吐气。

健身作用：上焦在胸腔，主呼吸；中焦在腹腔，主消化；下焦在盆腔，主排泄。它包括了人体内脏的全部，通过三焦激发五脏六腑，对三焦能起到防治内脏有关诸病的作用，使肺活量增大，血液流动加快，两臂上托时，膈肌的上下牵动对腹部脏器起到了按摩的作用。此式可充分伸展肢体，对腰、背、肩的疼痛有很好的防治作用。

第二式：左右弯弓似射雕

①吸气时左脚向左平移成马步，略宽于肩，两掌平抬至胸前，两肘自然下沉，掌心相对，左手握空拳，食指直立朝天，如握弓把，右掌握空拳，拳眼朝天，如拉箭弦，分别往左右侧慢慢对。

②身体下蹲，头向左转，两眼平左手食指尖远视，拉成满弓状，稍停片刻。

③两手回收胸前，掌心向下，缓缓下落至平脐时，气贯丹田，收脚还原，松体吐气。左右姿势相反，要领一样，各做一次为一遍，连续三至七遍。

健身作用：配合呼吸做扩胸与拉弓动作，加强了心肺功能，有利于矫正不良姿势，预防肩、颈疾病，马步下蹲能锻炼腿部力量。

第三式：调理脾胃单举鼎

①吸气时，左脚平展与肩宽，掌心相对，双掌"捧鼎"，缓缓上捧额前，意想"交鼎"于左掌，上举过头顶，右掌同时向下按至右侧。上下对抗用劲，稍停片刻。

②当感觉两臂支撑不住时，右手上抬至额前"接鼎"，左手旋肘下落，手心相对，身

体微微下坐。然后边直立边捧气，贯入丹田，收脚还原，松体吐气。左右姿势相反，要领一样，各做一次为一遍，可连续三至七遍。

健身作用：能促进胃肠蠕动，增强消化功能，增强脊柱的灵活性和稳定性，有利于防治颈肩疾病等。

第四式：五劳七伤往后瞧

①吸气时，左脚平展与肩宽，两掌心相对如气球，慢慢上抬胸前平乳高，腰向左转，右掌旋转推向左前上方，指尖向后；左手掌旋转向后下按，两眼注视右脚照海穴。松腰转胯，稍停片刻。

②感觉腰肌有点疲软时，两肘慢慢下沉，回转腰身，两掌心朝地，从胸前下落，气贯丹田，收脚还原，松体吐气。左右姿势相反，各做一次为一遍，连做三至七遍。

健身作用：中医学讲的五劳是指心、肝、脾、肺、肾，因劳役不当、活动失调而引起的五脏受损；七情是指喜、怒、悲、思、忧、恐、惊等情绪，对人体内脏和精神的伤害。通过脊柱左右转动，疏通全身经络，调理气血运行，改善五脏六腑的功能。

第五式：摇头摆尾去心火

左脚向左跨一步成马步桩，两掌分别按于大腿外侧，小指侧朝前。吸气时，头和上体向左膝前俯，再向右膝方向摆动，臀部随上体转动而摆动；呼气时，头与上体还原。左右交换练习，但方向相反。

健身作用：中医学认为，心火是指情志之火，通过摇头摆尾，以及臀和拧腰胯的练习，能清心泻火，宁心安神。摆动尾闾，可刺激脊柱、督脉等，通过摇头，可刺激大椎穴，从而达到舒筋泄热的作用。在摇头摆尾的过程中，增强了脊柱各个关节的灵活性和这些部位的肌肉力量。

第六式：两手攀足固肾腰

①左脚平展与肩膀宽，两臂自然上举过头，掌心向前，腰向后弯，腰椎松开。

②接着向前向下弯腰，尽量用两手指尖摸两脚趾，屈膝下蹲，双手从脚蹬趾沿外侧摩到脚跟，沿下肢后侧向上，经承山、委中、承扶、环跳，摩到肾俞穴，手掌向上向前，再沿乳根，慢慢向上，经耳后上举过头项。如法三遍，到两掌再伸举头顶时，翻掌心向下，两肘自然下沉，至平脐时，气贯丹田，收脚还原，松体吐气。

健身作用：腰为肾之府，肾为先天之本，藏精之脏。由于腰部有节律地前俯后仰，刺激脊柱、督脉以及命门、阳关、委中等穴，有助于防治生殖系统方面的慢性病，经常锻炼可强腰固肾、醒脑明目，防治腰肌劳损等病，腰部强健则肾固秘，可提高整体生命力。

第七式：攒拳怒目增气力

左脚平展成马步，两掌于腹前抓气，变空拳收于腰际，伸颈竖顶，怒目凝视丈外标点。右拳变掌，旋臂直击，然后五指撑开，外旋抓物，握空拳收夹腋窝，两肘置原位。左右各一次为一遍，连做三至七遍。

健身作用：中医学认为"肝主筋，开窍于目"。怒目瞪眼可刺激肝经，使肝血充盈，肝气疏泄，有强健筋骨的作用。旋腕、手指强力抓握及马步下蹲，使全身肌肉结实，气力增加，也锻炼了下肢力量。

第八式：背后七颠百病消

①左脚平展与肩宽，两臂上抬与肩平，手腕放松，掌心向下，左手的拇指尖与无名指根相接印，握空拳，右手的食指尖与拇指根相对接印，拇指外指，肘尖下垂，如握缰绳，两眼平视前方。

②身体直立，脚掌跟提起，脚尖抓地，反复振动全身六次，第七次时足跟突然轻震地面。连续七次。

健身作用：脚趾为足三阴、足三阳经交会处，脚十趾抓地，可刺激有关经脉，调节相应脏腑功能，颠足可刺激脊柱与督脉，使身体脏腑经络气血通畅，阴阳平衡。颠足震动，能使肌肉、关节、内脏与全身放松，起到整体运动的作用。随着颠足，将病气从身上抖落，浊气从脚底部涌泉穴排出，从而得到百病皆消的功效。

收势：手心重叠，置放肚脐。男左手在内，女右手在内，目视前方。以肚脐为中心，顺时针由小圈到大圈，按摩36圈；再由大圈到小圈，逆时针回摩到肚脐中心，按摩28圈，两掌停留脐穴片刻，再缓缓下落，气贯丹田，收脚还原，松体吐气。然后自然吞纳九次，全身放松，慢慢收功。

健身作用：进一步放松身体，愉悦心情，使气息归元，巩固练功效果，逐渐恢复到安静状态。

二、六字诀

1. 六字真言

六字真言是《道藏·玉轴经》中记载的古人健身治病之法，其读音为嘘（xū）、呵（hē）、呼（hū）、呬（xì）、吹（chuī）、嘻（xī），口型着力点为发"嘘"时，自觉上下牙（即门齿）用力，两唇微启；读"呵"音时，力源于舌根，口自然张开；发"呼"音时，力在喉，口撮突出入管；发"呬"音时，力源于齿（即两侧上下槽牙），两唇微启，嘴角向后拉；发"吹"音时，吹音之力在唇的中央部，两唇中央微启；发"嘻"音时，力来自口腔上腔，兼有喉的力量，两唇微张，门牙似扣。

六字真言中要求，吐字时要体会着力点，口腔内不同部位的力发出不同的声音，这个部位就是着力点。着力点的规定不是要求练功者用力发音，而是要求练功者在练习中逐渐悟出这个点，自觉感受这个点，自然随和这个点，以保证发音的准确性和内脏和谐共振。

2. 养气功六字诀

养气功六字诀的读音非常接近现代读音，其读音为拼音读法，嘘（xū）、呵（kē）、呼（hū）、呬（xià）、吹（chuī）、嘻（xī），其"嘘"音的口型为两唇微合，嘴角横绷，略向后用力；发"呵"音时，口半张，舌平放于口内，舌尖轻顶下齿，下额放松；发"呼"音时，撮口如管状，舌放在中央，两侧向上微卷；发"呬"音时，开口张聘，舌尖轻抵下腭；发"吹"音时，搓口，两嘴角向后明，舌尖为向上翘；发"嘻"音时，两唇微启，有嘻笑自得之貌、怡然自得自心。养气功六字诀和六字真言都强调口型准确的重要性。

3. 健身气功六字诀

健身气功六字诀的读音为嘘（xū）、呵（hē）、呼（hū）、呬（sī）、吹（chuī）、嘻

（xī）。口型分别是"嘘"音的口型为嘴角紧缩后引，槽牙（即磨牙上下平对，中留缝隙，槽牙与舌边留有空隙；"呵"音的口型是舌体微上拱，舌边轻贴上槽牙；"呼"音为舌体下沉，口唇撮圆，正对咽喉；"呬"音是上下门牙对齐，放松，中留狭缝，舌顶下齿后；"吹"音为舌体和嘴角后引，槽牙相对，两唇向两侧拉开收紧，在前面形成狭隙；"嘻"字是嘴角放松后引，槽牙上下平对轻轻咬合，整个口腔气息压扁。

由于没有统一的汉字注音方法，使六字诀读音出现了"同字不同音，同音不同字"的现象，由于读音的不同，口型也不同。随着这些读音和口型的不同发展变化，为了让人们更好地掌握统一规范的读音，国家体育总局统一规定了六字诀的读音为嘘（xū）、呵（hē）、呼（hū）、呬（sī）、吹（chuī）、嘻（xī），使六字诀的读音和口型更加完善起来。

三、适应证、禁忌证及注意事项

（一）适应证

（1）心血管疾病的预防，改善老年人心脏供血情况。

（2）高血压、糖尿病、高血脂患者以及痰湿体质人群。

（3）防治骨伤科疾病，尤其是老年人的骨质疏松、腰椎病变以及肩周炎等。

（4）预防老年人跌倒。例如八段锦的动作缓慢，以肌肉的长收缩为主，对下肢的平衡、力量训练等效果更加明显，可以提高肌肉和韧带的柔韧性及灵活性，因此可有效预防老年人跌倒。

（5）呼吸系统疾病患者。导引术强调呼吸与身形配合的重要性，规律性呼吸可扩大膈肌活动范围，改善肺泡弹性、增强肺功能。

（6）免疫力低下者。

（7）改善老人不良心理状态。中医导引是集呼吸吐纳、形体活动、心理调节于一体的中国所特有的绿色锻炼方式，能够显著调节老年人的孤独、焦虑、抑郁等不良情绪。

（二）禁忌证

重度心脏病、重度高血压患者，体质异常虚弱者禁止练习。

（三）注意事项

（1）练习导引术需注意三调，即调身、调息和调心。"三调合一"是气功修炼的基本要求，所以，要思想集中，心情愉悦，把气功修炼作为一项快乐的事情来做，而不要看作是一种负担。同时要严格要求自己，掌握功法要求和每个动作要领，不要急于求成，也不要随心所欲。

（2）练习导引术的同时需要调整自己的日常行为与作息，使生活正常，有规律，还要注意环境的选择、饮食的宜忌和起居的常变。如饮食方面，若过饱则气机不畅，坐卧不安；若过少则气弱神虚，意志不坚；若食污秽不宜之物则令人心神昏迷，或引动宿病。同样，睡眠质量好不好，也影响气功修炼的效果，如果起居规律，睡眠很好，在修炼气功时就会神清气爽，不堕昏沉，否则难免神思飞扬，意虑万方。

（3）导引的实施应顺应季节、时间、环境。如在万物生发的春季，多行气导引有助于机体的阳气升发和疾病康复；在万物潜藏的冬季，可以适当减少导引的强度，避免大汗淋漓，损耗阳气。清晨与白天主阳，最宜导引，患者可选择相对强度较大的导引术；傍晚和深夜主阴，宜采用相对柔和安静的导引术。